U.H. Brunner (Hrsg.)

Spezialgebiete aus der Schulter- und Ellenbogenchirurgie 2

U. H. Brunner (Hrsg.)

Spezialgebiete aus der Schulter- und Ellenbogenchirurgie 2

Update 2006

Ergebnisse des 13. Jahreskongresses
der Deutschen Vereinigung für Schulter- und
Ellenbogenchirurgie vom 23. bis 24. Juni 2006,
Wildbad Kreuth

Redaktion: Jens Dargel

Mit 90 Abbildungen in 175 Einzeldarstellungen
und 19 Tabellen

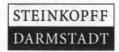

Prof. Dr. med. Ulrich H. Brunner
Abteilung für Unfall-, Schulter- und Handchirurgie
Krankenhaus Agatharied
St.-Agatha-Straße 1
83734 Hausham

ISBN-10   3-7985-1732-0 Steinkopff Verlag, Darmstadt
ISBN-13   978-3-7985-1732-5 Steinkopff Verlag, Darmstadt

Bibliografische Information der Deutschen Nationalbibliothek
Die Deutsche Nationalbibliothek verzeichnet diese Publikation in der Deutschen National-
bibliografie; detaillierte bibliografische Daten sind im Internet über http://dnb.d-nb.de abrufbar.

Steinkopff Verlag Darmstadt
ein Unternehmen von Springer Science+Business Media

www.steinkopff.springer.de

© Steinkopff Verlag Darmstadt 2007
    Printed in Germany

SPIN 11939221   105/7231-5 4 3 2 1 0 – Gedruckt auf säurefreiem Papier

Vorwort

Die Schulterchirurgie hat in den letzten 20 Jahren eine enorme Entwicklung durchlaufen. Dies spiegelt sich nicht zuletzt durch die Aktivität nationaler und internationaler Fachgesellschaften sowie eigener Zeitschriften wider. Im vorliegenden Buch werden ausgewählte Beiträge der 13. Jahrestagung der Deutschen Vereinigung für Schulter- und Ellenbogenchirurgie (DVSE) präsentiert. Behandlungskonzepte und Ergebnisse neuester Art werden von deutschen und europäischen Experten dargestellt.

Die Oberarmkopffrakturen weisen über die Jahre eine zunehmende Inzidenz sowie eine zunehmende operative Versorgungsfrequenz auf. Sie werden so zu einem auch gesundheitsökonomisch wesentlichen Faktor. Beiträge zur Epidemiologie sowie zum Stand der konservativen und operativen, vor allem winkelstabilen Versorgung stellen neue Entwicklungen und Ergebnisse dar. Der verbesserten Retention der Fragmente steht eine hohe Zahl von Komplikationen gegenüber. Ein weiteres Kapitel widmet sich den Frakturfolgen, besonders den Möglichkeiten zur Versorgung mit anatomischen und inversen Prothesen, auch bei Glenoiddefekten. Spezielle traumatologische Einsichten bei knöchernen Verletzungen der Scapula (instabile Halsfrakturen, Glenoiddefekte) oder bei der Claviculafraktur werden herausgearbeitet.
Herausragende Spezialisten liefern Beiträge im gesamten Spektrum der Schulterinstabilität, von der Scapuladyskinesie bis hin zur arthroskopischen Versorgung vorderer und hinterer Instabilität.
Die weitaus häufigsten Eingriffe betreffen die Rotatorenmanschette. Minimalinvasive, offene oder arthroskopische Operationstechniken sowie verschiedene Fixierungsmethoden stehen im Wettstreit. Ein eigenes Kapitel, dargestellt von den beiden Forschungsgruppen in Würzburg bzw. Zürich, beleuchtet die aktuellen Entwicklungen zum Stand der Forschung bei Muskelatrophie und Ergebnisqualität. Nicht zuletzt wird der Ellenbogen anhand spezieller traumatologischer Aspekte bei Ellenbogenverletzungen beim Kind von verschiedenen Spezialisten erörtert.

Das Buch hilft dem Leser den aktuellen Stand der Versorgungskonzepte bzw. der Forschung in einem Spezialgebiet zu erkennen, das immer noch eine zunehmende Bedeutung im klinischen Alltag erfährt.

Krankenhaus Agatharied,   U.H. Brunner
Hausham, im Herbst 2006

Gedruckt mit freundlicher Unterstützung von

medi Bayreuth, 95448 Bayreuth

Arthrex GmbH, 85757 Karlsfeld

ArthroCare Deutschland GmbH, 42859 Remscheid

Intercongress GmbH, 79108 Freiburg

Tornier GmbH, 51399 Burscheid

Inhalt

Adressen

Dr. I. Bayley
Royal National Orthopaedic Hospital Trust
Brockley Hill, Stanmore
Middlesex HA7 4LP, UK

Dr. med. V. Braunstein
Chirurgische Klinik und Poliklinik
LMU München
Abteilung Schulterchirurgie
Nußbaumstraße 20
80336 München

Dr. med. Jens Dargel
Deutsche Sporthochschule Köln
Institut für Biomechanik und Orthopädie
Carl-Diem-Weg 6
50933 Köln

Prof. Dr. med. U.H. Brunner
Abteilung für Unfall-, Schulter- und Handchirurgie
Krankenhaus Agatharied
St.-Agatha-Straße 1
83734 Hausham

Prof. Dr. med. H.G. Dietz
Kinderchirurgische Klinik im
Dr. von Hauner'schen Kinderspital
Lindwurmstraße 4
80337 München

Dr. Thomas Ehrmann
Abteilung für Orthopädie und Sportorthopädie
Krankenhaus München Bogenhausen
Städtisches Klinikum München GmbH
Englschalkingerstr. 77
81925 München

Dr. F.F. Fernandez
Orthopädisch-traumatologische Klinik
Sektion Kindertraumatologie
Olgahospital
Bismarckstraße 8
70176 Stuttgart

Dr. med. M. Goebel
Städt. Krankenhaus Bogenhausen
Abteilung für Orthopädie und Sportmedizin
Englschalkinger Straße 77
81925 München

Prof. Dr. med. F. Gohlke
Orthopädische Klinik König-Ludwig-Haus
Lehrstuhl für Orthopädie
Universität Würzburg
Brettreichstr. 11
97074 Würzburg

Dr. med. A. Hann von Weyhern
Orthopädische Universitätsklinik Würzburg
Schulter- und Ellenbogenchirurgie
König-Ludwig-Haus
Brettreichstraße 11
97074 Würzburg

Dr. med. R. Heikenfeld
Zentrum für Orthopädie und Unfallchirurgie
St. Anna Hospital Herne
Hospitalstr. 19
44649 Herne

Dr. med. P. Hepp
Klinik für Unfall-, Wiederherstellungs- und Plastische Chirurgie
Universität Leipzig
Liebigstr. 20a
04103 Leipzig
E-mail: pierre.hepp@medizin.uni-leipzig.de

Dr. med. F. Hoffmann
Klinikum Rosenheim
Abteilung für Orthopädie
Pettenkoferstraße 10
83022 Rosenheim

Dr. med. A. Jäger
Sportorthopädie, Knie- und Schulterchirurgie
BG-Unfallklinik Frankfurt am Main
Friedberger Landstraße 430
60389 Frankfurt am Main

A. Jaggi
Shoulder and Elbow-Service
Royal National Orthopedic Hospital Stanmore
Brockley Hill, Stanmore
Middlesex HA7 4LP, UK

Dr. med. M. Kettler
Chirurgische Klinik und Poliklinik LMU München
Abteilung Schulterchirurgie
Nussbaumstraße 20
80336 München

Dr. med. S. Köhler
Abteilung für Unfall-, Schulter- und Handchirurgie
Krankenhaus Agatharied
St.-Agatha-Str. 1
83734 Hausham

Dr. med. M. König
Chirurgische Klinik und Poliklinik LMU München
Abteilung Schulterchirurgie
Nussbaumstraße 20
80336 München

O. Levy MD MCh (Orth)
Reading Shoulder Unit
Royal Berkshire Hospital
Reading, UK
E-mail: info@readingshoulderunit.com

Dr. med. D. Liem
Klinik und Poliklinik für Allgemeine Orthopädie
Universitätsklinikum Münster
Albert Schweizer Str. 33
48149 Münster
E-mail: Dennis.Liem@ukmuenster.de

Dr. med. R. Listringhaus
St. Anna Hospital
Zentrum für Orthopädie und Unfallchirurgie
Hospital Straße 19
44649 Herne

Dr. med. K. Mader
Klinik für Unfallchirurgie/ Orthopädie, Hand- und
Wiederherstellungschirurgie
St. Vinzenz- Hospital
Merheimerstr. 221-223
50733 Köln
E-mail: k.mader@ndh.net

Dr. med. Rupert Meller
Medizinische Hochschule Hannover
Unfallchirurgische Klinik
Carl-Neuberg-Straße 1
30625 Hannover

Prof. Dr. med. Thomas Mittlmeier
Universität Rostock
Abteilung f. Unfall- und Wiederherstellungschirurgie
Schillingallee 35
18055 Rostock

Dr. med. Rudolf Nadjar
Abteilung für Unfall-, Schulter- und Handchirurgie
Krankenhaus Agatharied
St.-Agatha-Straße 1
83734 Hausham

R. W. Nyffeler
Impasse de l'Otierdo 2
1754 Avry-sur-Matran, Schweiz
E-mail: richard.nyffeler@bluewin.ch

Dr. med. S. Odenwald
Sportklinik Stuttgart
Taubenheimstr. 8
70732 Stuttgart
E-mail: steffen_odenwald@web.de

Dr. med. H. Pilge
Technische Universität München
Abteilung und Poliklinik für Sportorthopädie
Conollystraße 32
80809 München

PD Dr. med. W. Pötzl
Schulter- und Ellenbogenchirurgie
Vulpiusklinik GmbH
Vulpiusstraße 29
74906 Bad Rappenau

P. Raiß
Orthopädische Universitätsklinik Heidelberg
Abteilung für Schulter- und Ellenbogenchirurgie
Schlierbacher Landstraße 200 A
69118 Heidelberg

Dr. med. P. Randelli
Università degli Studi di Milano
Policlinico San Donato
Via Quintiliano 5
20138 Milano, Italy
E-mail: pietro-randelli@tin.it

Prof. Dr. med. Herbert Resch
Landeskrankenanstalten Salzburg
Unfallchirurgie und Sporttraumatologie
Hauptstraße 48
5020 Salzburg, Österreich

Dr. Falk Reuther
Klinik für Unfallchirurgie und Orthopädie
DRK Kliniken Berlin-Köpenick
Salvador Allende Str. 2-8
12559 Berlin
E-mail: f.reuther@drk-kliniken-koepenick.de

Dr. med. O. Rolf
Orthopädische Universitätsklinik
König-Ludwig-Haus
Brettreichstr. 11
97074 Würzburg

Dr. med. M. Scheibel
Charité – Centrum für Muskuloskelettale Chirurgie
Klinik für Orthopädie, Unfall-/Wiederherstellungschirurgie
Augustenburgerplatz 1
13353 Berlin

Dr. med. A. Schmidt
Heinrich Mann Klinik
Orthopädisch-traumatologische sowie
osteologische Rehabilitationsabteilung
Heinrich-Mann-Straße 34
36448 Bad Liebenstein
E-mail: aschmidt@heinrich-mann-klinik.dbkg.de

Dr. med. M. Schofer
Berufsgenossenschaftliche Unfallklinik Duisburg GbR
Großenbaumer Allee 250
47249 Duisburg
E-mail: markus.schofer@bgu-duisburg.de

Dr. med. Ludwig Seebauer
Städt. Krankenhaus Bogenhausen
Abteilung für Orthopädie und Sportmedizin
Englschalkinger Straße 77
81925 München

Dr. med. A. Sehrt
Berufsgenossenschaftliche Unfallklinik Duisburg
GBR- Abteilung für Unfallchirurgie
Großenbaumer Allee 250
47249 Duisburg

Dr. med. D. Seybold
Universitätsklinik Bochum Bergmannsheil
Bürkle-de-la-Camp-Platz 1
44789 Bochum

Prof. Dr. med. J. Steinbeck
Orthopädische Praxis/Praxisklinik
Von-Vincke-Straße 14
48143 Münster

PD Dr. med. M. Thomas
Orthopädische Klinik und Poliklinik
Universitätsklinikum Leipzig AöR
Liebigstrasse 20
04103 Leipzig
E-mail: thom@medizin.uni-leipzig.de

Dr. med. C. Voigt
Klinik für Unfall- und Wiederherstellungschirurgie
Friederikenstift Hannover
Humboldtstraße 5
30169 Hannover
E-mail: christine.voigt@friederikenstift.de

PD Dr. med. M. Walz
Klinik für Unfallchirurgie, Orthopädie, und Handchirurgie
Klinikum Herford
Schwarzenmoorstraße 70
32049 Herford

Dr. med. C. Werner M.L.
Shock Trauma Center
University of Maryland
Div. of Orthopaedic Trauma
22 S. Greene St.
Baltimore MD 21201, USA

A. Ziegert
Marienstift Arnstadt
Orthopädische Klinik
Wachsenburgallee 12
99310 Arnstadt

Dr. med. M. Zumstein
Muelinenstraße 30
3626 Huenibach, Schweiz

1 Proximale Humerusfraktur – frische Verletzung

1.1 Oberarmkopffraktur: Epidemiologie, Biologie, Knochendichteverteilung und Biomechanik

Hepp P, Lill H, Josten C

Epidemiologie

Die Inzidenz und die Bedeutung der proximalen Humerusfraktur sind aufgrund der bekannten Altersverschiebung und der gleichzeitigen Zunahme des Durchschnittsalters in den Industrieländern steigend. Das steigende Patientenalter bedingt zugleich einen Anstieg der Komorbidität und eine erhöhte Komplikationsrate [15]. Diese Entwicklung ist in künftigen Konzepten der Frakturversorgung aufzugreifen und zu berücksichtigen. Anhand einer epidemiologischen Untersuchung aus Schweden konnte in einem Zeitraum von 30 Jahren an 2125 Frakturen eine zunehmende Frakturhäufigkeit beobachtet werden [2]. Dieser Trend wurde von einer weiteren skandinavischen Studie aus Dänemark inhaltlich bestätigt [14]. Insgesamt konnte eine Inzidenz von 105 proximalen Humerusfrakturen auf 100.000 Personenjahre nachgewiesen werden, wobei die meisten proximalen Humerusfrakturen primär osteoporotisch bedingt sind und sie zur Morbidität des alten Menschen beitragen. In 60-80% der proximalen Humerusfrakturen kommt es zu keiner oder nur zu einer geringen Dislokation. Bei über 20% der Frakturen besteht aufgrund einer Dislokation des Kopf-Hals-Fragments von über 5mm oder einer Abkippung von mehr als 45° die Indikation zur operativen Versorgung. Aus einer norwegischen Untersuchung ergab sich eine Hospitalisationrate von 11% was umgerechnet einer Inzidenz von 21/100.000 Personenjahre entspricht. Die Zahl der Nicht-stationären Aufnahmen belief sich auf 81/100.000 [4]. Innerhalb der Gruppe der Humerusfrakturen betreffen 45% das proximale Ende, bei den über 40jährigen steigt deren Anteil auf 76% an [1]. Lauritzen formulierte ein geschätztes Restrisiko von 8% für eine proximale Humerusfraktur bei einer sechzigjährige Frau mit einer Lebenserwartung von 81 Jahren [9]. Etwa die Hälfte aller proximalen Humerusfrakturen sind nach der AO-Klassifikation B1.1, A2.2, A3.2 oder A1.2 Frakturen, wobei die valgisch impaktierte B1.1-Fraktur mit 15% die häufigste Frakturform zu sein scheint [3].

Biologie und Knochendichteverteilung

Die Knochenqualität und –quantität am proximalen Humerus ist alters- und geschlechtsspezifisch. Insbesondere in den Regionen der Epiphyse, des zentralen Humerus und im Bereich des Tuberculum majus konnte mit zunehmendem Alter bereits 1963 ein deutlicher Knochensubstanzverlust nachgewiesen werden [5]. In eigenen Untersuchungen konnte eine statistisch signifikante Korrelation zwischen ansteigendem Alter und absteigender Knochenmineraldichte für das weibliche Geschlecht dargestellt werden [6, 10]. Folgende zentralen Aussagen wurden herausgearbeitet: Beim weiblichen Geschlecht kommt es im Gegensatz zum männlichen Geschlecht zu einem signifikanten Abfall der Knochenmineraldichte ab dem 70. Lebensjahr. In allen Altersgruppen finden sich die höchsten Knochenmineraldichtewerte in den medialen und posterioren Regionen des Humeruskopfes (Abb. 1). Mit steigendem Alter nimmt die Knochenmineraldichte gleichermaßen in allen Höhen und Regionen kontinuierlich ab. Die Kenntnis über die Morphologie am proximalen Humerus hat unmittelbare Folgen für den klinischen Einsatz von Implantaten. Während einige Implantate zur Stabilisierung proximaler Humerusfrakturen im Zentrum und distal des Humeruskopfes platziert werden [13], ist die Verankerung im dorsalen Anteil eher selten. In eigenen Studien konnte eine hohe Korrelation zwischen Knochenmineraldichter Knochenmikrostruktur und mechanischen Eigenschaften in verschiedenen Regionen des proximalen Humerus nachgewiesen werden [6,10]. Das bedeutet, dass in Regionen mit hoher Knochenmineraldichte und differenzierter trabekulärer Struktur die mechanische Festigkeit und damit die Knochenstabilität am höchsten ist. Dadurch bestätigt sich die Notwendigkeit der sicheren Implantatverankerung in den kranialen, medialen und dorsalen Regionen des Humerus.

Biomechanik – „das Implantat-Knochen-Interface"

Durch biomechanische Studien allein kann das beste Implantat für die osteosynthetische Versorgung einer Fraktur nicht identifiziert werden, denn anatomische und biologische Aspekte, die für die Heilung der Fraktur von Bedeutung sind, werden nicht berücksichtigt [8]. In einer eigenen Studie wurden Implantate, die sich grundsätzlich vom Design, der Platzierung und der Kraftübertragung unterschieden, vergleichend unter Laborbedingungen biomechanisch in humanen Präparaten getestet [11,12]. Die Ergebnisse zeigten in der Steifigkeitsprüfung die höchste Steifigkeit für das Knochen-Implantat-Konstrukt bei der konventionellen T-Platte und dem intramedullären System (proximaler Humerusnagel). Allerdings konnte gezeigt werden, dass weniger steife, elastische und relativ klein dimensionierte Implantate – wie die winkelstabile Humerusplatte - Vorteile in der dynamischen Testung aufwiesen. Im Gegensatz zu aktuellen Studien von Hessmann [7,8], der Implantaten mit elastischen Eigenschaften keine Vorteile einräumt, gehen wir analog der „bridging osteosynthesis" durch eine Schraubenanordnung, die zwischen Humeruskopf und Schaft eine freie Strecke offen läßt - sogenannte "Schwingstrecke" – von Vorteilen für die Frakturheilung aus. Das Erreichen einer hohen Maximallast und Steifigkeit scheint nicht den entscheidenden Vorteil eines Implantates darzustellen. Vielmehr sind die immer wiederkehrenden geringeren Belastungen das Hautproblem der Beanspruchung am Knochen-Implantat-Interface und somit Ursache für Implantatversagen oder Sekundärdislokation.

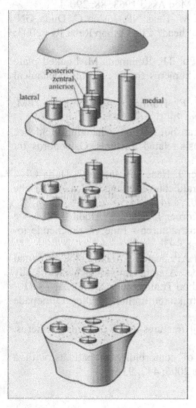

Abb. 1
Knochenmineraldichteverteilung
am proximalen Humerus (aus [10])

Literatur

1.   Basti JJ, Dionysian E, Sherman PW, Bigliani LU. Management of proximal humeral fractures. J Hand Ther 1994; 7: 111-21
2.   Bengner U, Johnell O, Redlund-Johnell I. Changes in the incidence of fracture of the upper end of the humerus during a 30-year period. A study of 2125 fractures. Clin Orthop 1988; 231: 179-82
3.   Court-Brown CM, Garg A, McQueen MM. The epidemiology of proximal humeral fractures. Acta Orthop Scand 2001; 72: 365-371
4.   Fjalestad T, Stromsoe K, Blucher J, Tennoe B. Fractures in the proximal humerus: functional outcome and evaluation of 70 patients treated in hospital. Arch Orthop Trauma Surg 2005; 125: 310-6
5.   Hall MC. The structure of the upper end of the humerus with reference to osteoporotic changes in senescence leading to fractures. Canad Med Ass J 1963; 88: 290-4
6.   Hepp P, Lill H, Bail H, Korner J, Niederhagen M, Haas NP, Josten C, Duda GN. Where should implants be anchored in the humeral head? Clin Orthop Relat Res 2003; 415: 139-47
7.   Hessmann MH, Hansen WS, Krummenauer F, Pol TF, Rommens M. Locked plate fixation and intramedullary nailing for proximal humerus fractures: a biomechanical evaluation. J Trauma 2005; 58: 1194-201
8.   Hessmann MH, Sternstein W, Krummenauer F, Hofmann A, Rommens PM. Osteosynthese von Oberarmkopffrakturen. Chirurg 76(2): 167-74
9.   Lauritzen JB, Schwarz P, Lund B, McNair P, Transbol I (1993) Changing incidence and residual lifetime risk of common osteoporosis-related fractures. Osteoporos Int 2005; 3: 127-32
10.   Lill H, Hepp P, Gowin W, Oestmann JW, Korner J, Haas NP, Josten C, Duda GN . Alters- und geschlechtsabhängige Knochenmineraldichteverteilung und mechanische Eigenschaften des proximalen Humerus. Röfo 2002; 174: 1544-50
11.   Lill H, Hepp P, Hoffmann J-E, Laborowicz J, Korner J, Josten C, Duda G-N. Neue Implantate zur Stabilisierung proximaler Humerusfrakturen - Eine vergleichende in-vitro Studie. Osteosynthese International 2001; 9: 85-93
12.   Lill H, Hepp P, Korner J, Kassi JP, Verheyden AP, Josten C, Duda GN. Proximal humeral fractures: how stiff should an implant be? A comparative mechanical study with new implants in human specimens. Arch Orthop Trauma Surg 2003; 123: 74-81
13.   Lill H,Josten C. Proximale und distale Humerusfrakturen im hohen Alter. Orthopäde 2000; 29: 327-41
14.   Lind T, Kroner K, Jensen J; The epidemiology of fractures of the proximal humerus. Arch Orthop Trauma Surg 1989; 108: 285-7
15.   Olsson C, Petersson CJ. Clinical importance of comorbidity in patients with a proximal humerus fracture. Clin Orthop Relat Res 2006; 442: 93-9

1.2 Conservative treatment and outcome following conservative treatment of fractures of the proximal humerus

Koehler S

At the Edinburgh Orthopaedic Trauma Unit Court-Brown et al. are treating all fractures in a population of about 650 000 people. We report a summary of 5 papers by Court-Brown et al. reflecting the epidemiology and the outcome following conservative treatment of proximal humeral fractures.

A five year prospective study [1] of the epidemiology of 1027 proximal humeral fractures showed a unipolar age distribution. Most of them occur in eldery fit patients with an average age of 66 years (13-98). They represent about 4% of all treated fractures. Fewer than 10% were institutionalised and 2/3 of the patients lived by themselves. The highest incidence was seen in women between 80 and 90 years of age. The most common type of fracture was the impacted valgus fracture (B1.1) which was found in 1/5 of the cases. The B1.1, A2.2, A3.2 and A1.2 AO subpopulation comprise over half of all proximal humeral fractures. The type C fractures occur in only 6%. A tendency was found for the fractures to occur more often in colder months. Most associated injuries were fractures of the distal radius (n=34) and proximal femoral fractures (n=24). A relationship was found between age and the type of fracture – patients with osteoporotic proximal humeral fractures have more complex fractures.

In a five year prospective study [2] the epidemiology and factors affecting outcome in two part fractures are analysed. Outcome was assessed in 97 of 126 two part fractures. 18 patients were treated operatively by flexible intramedullary nailing and tension band wiring. According to the Neer score 64,5% of the patients had good or excellent results one year after treatment. Interestingly the patients subjective view of their progress was better than the objective measurement of range of movement and power would suggest. There was no correlation between the initial degree of angulation and outcome, but there was significant association between translation and outcome at one year. The effect of surgery was examined by comparing the results of operative and conservative management in those patients who presented with at least 66% translation on the intial AP radiograph. These are patients in whom many surgeons would consider operation. At one year the results were very similar and statistically no difference could be found between the Neer scores. Five cases of nonunion were seen, four of which had been treated conservatively and one by operation. The two prognostic factors influencing outcome of translated two-part fractures of the proximal humerus are age and the initial degree of translation. There seems little doubt that the initial degree of translation is important, but reduction and fixation of the fracture do not improve the result. Thus C.M. Court-Brown et al. do not advocate to use internal fixation to treat two-part fractures of the surgical neck of the proximal humerus regardless of the degree of initial displacement.

C. Gaebler et al. [5] are reporting a study of 507 cases of minimally displaced proximal humeral fractures (according to Neer 1970), all treated conservatively. 376 patients were followed for one year. Average age was 63 years. After one year all fractures united. According to Neer´s outcome criteria 87 % of the patients had excellent or good results. An association was found between age and outcome. The type of fracture, gender, cause of fracture, displacement of the greater tuberosity and prefracture functional status did not influence significantly the outcome. The duration of physiotherapy correlated with the Neer score at one year for patients of similar age. Patients above 60 years of age can expect an average Neer score of 85-90 at on year. Multiple regression analysis showed that the only determinant of outcome (next to age) was the ability of the patients to undertake their own shopping. This criterion has been used for many years at the Unit of C.M. Court-Brown to decide on the relative fitness of patients.

In 2004 Court-Brown et al. [4] report about the prediction of outcome and results of nonoperative treatment in 99 patients with impacted varus (A2.2) proximal humeral fracture. The impacted varus fracture (AO-11A2.2) accounted for 13% of all proximal humeral fractures. This fracture was relatively common in the elderly population, 89% of the patients being over 50 years of age. Nonoperative treatment sometimes resulted in increased varus angulation. 59% of the patients presented with more than 10° of increased varus angulation after fracture. Decreased shoulder function was associated with increasing age but not with increasing varus angulation. After nonoperative management the outcome was good, regardless of the degree of varus, 1 year after fracture. Using the Neer outcome criteria, 79% of the patients had good or excellent results at 1 year. The more subjective scores of strength, reach and stability showed greater improvement than the objective scores of glenohumeral movement and power. By 1 year patients considered that their stability, reach and strength were about 90% of normal. Flexion measured about 70% of normal and abduction only 53% 1 year after fracture. Flexion and abduction power were about 70% of normal. Age was the main predictor of outcome, patients under 40 years of age having a virtually normal shoulder after 1 year. This contrasts with the 80-99 year-old group who showed significantly reduced glenohumeral movement and power.

However in this group the patients assessed strength, reach and stability at 90% of normal level whereas the results of glenohumeral movement and power were much less. There was no statistical correlation between age and pain. The 1-year Neer score for the patients treated with physiotherapy was 88, with 74 being recorded for the patients who did not have physiotherapy. Multivariante analysis suggested that the statistical difference of outcome was due to the age of the patients rather than the use of physiotherapy.

Court-Brown [3] reports retrospectively about 125 patients with an impacted valgus fracture (B1.1) of the proximal humerus. It is the commonest type of fracture of the humeral head. There were 57 minimally displaced fractures, 19 fractures of the greater tuberosity, 18 of the surgical neck and 31 three-part fractures involving both the greater tuberosity and the surgical neck. All patients were treated nonoperatively with the arm being immobilized in a sling for two weeks. At one year, 80,6% of the patients had a good or excellent result. Like in other studies before there was an association between age and the quality of outcome. A strong correlation was found between displacement of the fracture and the Neer score. There is also marked loss of power of abduction and flexion with increasing displacement. The prognosis for the three-part impacted valgus fracture is better than that for the three-part fracture with rotation of the head. The mean time to return to activities of daily living showed that patients took about one month to return to independent dressing and personal toilet, but longer to return to housework and shopping. No correlation was found between age and the time taken to return to other routine activities.

References

1. Court-Brown CM, Garg A, McQueen MM. The epidemiology of proximal humeral fractures. Acta Orthop Scand 2001; 72: 365-371
2. Court-Brown CM, Garg A, McQueen MM. The translated two-part fracture of the proximal humerus. Epidemiology and outcome in the older patient. J. Bone Joint Surg Br 2001; 83: 799-804
3. Court-Brown CM, Cattermole H, McQueen MM. Impacted valgus fractures (B1.1) of the proximal humerus. The results of non-operative treatment. J. Bone Joint Surg Br 2002; 84: 504-508
4. Court-Brown CM, McQueen MM. The impacted varus (A2.2) proximal humeral fracture: prediction of outcome and results of nonoperative treatment in 99 patients. Acta Orthop Scand 2004; 75: 736-740
5. Gaebler C, McQueen MM, Court-Brown CM. Minimally displaced proximal humeral fractures: epidemiology and outcome in 507 cases. Acta Orthop Scand 2003; 74: 580-585

1.3 Ein prospektiver Vergleich zwischen operativer und konservativer Behandlung von Humeruskopffrakturen älterer Patienten ab 65 Jahre

Kettler M, Braunstein V, Sudhues H, Mutschler W

Für dislozierte Humeruskopffrakturen wird nach C. Neer ein operatives Vorgehen empfohlen. Allerdings existiert bislang nur eine prospektiv angelegte Studie über den klinischen Vergleich der Ergebnisse zwischen operativem Vorgehen und konservativer Therapie [3]. Wie wenige weitere retrospektive Studien zeigen, konnte ein signifikanter Vorteil für ein operatives Vorgehen im funktionellen Behandlungsresultat nicht belegt werden [1,2].

Ziel dieser prospektiven Studie war es an einem Kollektiv älterer Patienten mit Humeruskopffrakturen einen Vergleich zwischen konservativer und operativer Therapie hinsichtlich geriatrischer Leistungsparameter an definierten Zeitpunkten durchzuführen.

Methodik

58 von 60 Patienten mit einem Alterdurchschnitt von 73,2±19 Jahren konnten eingeschlossen werden, zwei Patienten verstarben im Verlauf des ersten Jahres. Nach der AO-Klassifikation erlitten 26 Patienten (45%) eine extraartikuläre Fraktur (Typ-A), 21 Patienten (36%) eine partiell intraartikuläre Fraktur (Typ-B), intraartikuläre Frakturen (Typ-C) lagen in 11 Fällen (20%) vor. 22 Patienten (37%) wurden konservativ therapiert und 36 (63%) Patienten operativ versorgt. Die Indikation zur Operation wurde durch den Behandler gestellt. In zwei Fällen erfolgte ein minimal-invasives Vorgehen, konventionelle Platten wurden 17 und winkelstabile Implantate 20-mal eingesetzt. Ein hemiprothetischer Humeruskopfersatz erfolgte zweimal. Der Funktionsstatus wurde mit dem modifizierten ASES (American Shoulder and Elbow score) Score, dem Barthel Index und den IADL (Instrumental Activities of Daily Living) am Unfalltag (T1), sowie nach 4 (T2) und 12 (T3) Monaten erhoben. Die statistische Auswertung erfolgt mit dem t-Test oder Mann Whitney U-Test auf einem Signifikanzniveau von 5%.

Ergebnisse

Nach 4 Monaten erreichten operierte Patienten durchschnittlich 31±11 Punkte im ASES Score und konservativ Therapierte ein durchschnittlich gutes Ergebnis der Schulterfunktion mit 34±12 Punkten (Abb. 1). Nach 12 Monaten war keine weitere signifikante Verbesserung mehr eingetreten (OP 32±9 und konservativ 32±11 Punkte). Weder nach 4 Monaten (T2) noch nach einem Jahr (T3) konnte ein signifikanter Unterschied zwischen konservativen und operativen Vorgehen hinsichtlich der weiteren Leistungsparameter (Barthel-Index, IADL) festgestellt werden.

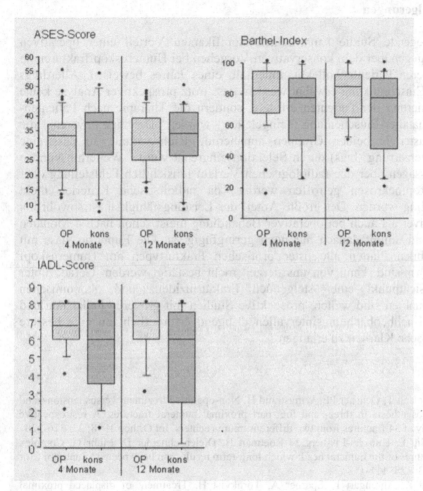

Abb. 1
Postoperativer Verlauf der Leistungsparameter nach 4 und 12 Monaten untergliedert nach operativen und konservativen Vorgehen

Auch unter Eingrenzung auf winkelstabile Implantate konnte ebenfalls kein Unterschied bestätigt werden. In der Analyse der extraartikulaären Frakturen (AO Klassifikation A) konnte nach 4 Monaten kein Unterschied zwischen konservativem Vorgehen (11 Patienten) und operativer Stabilisation (16 Patienten) nachgewiesen werden. In der Subanalyse der intraartikulären Frakturen (AO Typen B und C) wurde im t-Test allerdings ein signifikanter Unterschied zugunsten eines konservativen Vorgehens sowohl nach 4 als auch 12 Monaten detektiert.

Schlussfolgerungen

Die vorliegende Studie kann keinen signifikanten Vorteil einer operativen Therapie gegenüber dem konservativen Vorgehen bei Humeruskopffrakturen an einem älteren Patientenkollektiv innerhalb eines Jahres beweisen. Allerdings muss als Einschränkung erwähnt werden, dass trotz prospektiver Analyse keine Randomisierung der Patienten erfolgte, sondern die Therapie nach Patienten- und Behandler-Entscheidung eingeleitet wurde. Dennoch waren die Frakturmuster in beiden Gruppen annähernd gleich verteilt, so dass eine Ergebnisverzerrung (bias) durch Selektion eingrenzt wurde. Weiterhin können keine Aussagen über den radiologischen Verlauf hinsichtlich Fehlstellung oder Humeruskopfnekrosen getroffen werden, da radiologische Kriterien nicht berücksichtig wurden. Der größte Anteil der Leistungsfähigkeit ist sowohl bei konservativer als auch bei operativer Behandlung meist schon nach 4 Monaten erreicht und nimmt danach nur noch geringfügig zu. Die Euphorie, dass mit winkelstabilen Platten alle osteoporotischen Frakturtypen am Humeruskopf beherrschbar sind, kann von uns derzeit nicht bestätigt werden. Gerade unter dem Gesichtspunkt einer steigenden Frakturinzidenz und ökonomischen Gesichtspunkten sind weitere prospektive Studien mit größeren Fallzahlen und längeren Nachbeobachtungsintervallen dringend erforderlich um eine bessere therapeutische Klarheit zu erlangen.

Literatur

1.   Ilchmann T, Ochsner PE, Wingstrand H. Non-operative treatment versus tension-band osteosynthesis in three- and four-part proximal humeral fractures. A restrospective study of 34 fractures from two different trauma centers. Int Orthop 1998; 22: 316-320

2.   Kollig E, Kutscha-Lissberg F, Roetman B, Dielenschneider D, Muhr G. Complex fractures of the humeral head: which long-term results can be expected? Zentralbl Chir 2003; 128: 111-118

3.   Zyto K, Ahrengart L, Sperber A, Tornkvist H. Treatment of displaced proximal humeral fractures in elderly patients. J Bone Joint Surg Br 1997; 79: 412-417

1.4 Proximale Humerusfraktur:
Grenzen der konservativen und
Grenzen der rekonstruktiven Therapie oder:
Wovon lässt der Erfahrene die Finger?

Voigt C, Lill H

Ältere Publikationen gehen von einer konservativen Therapie bei 60-85 % aller proximalen Humerusfrakturen aus [1,4,6]. Unzureichende Ergebnisse in den Kliniken nach konservativer Therapie bei zunehmend älteren Patienten mit osteoporosebedingt komplexen Frakturformen und durch die Zugwirkung der ansetzenden Rotatorenmanschette hoher Dislokationsneigung sowie der zunehmende Anspruch an frühstmögliche Rückkehr zu Alltagsaktivitäten und Selbständigkeit lassen eine Umkehr dieses Verhältnisses zugunsten der operativen Versorgung erkennen. Wo liegen nun die Grenzen der konservativen und rekonstruktiven Therapie?

Disloziert oder nicht disloziert?

Als nicht oder gering dislozierte Humeruskopffrakturen gelten nach Neer [7,8] Frakturen mit einer Fragmentverschiebung um < 1 cm, einer Achsfehlstellung von <45° sowie einer Dislokation der Tuberkula von <5 mm. Die „Dislokationstoleranz" der Tuberkula wird zunehmend kleiner, bei jüngeren Patienten wird bereits ab Fragmentverschiebungen von 3 mm die Refixation empfohlen [10]. Bei der Beurteilung der Röntgenbilder ist darauf zu achten, dass in der a.p. – Aufnahme häufig eine zu geringe Dislokation bzw. Einstauchung vorgetäuscht wird, die durch eine Überprojektion von Kopf und Schaft entsteht. Die axiale Projektion ist zur Einschätzung des kompletten Dislokationsausmaßes hinsichtlich einer möglichen Dorsalabkippung / Antekurvationsfehlstellung des Kopffragmentes unerlässlich.

Stabil oder instabil?

Bei einer nach den genannten Kriterien als nicht/gering disloziert klassifizierten Fraktur muss im 2. Schritt zwischen einer stabilen und instabilen Fraktur unterschieden werden. Der klinische Stabilitätstest (Codmann-Griff), der durch die dynamische Untersuchung unter Bildwandler ergänzt werden sollte, ist hier Entscheidungsgrundlage. Bewegen sich alle Fragmente in einer harmonischen Einheit liegt Stabilität vor. Stabile nicht/gering dislozierte und eingestauchte Frakturen können in der Regel konservativ behandelt werden. Es sollten keine weiteren Manipulationen erfolgen. Die aktuelle Literatur favorisiert eine frühzeitige aktiv-assistive Physiotherapie (nach 1-wöchiger Ruhigstellung im Gilchristverband) [2,5]. Engmaschige Röntgenkontrollen unter konservativer Behandlung sind essentiell. Bei erkennbarer sekundärer Dislokation und Instabilität ist ein operatives Vorgehen angezeigt [2]. Nach unserer Erfahrung sollten dislozierte Frakturen, bei denen die Indikation zur Reposition (in der Regel in Vollnarkose) gestellt wird, auch intern stabilisiert werden [13].

Operationsindikation

Frakturmorphologisch

- Ad latum (Dislokation nach Neer [7, 8] 10 mm, nach eigener Auffassung 5 mm ohne Einstauchung) und/oder
- Dorsalabkippung der Humeruskopfes > 45° (Antekurvationsfehlstellung),
- Metaphysäre Trümmerzonen, spiralig in den Schaft auslaufende Frakturen,
- Dislozierte Frakturen im Collum anatomicum (Notfallindikation!),
- Head split-Frakturen.

Weitere

- Mitbeteiligung von Gefäßen und Nerven
- Versuchte Reposition und verbleibende Instabilität oder Luxationsstellung
- Repositionshindernisse [13].

Operationsverfahren

Auf die Versorgungsstrategie nehmen Kriterien, wie Patientenalter (biologisches Alter!), Nebenerkrankungen, Operabilität, frühere osteoporotische Frakturen, Compliance, Anspruch und Erfahrung des Chirurgen sowie „seine Schule" Einfluss. Keines der bisher publizierten Operationsverfahren kann zurzeit als „Goldstandard" angesehen werden. Prospektiv randomisierte vergleichende Studien stehen aus [9]. Die aktuelle Verfahrenswahl basiert auf Beobachtungsstudien sowie persönlichen und klinikbezogenen Erfahrungen [3].

Wir bevorzugen für die dislozierte subkapitale Humerusfraktur die winkelstabile Plattenosteosynthese mit additiver Fadenzuggurtung der 3 Hauptanteile der Rotatorenmanschette (M. supraspinatus, M. infraspinatus + M. teres minor, M. subscapularis) an den kranialen Plattenanteil zur Disloktionssicherung sowie die winkelstabile Nagelosteosynthese beim vorwiegend alten Patienten (Cave: Eröffnen der Rotatorenmanschette) und ausgeprägter subkapitaler Trümmerzone oder in den Schaft reichender Spiralfraktur [13].

Operationstechnik - winkelstabile Plattenosteosynthese - für die nach eigenen Untersuchungen häufigsten dislozierten 3-Segmentfrakturen mit Abriss des Tuberculum majus [13]:

- Achsgerechte Reposition des Schaftes (indirekt).
- Derotation und Valgisierung des Kopfes mittels Einzinkerhakens /Elevatoriums bis zur radiologisch korrekten Kopfform.
- Reponieren und Einfügen des Tuberculum majus mit dem Einzinkerhaken; evtl. durch Anzügeln mit einem Faden.
- Fixieren der winkelstabilen Platte mit einer Kortikalisschraube am Schaft zum Halten des Repositionsergebnisses.
- Besetzen der ventralen winkelstabilen Kopfschrauben.
- Radiologische Kontrolle in 2 Ebenen.
- Besetzen der restlichen Schraubenlöcher.
- Additive Fadenzuggurtung der Rotatorenmanschette.

Osteosynthese versus Prothese

Die Indikation zur Osteosynthese oder Prothese ist abhängig von:

- Frakturmorphologie,
- biologischem Patientenalter,
- Osteoporosegrad,
- Compliance und Anspruch des Patienten,
- Erfahrung und „Schule" des Chirurgen.

(Absolute) Indikationen zur Kopfprothese:

- nicht rekonstruierbare Fraktur des alten Menschen,
- Head Split - Fraktur,
- Luxationsfraktur des alten Menschen,
- dorsal verhakte Luxationsfraktur mit Zerstörung von > 50% der Gelenkfläche [13].

Neuere frakturmorphologische Erkenntnisse sollten in die Indikationsstellung bzgl. des Operationsverfahrens einbezogen werden. Resch [10] beschreibt, dass die Frakturlinie zwischen Kalotte und Schaft medial selten entlang der Knorpelknochengrenze, sondern ca. 8 mm (4 – 10 mm) distal davon verläuft. Es resultiert ein posteromediales Kantenfragment („medialer Spickel"). Je größer dieses ist, desto höher ist, aufgrund der im posteromedialen Periost verlaufenden Anastomosen zwischen A. circumflexa humeri anterior et posterior, die Wahrscheinlichkeit einer noch bestehenden ausreichenden Kalottenperfusion [3]. Diese wird weiterhin durch eine ausgedehnte Ad latus - Dislokation des Kopf- gegenüber dem Schaftfragment (> 6 mm) gefährdet. Ist die periostale Integrität hier gestört, ist nicht nur die Kopfperfusion bedroht, sondern auch die Reposition des nun „freien" Kopffragmentes schwierig [11].

Eine anatomische Reposition ist als Grundlage guter Ergebnisse in jedem Fall anzustreben, damit durch korrekt eingeheilte Tubercula bei ggf. sekundär auftretender Humeruskopfnekrose gute Ausgangsbedingungen für eine zweizeitige Humeruskopfprothese bestehen. Dies ist die Voraussetzung dafür, dass die zu erwartenden Ergebnisse denen der primärer Frakturprothetik entsprechen [13].

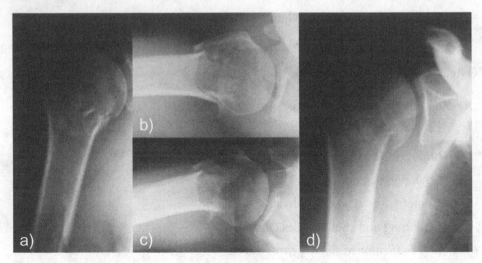

Abb. 1
Minimal Dislozierte 3 – Segmentfraktur, Neer I – 59 Jahre, weiblich. a, b) Unfallbilder (a.p.-, axiale Aufnahme). c, d) Keine weitere Dislokation nach 3 Wochen aktiv-assistiven Bewegungsübungen (a.p.-, axiale Aufnahme).

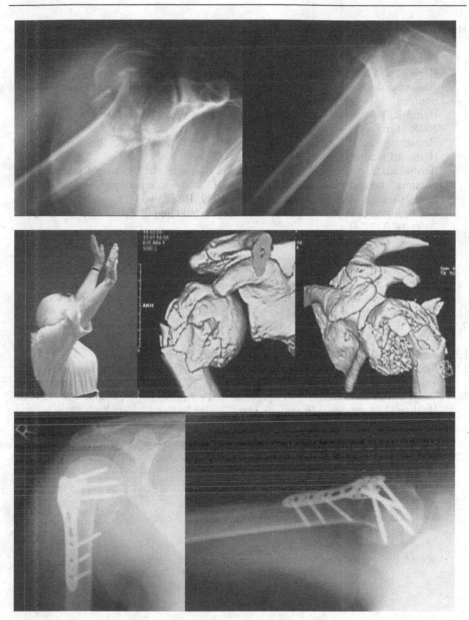

Abb. 2
Dislozierte 4 - Segmentfraktur Neer V – 73 Jahre, weiblich. Unfallbilder (a.p.-, Y-Aufnahme), CT mit 3D-Rekonstruktion. Postoperatives Ergebnis nach offener Reposition und winkelstabiler Plattenosteosynthese mit additiver Fadenzuggurtung der Rotatorenmanschette (a.p.-, axiale Aufnahme). Funktionelles Ergebnis 4 Monate postoperativ.

Literatur

1.   Habermeyer P. Die Humeruskopffraktur. Unfallchirurg 1997; 100: 820-837
2.   Hepp P, Voigt C, Josten C. Die konservative Therapie bei proximalen Humerusfrakturen. In: Lill, H (Hrsg.) Die proximale Humerusfraktur, Thieme Stuttgart – New York, 2006
3.   Hertel R. Fractures of the proximal humerus in osteoporotic bone. Osteoporos Int 2005; 16: 65 – 72
4.   Hessmann MH, Rommens PM. Osteosynthesetechniken bei proximalen Humerusfrakturen. Chirurg 2001; 72: 1235-1245
5.   Kristiansen B, Angermann P, Larsen TK. Functional results following fractures of the proximal humerus. A controlled clinical study comparing two periods of immobilization. Arch Orthop Trauma Surg 1989; 108: 339-341
6.   Lill H, Josten C. Proximale und distale Humerusfrakturen im hohen Alter. Orthopäde. 2000; 29: 327-341
7.   Misra A, Kapur R, Maffulli N. Complex proximal humeral fractures in adults – a systematic review of management. Injury 2001; 32: 363 - 372
8.   Neer CS. Displaced proximal humeral fractures. I. Classification and evaluation. J Bone Joint Surg 1970; 52: 1077-1089
9.   Neer CS. Displaced proximal humeral fractures. II. Treatment of three-part and four-part displacement. J Bone Joint Surg 1970; 52: 1090-1103
10.   Resch H, Beck E, Bayley I. Reconstruction of valgus-impacted humeral head fracture. J Shoulder Elbow Surg 1995; 4: 73 - 80
11.   Resch H. Die Humeruskopffraktur. Unfallchirurg 2003; 106: 602-617
12.   Szyskowitz R, Schippinger G. Die Frakturen des proximalen Humerus. Unfallchirug 1999; 102: 422 – 428
13.   Voigt C, Lill H. Indikation zur Operation und operative Differentialtherapie. In: Lill, H (Hrsg.) Die proximale Humerusfraktur, Thieme Stuttgart – New York, 2006

1.5 Geschlossene perkutane winkelstabile Versorgung: Stärken und Schwächen

Resch H

Einleitung

Bis heute bleibt die Versorgung von Drei- und Viersegmentfrakturen am Humeruskopf kontroversiell [4-11]. Die generelle Tendenz ist bei jüngeren Patienten ein Rekonstruktion anzustreben, während beim älteren Patienten ein Prothese implantiert wird. Die Ergebnisse nach Prothesenimplantation sind aber nicht überzeugend und kommen über die Ergebnisse nach konservativer Behandlung nicht hinaus [12]. Dazu kommt dass die Ergebnisse nach Prothesenimplantation mit zunehmendem Alter schlechter werden [2]. Entsprechend der epidemiologischen Studie nach Court-Brown [1] kommen aber 70% aller Drei- und Vierfragmentfrakturen bei Patienten über dem 60 Lebensjahr vor, ist also eine typische Altersfraktur. Da aber auch die konservative Behandlung keine guten Ergebnisse zeigt [10], bleibt die Rückbesinnung zur rekonstruktiven Behandlung als einziger Weg. Beim Knochen des alten Menschen weist nur noch die Kortikalis und der subchondrale Knochen die nötige Festigkeit zur Verankerung der Implantate auf.

Präoperative Planung

Die Position der einzelnen Fragmente zueinander ist für die Klärung der Frage ob zwischen den einzelnen Fragmenten noch intaktes Periost vorhanden ist sehr wichtig. Zu klären ist daher die Lage des Kopffragmentes zum Schaftfragment, des Tuberkulum majus und minus zueinander, sowie jeweils zum Kopffragment, bzw. zum Schaftfragment. Liegt eine Fraktur ohne wesentliche Verschiebung der einzelnen Fragmente zueinander vor, kann angenommen werden, dass das Periost intakt ist. Auf Grund von biomechanischen Studien ist bekannt, dass das Periost zwischen Schaft- und Kopffragment ab einer Distanz von 9mm bei Medialverschiebung des Kopffragmentes und ab 6mm bei einer Lateralverschiebung zu reißen beginnt [3]. Zu bedenken ist auch, dass bei einer Lateralverschiebung des Kopffragmentes es sich zumeist nicht um eine reine Horizontalverschiebung handelt, sondern um ein Kombination aus Lateralverschiebung und Antekurvation mit nach dorsal offenem Winkel. Für das Periost bedeutet das, dass dieses ventralseitig gerissen ist, während es dorsalseitig trotz starker Verschiebung intakt sein kann. Für die Einschätzung sind Röntgenaufnahmen in zwei Ebenen (a.p. und axial) notwendig.

Wichtig für die Reposition und Fixation ist auch die Unterscheidung zwischen Depressionsfraktur und Avulsionsfraktur.

1. *Depressionsfraktur (Valgusfrakturen):*
   Durch axiale Krafteinwirkung über den Arm drückt das Glenoid die Kopfkalotte in die Metaphyse. Die Tuberkula werden seitlich ausgesprengt, bleiben aber im periostalen Verband mit dem Schaft. Eine einfache Anhebung des Kopffragmentes führt bereits zur Reposition.

2. *Avulsionsfraktur (die meisten Zwei- und Dreifragmentfrakturen):*
   Durch kombinierte Einwirkung von externen Kräften über den Arm und gleichzeitigem Zug der Rotatorenmanschettenmuskel kommt es zur subkapitalen Fraktur mit Abriss des Tuberkulum majus oder minus, selten beider Tuberkula. Entscheidend dabei ist, dass die periostalen Verbindungen zwischen Schaft und Kopf bzw. frakturierten Tuberkula verloren gehen. Indikationen und Kontraindikationen

Gute Indikationen:

- Subkapitale Frakturen
- Subkapitale Frakturen mit Abriß des Tuberkulum majus (Dreisegmentfrakturen)
- Impaktierte Valgusfrakturen ohne größere Seitverschiebung

Weniger gut geeignete Frakturen:

- Viersegmentfrakturen mit starker Seitverschiebung des Kopffragmentes (sogen. „True Four Part Fractures")
- Viersegment Luxationsfrakturen

Technik

Instrumente: Die Reposition wird mit Hilfe eines perkutan eingeführten Elevatoriums durchgeführt. Zusätzlich ist auch manchmal ein kleiner aber kräftiger Einzinkerhaken notwendig. Die Fixation erfolgt mittels 2,2 mm dicken K-Drähten und dem sogenannten Humerusblock (AO, Synthes). Die Tuberkula werden mit kanülierten Schrauben fixiert (Leibinger, Freiburg).

Subkapitale Frakturen mit Abriss des Tuberkulum majus (three part fracture):
Bei schwer dislozierten Dreisegmentfrakturen ist der Kopf durch den Zug des
M. subscapularis nach innen rotiert. Diese Fakturen sind in der Regel sehr
instabil weil alle Weichteilverbindungen mit Ausnahme des Subscapularis
zwischen den Fragmenten unterbrochen sind. Das Kopffragment als auch das
Tuberkulum majus müssen separat reponiert werden. Zuerst wird der Schaft
zum Kopf in richtige Position gebracht und dann der Kopf mit einem
Einzinkerhaken, der am Ansatz des M. subscapularis am Tub. minus ansetzt,
gegen den Zug des M. subscapularis derotiert. Über den schon zuvor am Schaft
angebrachten Hmerusblock werden im entscheidenden Augenblick die K-Drähte
bis subchondral in den Kopf eingebohrt. Erst jetzt wird das Tuberkulum majus
reponiert. Mit einem Einzinkerhaken der an der Insertion des M. infraspinatus
am Tub. majus ansetzt, wird dieses nach distal und ventral in korrekte Position
gebracht. Mit dünnen 2,2 mm dicken Bohrern, die mit einem Führungsdraht
ausgestattet sind (Fa. Leibinger, Freiburg), wird das Tuberkulum vorerst
vorübergehend und schließlich definitiv mit Schrauben die über die
Führungsdrähte eingeführt werden,fixiert.

Valgisch impaktierte Viersegentfrakturen: Bei diesen Frakturen sind die
Weichteilverbindungen zwischen den Fragmenten zumeist erhalten, lediglich die
knöcherne Verbindung zu den Tuberkula ist unterbrochen. Das Periost zwischen
Schaft und den Tuberkula ist üblicherweise nicht unterbrochen. Ist die
Verschiebung zwischen Kopffragment und Schaft nicht allzu stark, bleibt
medialseitig das Periost zwischen Kopf und Schaft erhalten (Hinge Periost). Der
Arm des Patienten wird in Neutralstellung gehalten. Über eine Stichinzision
wird ein Elevatorium am Übergang vom vorderen zum mittleren Drittel
(Hautmarkierung) zum intertuberkuläre Bruchspalt geführt und durch diesen
unter dem Kopfsegment positioniert. Das Kopffragment wird vorsichtig
angehoben. Das Kopfsegment spannt die RM wodurch wiederum das Tub.
majus sich selbst reponiert. Ist das Kopffragment in der richtigen Position
werden die schon vorher „vorgelegten" K-Drähte in das Kopffragment
eingebohrt. Die Tuberkula werden mit 40mm kanülierten Schrauben in der oben
beschriebenen Weise fixiert.

Postoperatives Management

Der Arm wird in einer Schlinge für zwei bis drei Wochen am Körper ruhig
gestellt. Je nach Knochenqualität kann bereits in den ersten Tagen mit passiver
Übungsbehandlung begonnen werden. Der Humerusblock und die K-Drähte
werden nach ca. 6 Wochen entfernt.

Nachteile der Methode:

- Flache Lernkurve für die Reposition, nicht sosehr für die Fixation. Erfordert intensive Auseinandersetzung mit der „Persönlichkeit" der Fraktur.

- Nach ca. 6 Wochen ist ein Re-Eingriff zur Entfernung des Humerusblockes notwendig. Auch wenn dies häufig in LA möglich ist stellt es doch einen Zweiteingriff dar. In ca. 17% musste zwischendurch, zumeist nach der 3. Woche, ein sogenannter Rückkürzungseingriff der K-Drähte vorgenommen werden, wenn diese die Gelenkfläche perforierten.

- Als weiterer Nachteil könnte man die dreiwöchige Immobilisation anführen, wobei dies von den Patienten nicht als besonderer Nachteil empfunden wurde. Auf die Beweglichkeit hatte dies hinterher keine negativen Auswirkungen.

Vorteile der Methode:

- Hinsichtlich der Knochenqualität gibt es nur selten eine Altersgrenze. Entscheidend ist vielmehr die Reposition zustande zu bringen. Von der Reposition hängt es ab und nicht von der Fixation.

- Perforierende K-Drähte können im Gegensatz zu Schrauben ohne großen Aufwand zurückgezogen werden.

- Infektionen sind selten.

- Reduziertes chirurgisches Trauma, dadurch kaum zusätzliche Durch-blutungsstörung.

Ergebnisse

Von 336 Patienten die zwischen 1998 und 2004 operativ behandelt wurden, waren 162 (48%) von 169 Frakturen über 70 Jahre alt. Von den 162 Frakturen waren 159 minimal invasiv mit Humerusblock und kanülierten Schrauben (Leibinger) versorgt worden. Der Rest waren 9 Prothesen und eine winkelstable Platte. Das Durchschnittsalter der Patienten war 79 (70-92) Jahre. Von 159 Frakturen musste in 10 Fällen sekundär auf eine Prothese gewechselt werden. In weiterer 9 Fällen war ein Sekundäreingriff unter Anwendung des gleichen Verfahrens notwendig. Entsprechend einem sogenannten „Reduction Assessment Score", der zur qualitativen Beurteilung von Reposition und Ausheilungsbild entwickelt wurde, sind insgesamt 8 Patienten in schlechter Stellung ausgeheilt. Alle anderen zeigten keine oder eine moderate Fehlstellung bei Heilung. Der Constant score der Zweifragmentfraktren betrug 81% der

Gegenseite, der Dreisegmentfrakturen 84% und jener der Viersegmentfrakturen 69%.

Schlussfolgerung

In etwa 85% aller Frakturen und in 80% der Drei- und Viersegmentfrakturen können zufrieden stellende röntgenologische Ergebnisse mit dieser Methode erzielt werden. Der Constant Score liegt über jenem wie er nach Implantation einer Prothese erzielt wird.

Literatur

1. Court-Brown CM, Garg A, McQueen MM. The epidermiology of proximal humeral fractures. Acta Orthop 2001; 72: 365-371
2. Goldman RT, Koval KH, Cuomo F, Gallagher MA, Zuckerman JD. Functional outcome after humeral head replacement for acute three- and four-part proximal humeral fractures. J Shoulder Elbow Surg 1995; 4: 81-86
3. Hausberger K, Resch H, Maurer H. Blood supply of intraarticular Fractures of the Humeral Head: An Anatomical and Biomechanical Study. 14th Congress of the European Society for Shoulder and Elbow Surgery, Lisbon, 2000
4. Hessmann MH, Rommens PM. Osteosynthesetechniken bei proximalen Humerusfrakturen. Chirurg 2001; 72: 1235-1245
5. Hintermann B, Trouillicr HH., Schäfer D. Rigid internal fixation of fractures of the proximal humerus in older patients. J Bone Joint Surg (Br) 2000; 82-B: 1107-1112
6. Lill H, Josten C. Konservative oder operative Versorgung der Humeruskopffraktur beim alten Menschen? Chirurgie 2001; 72: 1224-1234
7. Resch H, Beck E, Bayley J. Reconstruction of valgus impacted humeral head fractures - Indication, Technique and Long-Term Results. J Shoulder Elbow Surg 1995; 4: 73 80
8. Resch H, Povacz P, Fröhlich H, Wambacher M. Percutaneous fixation of three- and four- fractures of the proximal humerus. J Bone Joint Surg (Br) 1997; 79-13: 295-300
9. Resch H, Aschauer E, Povacz P, Ritter E. Closed Reduction and Fixation of articular fractures of the humeral head. Techniques in Shoulder and Elbow Surgery 2000; 3: 154-162
10. Stableforth PG. Treatment of four-part proximal humeral fractures. J Bone Joint Surg (Br) 1984: 66-B: 104-108
11. Szyszkowitz R, Seggl W, Schleifer P, Cundy PJ: Proximal humeral fractures: Management techniques and expected results. Clin Orthop 1993; 292: 13-25
12. Zyto K, Wallace WA, Frostick SP, Preston BJ. Outcome after hemiarthroplasty for three- and four-part fractures of the proximal humerus. J Shoulder Elbow Surg 1998; 7: 85-89

1.6 Reconstruction of fractures of the proximal humerus with wires (palm tree pinning) – a reasonable alternative?

Levy O, Pearse E

Proximal humeral fractures account for 4 – 5% of all fractures [1]. When these fractures are undisplaced, there is general consensus that they should be treated non-operatively. Non-operative treatment of displaced fractures can result in malunion, non-union and stiffness [2] and this may compromise long-term shoulder function in younger or active elderly patients. As a result operative treatment of displaced fractures is often considered in these patients. There are numerous fixation techniques described including percutaneous pinning [3], flexible intramedullary nailing [4], tension band wiring [5], T-plate fixation [6], fixed angle plate fixation [7], intramedullary nailing [8] and recently locking plates like the PHILOS plate [9]. There is no consensus regarding the choice of fixation techniques as functional results vary. Open reduction and internal fixation has become widely advocated. However, extensive exposure and soft tissue dissection and the insertion of implants may increase the risks of development of avascular necrosis and nonunion. An incidence of avascular necrosis of up to 20% has been reported with plate fixation [10]. An alternative is to preserve the soft tissues around the fracture using closed or percutaneous reduction techniques and percutaneous fixation using wires. As rigid fixation is not achieved, active mobilisation of the shoulder is usually delayed.

We describe [11] a simple minimally invasive percutaneous procedure developed by the senior author (OL) for the fixation of 2-part proximal humeral fractures. The indications for the use of this technique have been extended by the senior author (OL) for treatment of 3- and 4-part fractures as well.

Surgical technique – The „Palm Tree"-technique

The patient is positioned in the beach chair position with the arm draped free. The fracture is reduced closed under image intensifier control. This is usually achieved by reducing the humeral shaft onto the rotated humeral head with abduction and external rotation. A stab incision is made just distal to the deltoid insertion within a 3-4cm window of safety between the axillary and radial nerves (Fig. 1). The lateral cortex is approached by blunt dissection and an oblique hole is made in the lateral cortex using a 4.5mm drill. Three divergent pre-bent 1.8mm wires are introduced through the drill hole across the fracture

into the humeral head as follows. The blunt end of the first wire is bent and a
gentle curve is made in the wire. Mounted on a T handle on a Jacob's chuck, the
wire is introduced into the medullary cavity via the drill hole and is passed in a
retrograde direction towards the humeral head. By introducing the blunt end of
the wire there is smooth passage of the wire proximally as it "bounces off" the
medial cortex. The direction of the wire is dictated by the rotation of the T
handle. The wire is then impacted into the subchondral bone. The second wire is
bent in a similar fashion, introduced blunt end first through the same drill hole
and is made to diverge from the first by controlling rotation of the T handle. The
third wire is introduced sharp end first by sliding it on the two wires in situ. A
tight interference fit is achieved at the lateral cortex. This third wire is made to
diverge from the other two by controlling rotation of the T handle. Three-point
fixation is therefore achieved for each of the wires: laterally at the entry point in
the lateral cortex, medially where the wire "bounces off" the medial cortex, and
superiorly where the wire is impacted into the subchondral / subcortical bone
(Fig. 2). The wires are cut and buried but remain fairly superficial.

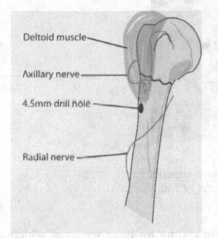

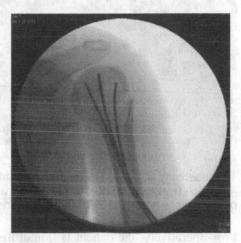

Fig. 1
Stab incision distal to the deltoid
insertion within a 3-4cm window of safety
between the axillary and radial nerves

Fig. 2
Three divergent pre-bent 1.8mm wires
are introduced through the drill hole
across the fracture into the humeral head

With 3-part fractures where there is a displaced fracture of the greater
tuberosity, the tuberosity is first reduced percutaneously or through minimal
antero-superior approach (Neviaser-Mackenzie) and fixed either with one or two
percutaneous part-threaded cancellous screws, or using figure of-8 suture
technique. Then the pre-bent wires are inserted as above (Fig. 3).

With 4-part fractures, the fracture is approached through an antero-superior approach (Neviaser-Mackenzie). The head fragment and the tuberosities are reduced. The tuberosities are reapproximated and held with sutures against the reduced head ('Closing the book') and if there is a significant void, this is filled with bone graft substitute. By this, we transform the 4-part fracture into a '2-part' fracture. The reconstructed proximal fragment is then reduced onto the shaft of the humerus and the pre-bent wires are inserted in the manner described above.

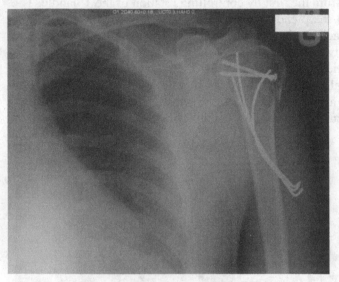

Fig. 3
The tuberosity is reduced through a minimal antero-superior approach (Neviaser-Mackenzie) and fixed with one or two percutaneous part-threaded cancellous screws

Post-operatively, the patient is immobilised in a sling for three weeks at which point radiographs are taken. If there is any sign of callus formation at this stage, passive mobilisation is begun. If there is not, the patient is immobilised for a further three weeks. The wires are removed under general anaesthetic at six weeks and rehabilitation programme commence.

Results

Between January 1998 and December 2003, 26 "palm tree" fixations were performed on patients with proximal humeral fractures at the Reading Shoulder Unit. The fractures treated included 22 displaced surgical neck 2-part fractures, three 3-part fractures and one 4-part fracture. Fifteen patients were female and

11 were male and their mean age was 56 years (range 16 to 85). Median follow up was 28 months (range 6 – 52 months).

Early failure of fixation occurred in two cases and one was revised to an angled plate and the other to a hemiarthroplasty. All of the 24 remaining cases went on to satisfactory union with no cases of avascular necrosis. At final follow-up, the mean Constant score was 75.3 (range 52.1 – 94.3). Mean forward flexion was 142 degrees, mean abduction was 120 degrees, mean external rotation was 65 degrees and in internal rotation, the hand could reach the L4 vertebra. There was a single case of radial nerve injury which was caused by an entry point into the lateral cortex that was too distal. Similar good results are observed with this technique for 4-part fractures as well – no avascular necrosis have been encountered yet.

Discussion

The optimal surgical technique for the treatment of displaced fractures of the humeral neck remains the subject of much debate. There had been a trend towards limited exposure and minimal internal fixation [12]. Kapandji [13] first presented his technique which used three divergent K wires for the fixation of proximal humeral fractures in 1974. Results using his technique have been variable [14]. Le Bellec et al reported 71% satisfactory results using Kapandji's technique however this was associated with a complication rate of 48.4%. This included eight cases of fixation failure, three cases of reflex sympathic dystrophy, two cases of radial nerve palsy, one case of osteonecrosis, and one case of humeral fracture at the site of insertion of the K wires. Our technique differs from that described by Kapandji in several aspects: The wires are introduced with their blunt end first to allow them to slide on the medial cortex; A tight interference fit is achieved in the lateral cortex such that stability of the fixation does not depend entirely on the purchase of the wires in the osteoporotic subchondral bone. We are conservative in our postoperative regime.

Recently, locked internal fixating plates such as the PHILOS plate which offer angular stability and better anchorage of the implant in osteoporotic bone have become popular. However, their insertion requires significant soft tissue dissection and avascular necrosis does occur [15]. Furthermore, in reported series, early mobilisation has not resulted in improved functional outcomes [10,16]. The palm tree technique is a simple percutaneous minimally invasive procedure for fixation of displaced 2-part and 3-part fractures (and even 4-part fractures!) of the proximal humerus. This technique does not disturb the soft tissue envelope of the shoulder. It preserves the rotator cuff integrity and deltoid muscle integrity. There is no risk to the nerves around the shoulder if done properly and anatomic landmarks are followed.   Good bony union and functional outcome is reported.

References

1.   Green A, Norris T. Proximal humerus fractures and fracture-dislocations. In Jupiter J, ed. Skeletal Trauma. Ed 3. Philadelphia: Saunders; 2003:1532-1624.
2.   Leyshon RL. Closed treatment of fractures of the proximal humerus. Acta Orthop Scand 1984; 55: 48-51
3.   Resch H, Hubner C, Schwaiger R. Minimally inveasive reduction and osteosynthesis of articular fractures of the humeral head. J Hand Surg [Br] 2005; 30: 220-225
4.   Zifko B, Poigenfurst J, Pezzei C, Stockley I. Flexible intramedullary pins for the treatment of unstable proximal humerus fractures. Injury 1991; 22: 60-62
5.   Cornell CN, Levine D, Pagnani MJ. Internal fixation of proximal humerus fractures using the screw-tension band technique. J Orthop Trauma 1994; 8: 23-27
6.   Hawkins RJ, Bell RH, Gurr K. The three-part fracture of the proximal part of the humerus. Operative treatment. J Bone Joint Surg 1986; 68A: 1410-1414
7.   Hintermann B, Trouillier HH, Schafer D. Rigid internal fixation of fractures of the proximal humerus in older patients. J Bone Joint Surg 2000; 82B: 1107-1112
8.   Rajasekhar C, Ray PS, Bhamra MS. Fixation of proximal humeral ffractures with the Polarus nail. J Shoulder Elbow Surg 2001; 10: 7-10
9.   Koukakis A, Apostolou CD, Taneja T, Korres DS, Amini A. Fixation of proximal humerus fractures using the PHILOS plate. Early experience. Clin Orthop Relat Res 2006; 442: 115-120
10. Helmy N, Hintermann B. New trends in treatment of proximal humerus fractures. Clin Orthop Relat Res 2006; 442: 100-108
11. Levy O, Koury E, Funk L, Copeland S. Simple "Palm Tree" Percutaneous Fixation Technique for Proximal Humeral Fractures. J Shoulder Elbow Surg 2004; 13: e41
12. Hockings M, Haines JF. Least possible fixation of fractures of the proximal humerus. Injury 2003; 4: 443-447
13. Kapandji A. Osteosynthesis using the "palm-tree" nail technic in fractures of the surgical neck of the humerus. Ann Chir Main 1989; 8 :39-52
14. Le Bellec Y, Masmejean E, Cottias P, Alnot JY, Huten D. Internal fixation of proximal humerus fracture by "palm tree" pinning. Rev Chir Orthop Reparatrice Appar Mot 2002; 88: 342-8
15. Frankhauser F, Boldin C, Schippinger G, Haunschmid C, Szyskowitz R. A new locking plate for unstable fractures of the proximal humerus. Clin Orthop Relat Res 2005; 430: 176-181
16. Lungershausen W, Bach O, Lorenz CO. Locking plate osteosynthesis for fractures of the proximal humerus. Zeentralbl Chir 2003; 128: 28-33

1.7 Retrograde elastische intramedulläre Stabilisation von kindlichen proximalen Humerusfrakturen

Fernandez FF, Eberhardt O, Lukas C, Wirth T

Subkapitale Humerusfrakturen im Kindesalter sind mit 4 – 8% aller kindlichen Frakturen seltene Verletzungen. Während über die konservative Versorgung von wenig dislozierten proximalen Humerusfrakturen Einigkeit besteht, wird über die Versorgung von grob dislozierten Frakturen heute mehr den je kontrovers diskutiert. Bei den Frakturen handelt es sich meist um extraartikuläre Verletzungen. Tuberkulum major- oder -minor-Ausrisse treten im Kindesalter sehr selten auf, sie sind Verletzungen des Adoleszenten.

Die proximale Humerus-Wachstumsfuge ist für ca. 80% des Längenwachstums des Oberarmes verantwortlich und besitzt damit eine erhebliche Potenz zur Korrektur von verbliebenen Achsfehlstellungen. Bis zum 10. Lebensjahr können Achsfehlstellungen als Varus-, Ante- bzw. Rekurvationsfehler von bis zu 60 Grad durch die hochpotente Epiphysenfuge korrigiert werden. Ab dem 10. Lebensjahr lässt die Korrekturfähigkeit bedeutend nach, so dass noch Achsenfehler von bis zu 20-30 Grad noch ausreichend korrigiert werden können. Deutlich eingeschränkt ist die Korrekturfähigkeit bei Valgusfehlstellungen ab 10 Grad. An operativen Möglichkeiten bestehen K-Drähte, Plattenosteosynthese oder Schraubenosteosynthese. Die bisher am meisten bevorzugte Operationstechnik ist die K-Draht-Osteosynthese. Sie zeigt jedoch bedeutende Nachteile. So ist sie eine instabile Osteosynthese, die weitere Unterstüzung durch eine Ruhigstellung des Armes benötigt. Durch die meist in die Muskulatur überstehenden K-Drähte kommt es zu einer Irritation der Weichteile oder es kann zur Perforation der Humeruskopfes kommen.

Mit der retrograden elastischen stabilen intramedullären Nagelung (ESIN) ist eine Operationstechnik hinzugekommen, die minimal invasiv ist, frakturfern eingebracht wird und zu keiner Kompromittierung von Weichteilen oder Gelenken führt sowie eine Frümobilisation erlaubt.

Ziel der vorliegenden Untersuchung ist die Evaluierung der klinischen Ergebnisse nach retrograder elastischer intramedullärer Stabilisation von proximalen Humerusfrakturen im Kindes- und Jugendalter.

Patienten und Methode

Zwischen 1995 und 2004 wurden alle die Kinder und Jugendliche in die Studie eingeschlossen, die eine proximale subkapitale Humerusfraktur bzw. Epiphysenfugenverletzung hatten und retrograd intramedullär versorgt wurden. Von allen Kindern wurden Akte und Röntgenbilder ausgewertet bezüglich Unfallursache, Begleitverletzungen, Dislokationsausmaß, Krankenhausaufenthalt, Komplikationen, Nachbehandlung, Operationsdaten bei primärer Operation und bei Metallentfernung, postoperative Nachbehandlung sowie kosmetische und funktionelle Langzeitergebnisse sowie Besonderheiten. Alle Patienten konnten nachuntersucht werden.

Ergebnisse

Es handelte sich um 25 Patienten (13 Jungen und 12 Mädchen) mit einem Durchschnittsalter von 12,9 Jahren. Verletzt war 13-mal der linke, 12-mal der rechte Arm. Bei allen 25 Kindern handelte sich um einen Dislokationsgrad Grad III und IV nach Neer-Horwitz [5] (Tab. 1). Ursächlich für die Verletzung war neunmal banale Stürze, sechsmal ein Sturz aus großer Höhe, fünfmal ein Sturz beim Ski- bzw. Snowboardfahren, dreimal ein Sturz beim Reiten und zweimal beim Fahrradfahren. Bei 11 Verletzten handelte es sich um Epiphysenfugenverletzungen Typ Salter-Harris II und bei 14 Kindern um metaphysäre Frakturen des proximalen Humerus. Alle Frakturen waren geschlossen. Bei 23 Kindern fanden sich Monoverletzungen. Bei einem Kind zeigte sich eine begleitende Glenoidfraktur und bei einem weiteren Kind eine begleitende Olecranonfraktur.

Tab. 1
Dislokationsgrad von proximalen
Humeruskopffrakturen nach Neer-
Horwitz

Grad	
I	< 5 mm Schaftbreite
II	1/3 Schaftbreite
III	2/3 Schaftbreite
IV	> 2/3 Schaftbreite

Die Dauer des primären Krankenhausaufenthaltes lag bei durchschnittlich 4,3 Tagen (2-8). Für die Metallentfernung betrug der durchschnittliche Krankenhausaufenthalt 3,4 Tage. Die durchschnittliche Operationszeit war 46 min (24-85). Die Durchleuchtungszeit betrug 43 sek. (25-155). Alle Kinder wurden in Allgemeinnarkose reponiert und mit einem oder zwei elastischen stabilen Markraumschienen stabilisiert. Es wurden Nancy-Nägel zwischen 2,5 und 3,5 mm eingesetzt. In einem Fall musste eine offene Reposition (Abb. 1) durchgeführt werden, ansonsten konnte bei 14 Kindern eine anatomische Reposition durchgeführt werden und bei 11 Kindern eine Reduktion der Dislokation auf Grad I und II nach Neer [5].

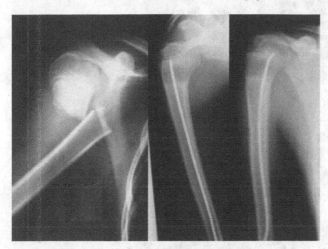

Abb. 1
12-jähriges Mädchen stürzt beim Basketballspielen.
Subkapitale Oberarmfraktur Typ Neer IV. Intramedulläre
Stabilisation in Cin-Nagel-Technik. Offene Reposition, da
Bizepssehne interponiert.

An Komplikationen fanden sich: eine zweite Markraumschiene konnte nicht eingebracht werden (n=3), Humeruskopfperforation (n=1), Fehlplazierung des Nagels (n=1) und Probleme bei der Metallentfernung (n=2). Es fanden sich weder Verletzungen des N. radialis noch Wundheilungsstörungen, Osteitis oder Pseudarthrose.

Die Nachuntersuchung erfolgte im Durchschnitt 22 Monate nach dem Unfall. Alle Kinder konnten nachuntersucht werden. Die Kinder wurden mit dem Constant-Murley-Score beurteilt. Er bewertet Schmerzempfindung (15% Wichtung), Alltagsaktivitäten (20% Wichtung), Kraft (25% Wichtung) und Bewegungsausmaß (40% Wichtung). Erreichbar sind maximal 100 Punkte, dabei sind 91-100 Punkte ausgezeichnete Ergebnisse. Durchschnittlich wurden in der Nachuntersuchung 98 Punkte (94-100) erreicht (Abb. 2). Alle Kinder kamen ihren sportlichen Aktivitäten wie vor dem Unfall nach. Alle Kinder zeigten klinisch identische Armlängen.

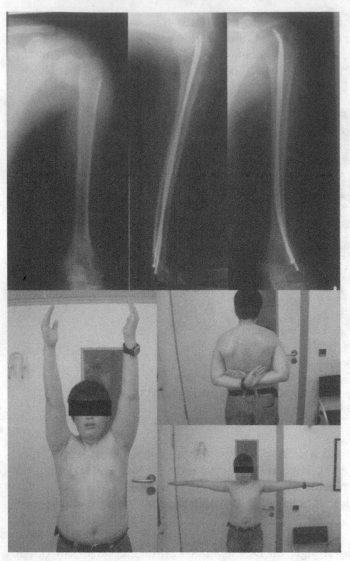

Abb. 2
14-jähriger Junge stürzt beim Schulsport. Oberarmkopf-
Epiphysenfraktur Typ Salter II, Dislokationgrad III nach Neer.
Intramedulläre Stabilisation in Zwei-Nägel-Technik. Freie
Funktion des linken Schultergelenkes 5 Monate nach Trauma.

Zwei Kinder klagten über ein gelegentliches Ziehen am betroffenen
Schultergelenk. Von Seiten der Narben (im Durchschnitt ca. 2,8 cm Länge)
waren alle sehr zufrieden mit dem kosmetischen Resultat.

Diskussion

Subkapitale Humerusfrakturen im Kindesalter machen ca. 4-8% aller kindlichen Frakturen aus. Bei den Frakturen handelt sich entweder um nicht dislozierte bzw. dislozierte metaphysäre Frakturen oder um Epiphyseolysen mit meist metaphysärem Keil im Sinne einer Salter-Harris II-Verletzungen. Über Epiphysenfrakturen bzw. Ausrisse der Apophysen wurde nur in Kasuistiken berichtet [6].

Im Vergleich zur Literatur [1,2,3] fanden wir keine Unterschiede in Unfallursache oder Altersgruppe. In 2 Fällen ergaben sich intraoperativ Schwierigkeiten beim Einbringen eines zweiten Nagels. In einem Fall musste ein Patient nachoperiert werden, da der einzige Nagel nicht ausreichend den Kopf fasste. In zwei Fällen war die Metallentfernung schwieriger. In einem Fall kam es postoperativ zu einer Perforation des Humeruskopfes, jedoch ohne funktionelle Einschränkung. In 24 Fällen konnte eine zufriedenstellende Reposition erzielt werden und nur in einem Fall musste eine offene Reposition durchgeführt werden, hier beschreibt der Operateur eine M. Bizeps-Sehnen-Interposition. In seiner Untersuchung beschreiben Lucas et al., dass es nur bei einer vollständigen ventralen Dislokation des Humerusschaftes zu einer Interposition der Bizepssehne kommen kann. Die Bewertung unseres Falles bestätigte diese Fehlstellung.
Für eine sichere Verankerung müssen die Nägel in die Epiphyse eingebracht werden. In unserem Kollektiv fanden sich keine unterschiedlichen Armlängen, entsprechend der Literatur [7] sahen auch wir keinen vorzeitigen Verschluss der Wachstumsfugen.

In der Nachuntersuchung nach im Durchschnitt 22 Monaten konnten alle Kinder ihren Alltags- und sportlichen Aktivitäten nachkommen wie vor dem Unfall. Keines der Kinder zeigte funktionelle Defizite. Bekannt ist, dass unabhängig von der gewählten Therapie bei Kindern unter 10 Jahren eine funktionelle und knöcherne Heilung zu erwarten ist. Ab 10 Jahren kann eine Restitutio ad integrum bei Neer III und insbesondere Neer IV ausbleiben. Daher sind die Vor- und Nachteile einer konservativen Behandlung gegenüber denen einer weichteilschonenden und risikoarmen intramedullären Stabilisierung mit dem Patienten und den Eltern gemeinsam abzuwägen.

Die Vorteile der retrograden intramedullären Stabilisierung von Oberarmkopffrakturen sind:

- frühfunktionelle Nachsorge durch sofortige Bewegungs-
  stabilität
- sehr gute funktionelle und kosmetische Ergebnisse
- minimal invasive Technik, damit keine Weichteilkompromit-
  tierung
- zuverlässige Versorgung
- steile Lernkurve

Ein Nachteil dieser Methode ist die zweite Narkose zur Entfernung der
Nägel.

Literatur

1.   Beringer DC, Weiner DS, Noble JS, Bell RH. Severely displaced proximal humeral
      Epiphyseal Fractures: A Follow-up. J Pediatr Orthop 1998; 18:31-37
2.   Hohl JC. Fractures of the humerus in children. Orthop Clin North Am 1976; 7: 557-71
3.   Larsen FC, Kiaer T, Lindequist S. Fractures of the proximal humerus in children. Acta
      Orthop Scand1990; 61:255-257.
4.   Lucas JC, Mehlmann CT, Laor T. The location of the biceps tendon in completely
      displaced proximal humerus fractures in children: a report of four cases with magnetic
      resonance imaging and cadaveric correlation. J Pediatr Orthop 2004; 24: 249-53
5.   Neer CS, Horwitz BS. Fractures of the proximal humeral epiphyseal plate.
      Orthopedics 1965; 41: 24-31
6.   Ross GJ, Love MB. Isolated avulsion fracture of the lesser tuberosity of the humerus:
      report of two cases. Radiology 1989; 172: 833-834
7.   Schmittenbecher PP, Blum J, David ST, Knorr P, Marzi I, Schlickewei W, Schönecker
      G. Die Behandlung von Humerusschaftfrakturen und subcapitalen Humerusfrakturen
      im Kindesalter. Unfallchirurg 2004; 107: 8-14

1.8   Stärken und Grenzen winkelstabiler Nägel

Mittlmeier T

Die Marknagelung von Humeruskopffrakturen

Die Marknagelung proximaler Humerusfrakturen hat eine lange Tradition [11,12,16]. Wir können mittlerweile drei verschiedene „Generationen" von Nagelkonzepten unterscheiden, die mit der unverriegelten retrograden Bündelnagelung nach Hackethal ihren Ausgang genommen haben. Wie bei allen gedeckten Nagelungstechniken sind eine Protektion der eigentlichen Frakturzone, die bei OP nicht dargestellt wird, und der limitierte Zugang im Sinne eines gering invasiven Verfahrens als Vorteile evident. Nachteilig bei dieser Form der unverriegelten Nagelung ist zweifellos die mangelnde Kontrolle über die mechanische Stabilität der Bündelnägel während der Heilungsphase der Fraktur und die Häufung von Implantatmigration mit Redislokation der Fraktur. In der nächsten Generation kamen unterschiedliche Verriegelungsnagel-konstruktionen basierend auf den Standardmodellen für die Versorgung von reinen Humerusschaftfrakturen nun auch mit antegrader Einbringung, zum klinischen Einsatz. Insbesondere bei einfachen Frakturtypen sind unter Applikation einer dieser herkömmlichen Verriegelungsnageltechniken gute funktionelle Resultate berichtet worden [1,2,9,13,15] Zeitgleich mit den winkelstabilen Plattenkonzepten [4,7,8] wurden auch winkelstabile Verriegelungsmarknägel entwickelt, die nicht mehr auf der Kompression der Hauptfragmente aufbauen, sondern eine Transfixation der Hauptfragmente in anatomiegerechter Position anstreben [3,10,11,12] (Abb. 1). Insbesondere beim osteoporotischen Knochen bzw. Frakturen mit Trümmerzonenbildung sind die Vorteile winkelstabiler Marknagelsysteme gegenüber den herkömmlichen Platten/Nägeln biomechanisch ableitbar (zentraler Kraftträger, hohe mechanische Primärstabilität des Implantat-Knochenverbundes) und klinisch belegbar [5,9,10,11,12]. Klinisch-funktionelle Ergebnisse sollen im Folgenden im Rahmen einer prospektiven Anwendungsstudie eines winkel- und gleitstabilen antegraden Nageltyps (Targon PH, B-Braun-Aesculap, Tuttlingen) dargestellt werden.

Zone mechanischer Ruhe

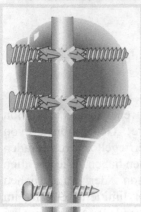

Stabilität durch

Geraden Nagel als zentraler Kraftpfeiler

Stellschraubenfixation

Winkelstabilität zwischen den Komponenten

Transfixation des Humerushalses

Abb. 1
Nagelkonzept des antegraden winkel- und gleitstabilen proximalen Humerusnagels (Targon PH). Modifiziert nach einer Vorlage von H.-W. Stedtfeld, Nürnberg

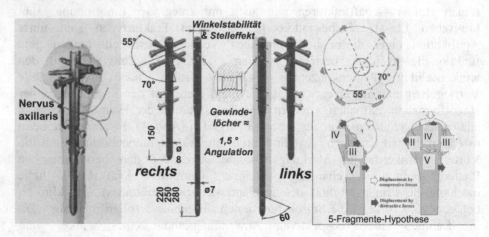

Abb. 2
Die wesentlichen Konstruktionsmerkmale des proximalen Humerusnagels (Targon PH). Die asymmetrische Anordnung der Kopfsegmentfixierschrauben bedingt eine Links- und Rechtsversion des Verriegelungsmarknagels. Modifiziert nach einer Vorlage von H.-W. Stedtfeld, Nürnberg

Material und Methode

Im Zeitraum vom 04.01.2001 – 03.01.2004 wurden 116 Patienten mit
dislozierter instabiler Humeruskopffraktur (OP-Indikation) in eine prospektive
Beobachtungsstudie einbezogen. Das mittlere Alter der Patienten betrug 66,7 ±
15,7 Jahre. Die Osteosynthese erfolgte über einen limitierten Delta-Split-Zugang
(zur OP-Technik vgl. [11,12]). Das Untersuchungsprotokoll umfasste klinische
und radiologische Kontrollen 3, 6 und 12 Monate nach der Operation
(Standardröntgen in zwei Ebenen (a.p. und Y-view, Constant-Murley-Score).
Die Werte wurden absolut und relativ im Verhältnis zur unverletzten Gegenseite
angegeben. Für die Auswertung lagen 76 vollständige Datensätze mit
mindestens Einjahreskontrolle vor. Besonderer Wert wurde auf die möglichst
vollständige Erfassung der Komplikationen gelegt.

Ergebnisse

Unter den 76 vollständigen Einjahres-Datensätzen fanden sich v.a. Neer 3- und
4-Segmentfrakturen (77,6%). Betrug auf unverletzten Gegenseite der Constant-
Murley-Score 94,1 ± 7,5 Punkte (absolut), so war im Verlauf ein
kontinuierlicher Anstieg des Constant-Murley-Scores von 41,2 ± 17,1 Punkten
(nach drei Monaten) auf 57,4 ± 20,8 Punkte (nach sechs Monaten) auf
schließlich 70,0 ± 19,7 Punkte (nach 12 Monaten) festzustellen. Der relative
Constant-Murley-Score bei 2-Segment-Frakturen betrug nach einem Jahr 74,8 ±
14,3 %, bei 3-Segment-Frakturen 81,2 ± 20,0 % und bei 4-Segment-Frakturen
62,9 ± 23,4 %. Mit Komplexität der Fraktur stieg auch die Rate der
beobachteten Komplikationen. Während des Beobachtungszeitraums wurden 51
Komplikationen bei 44 von 76 Patienten manifest, die allerdings nur bei 27
Patienten therapeutische Konsequenzen nach sich zogen. Die Häufigkeit der
Komplikationen konzentrierte sich überwiegend auf die problematischen Neer
IV/4-Frakturen (73,7%). Komplikationsfreie Patienten hatten durchwegs ein
gutes bis exzellentes Resultat mit 78 – 96% des seitenadaptierten Constant-
Murley-Scores, währen sich bei Patienten mit Komplikationen der Constant-
Murley-Score zwischen 51% (Neer-IV/4-Frakturen) und 75% (Neer III-
Frakturen) bewegte. Typische Verriegelungsnagelkomplikationen („backing-
out" der Fixationsschrauben, gelenkseitiger Schraubenüberstand, Überstand des
proximalen Nagelendes) dominierten.

Diskussion

Winkelstabile Implantate sorgen für die nötige mechanische Ruhe in der
transfixierten Epi- und Metaphyse als Voraussetzung für eine
Revaskularisierung der Frakturzone und eine ungestörte Frakturheilung bei

frühzeitiger Übungsstabilität [8,10,11,12]. Wenngleich multizentrische prospektive und randomisierte mit den konventionellen Verfahren vergleichende Studien fehlen, finden sich klare Hinweise darauf, dass sich die Ergebnisse binnen des letzten Jahrzehnts erheblich verbessert haben [7,8,14] (Abb. 3). Die Analyse der Komplikationen nach winkelstabiler Nagelosteosynthese im eigenen Krankengut zeigt aber eine erhebliche numerische Komplikationsfrequenz; die detaillierte Untersuchung bietet jedoch eine erfreulich kleine Zahl biologischer Komplikationen wie der Humeruskopfnekrose (8%, davon 6% parzielle Nekrosen). Zudem gibt es klare Hinweise darauf, dass relevante Risikofaktoren für die posttraumatische Ischämie und die Humeruskopfnekrose existieren, die essenziell von frakturspezifischen Parametern abhängen [6].

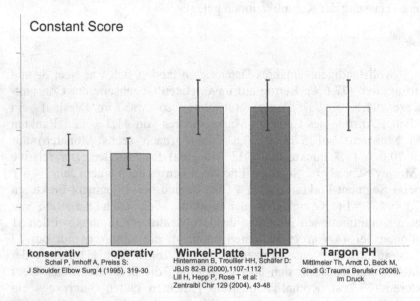

Abb.3
Mittlerer Constant-Murley-Score nach dem Einsatz konventioneller und winkelstabiler Implantate (Mittelwerte ± S.D., Literaturvergleich vs. aktuelle Studie)

Die häufigsten mechanischen Probleme resultierten aus dem "backing out" der Fixationsschrauben, also dem schrittweisen Rückwärtsherausdrehen der Verriegelungsbolzen, die die Kopfkalotte transfixieren, bzw. einem glenoidseitigen Schraubenüberstand. Diese Komplikation bedurfte allerdings in der Mehrzahl der beobachteten Fälle - bei erhaltener Stabilität der Gesamtmontage - allenfalls einer Entfernung der jeweiligen Bolzen unter BV-Kontrolle in Lokalanästhesie. Mittlerweile verhindert eine technische

Modifikation des Nagels, ein Kunststoffinsert im proximalen Nagelsegment aus PEEK, das spontane Lockern der proximalen Verriegelungsbolzen. Der glenoidseitige Überstand der proximalen Verriegelungsbolzen kann durch eine standardmäßige Besetzung der Bolzen mit mindestens 4 mm Unterlänge gegenüber der gemessenen glenoidseitigen Kortikalis ebenso wie ein relevanter proximaler Nagelüberstand verhindert werden. Die frakturtypspezifischen Komplikationsraten belegen eindrücklich, dass die Anforderungen an die Fähigkeiten des Operateurs mit dem Frakturschweregrad steigen. Auch winkelstabile Verriegelungsnägel sind kaum geeignet, operationstechnische Minderleistungen auszugleichen. Die Strategie bei der operativen Versorgung der dislozierten Humeruskopffraktur kann grundsätzlich nur eine Vermeidungsstrategie von Komplikationen sein. Trotz der beobachteten hohen Komplikationsrate ist der winkel- und gleitstabile antegrade Humerusnagel in Kenntnis der funktionellen Resultate anderer Osteosynthesekonzepte als effektives Verfahren zu bezeichnen.

Literatur

1.   Adedapo AO, Ikpeme JO. The results of internal fixation of three- and four-part proximal humeral fractures with the Polarus nail. Injury 2001; 32: 115-121
2.   Agel J, Jones CB, Sanzone AG, Camuso M, Henley MB. Treatment of proximal humeral fractures with Polarus nail fixation. J Shoulder Elbow Surg 2004; 13: 191-195
3.   Blum J, Hessmann MH, Rommens PM. Treatment of proximal metaphyseal fractures of the humerus with interlocked nailing and a spiral blade – early experience with a new implant system. Akt Traumatol 2003; 33: 7-13
4   Bjorkenheim JM, Pajarinen J, Savolainen V. Internal fixation of proximal humeral fractures with a locking compression plate: a retrospective evaluation of 72 patients followed for a minimum of 1 year. Acta Orthop Scand 2004; 75: 741-745
5.   Hepp P, Lill H, Bail H, Korner J, Niederhagen M, Haas NP, Josten C, Duda GN. Where should implants be anchored in the humeral head? Clin Orthop 2003; 415: 139-147
6.   Hertel R, Hempfing A, Stiehler M, Leunig M. Predictors of humeral head ischemia after intracapsular fracture of the proximal humerus. J Shoulder Elbow Surg 2004; 13: 427-433
7.   Hintermann B, Trouillier HH, Schäfer D. Rigid internal fixation of fractures of the proximal humerus in elderly patients. J Bone Joint Surg Br 2000; 82: 1107-1112
8.   Lill H, Hepp P, Rose T, Konig K, Josten C. Die winkelstabile Plattenosteoynthese (LPHP) proximaler Humerusfrakturen über den kleinen anterolateralen Delta-Splitting-Zugang – Technik und erste Ergebnisse. Zentralbl Chir 2004; 129: 43-48
9.   Lin J, Hou SM, Hang YS. Locked nailing for displaced surgical neck fractures of the humerus. J Trauma 1998; 45: 1051-1057
10.   Mathews J, Lobenhoffer P. Ergebnisse der Versorgung instabiler Oberarmkopffrakturen bei geriatrischen Patienten mit einem neuen winkelstabilen antegraden Marknagelsystem. Unfallchirurg 2004; 107: 372-380

11.   Mittlmeier TWF, Stedtfeld HW, Ewert A, Beck M, Frosch B, Gradl G. Stabilization of proximal humeral fractures with an angular and sliding stable antegrade locking nail (Targon PH). J Bone Joint Surg Am 2003; 85: Suppl 4: 136-146
12.   Mittlmeier T, Stedtfeld HW. Stabilisation von Humeruskopffrakturen mittels antegrader winkelstabiler Verriegelungsmarknagelung. Trauma Berufskrankh 2005; 7 Suppl 1: S15-26
13.   Rajasekhar C, Ray PS, Bhamra MS; Fixation of proximal humeral fractures with the Polarus nail. J Shoulder Elbow Surg 2001; 10: 7-10
14.   Schai P, Imhoff A, Preiss S. Comminuted humeral head fractures: a multicenter analysis. J Shoulder Elbow Surg 1995; 4: 319-330
15.   Tamai K, Ohno W, Takemura M, Mishitori H, Hamada J, Saotome K. Treatment of proximal humeral fractures with a new nail. J Orthop Sci 2005; 10: 180-186
16.   Zifko B, Poigenfürst J, Pezzei C, Stockley I. Flexible intramedullary pins in the treatment of unstable humeral fractures. Injury 1991; 22: 60-62

1.9 Die proximale Humerusfraktur –
Ergebnisse und Komplikationen
nach winkelstabiler Plattenosteosynthese

Kettler M, Mutschler W

Einleitung

Aufgrund der demographischen Verschiebung der Bevölkerungsstruktur zugunsten von älteren Menschen muss mit einer deutlichen Zunahme von osteoporotischen proximalen Humeruskopffrakturen gerechnet werden. Die operative Versorgung von dislozierten Frakturen konfrontierte den Behandler mit einer hohen Rate an Implantatversagen. Mit der Weiterentwicklung von winkelstabilen Platten oder Marknägeln für den proximalen Humerus sind jetzt Implantate verfügbar, die in biomechanischen Untersuchungen eine Steigerung der Verankerungsfestigkeit auch im osteoporotischen Knochen erzielen und somit das Risiko einer sekundären Dislokation von Schrauben oder Fraktursegmenten reduzieren konnten [4,7]. Die ersten klinischen Anwendung von proximalen winkelstabilen Humerusplatten zeigten überwiegend gute und viel versprechende Ergebnisse [1,2,3,5,6,8]. Aufgrund der geringen Patientenzahlen und fehlender Vergleichskollektive konnte ein wesentlicher Vorteil von winkelstabilen Implantaten noch nicht bewiesen werden. Von 01/2002 bis 04/2006 wurden im Rahmen einer prospektiven Anwendungsstudie 250 dislozierten Humeruskopffrakturen bei 248 Patienten mit einem Altersdurchschnitt von 67±15 Jahren mit einer winkelstabilen Plattenosteosynthese (PHILOS, Synthes©, Germany) versorgt.

Ergebnisse

Die 176 Frakturen, die bislang nachuntersucht wurden, verteilten sich auf 61 (35%) dislozierte Zwei-Fragmentfrakturen (Neer Typ III) sowie 75 (43%) Frakturen mit zusätzlicher Dislokation des Tuberkulum majus oder minus (Neer Typ IV/V-3). In 26 (12%) Fällen wurden Vier-Fragmentfrakturen (Neer Typ IV/V-4) zugeordnet. Luxationsfrakturen (Neer Typ VI) bestanden bei 9 Patienten (5%) sowie 5 (3%) Head split Frakturen. Nach 9 Monaten betrug der mittlere Constant Score 70±19 Punkte und im normalisierten Score 81±22 %-Punkte. Im zeitlichen Verlauf zeigte sich im Gesamtergebnis des Constant-Scores eine deutliche Verbesserung mit einer signifikanten Steigerung zwischen 3 und 9 Monaten von 53±20 auf 75±17 Punkte (t-Test; p< 0,001). Es bestand kein signifikanter Unterschied im mittleren normalisierten Constant Score zwischen der Gruppe bis einschließlich 65 Jahre (73 %-Punkte) und dem Kollektiv ab 65 Jahren (80 %-Punkte). Ein Einfluss des Alters auf das Ergebnis konnte nicht nachgewiesen werden. In den intraoperativen oder ersten postoperativen Röntgenaufnahmen der 250 Fälle wurde eine korrekte anatomische Achsenstellung in 92% bestätigt. Achsenabweichungen über 30° bestanden bei 13 (5%) und Tuberkulafehlstellungen über 5mm bei 16 (9%) der insgesamt 165 primär dislozierten Tukerkula.

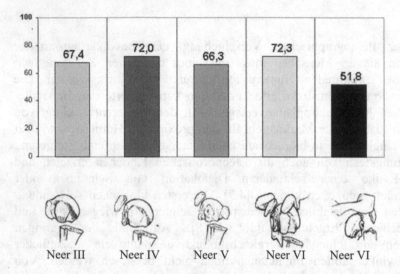

Abb. 1
Constant Score Ergebnisse (normalisierte Daten) der 176 nachkontrollierten Frakturen (Neer-Klassifikation) nach 9 Monaten

Komplikationen

Es traten zwei revisionspflichtige Hämatome sowie zwei Infektionen ein. Die weiteren Komplikationen bestanden aus technischen Mängeln wie 24 primäre Schraubenperforationen (11%) in das Glenohumeralgelenk sowie 3 (1,7%) sekundäre Implantatdislokationen aus dem Humeruskopf, fünf (3%) aus dem Schaft und 14 (8%) Sinterungen mit glenohumeralen Schraubenperforationen (12 Mehrsegmentfrakturen mit Verlauf im anatomischen Hals). Neben einer Pseudarthrosenbildung bei Implantatbruch wurden bislang 5 (3%) Humeruskopftotalnekrosen und 9 (5%) Teilnekrosen insbesondere bei Frakturen mit Dislokation im anatomischen Hals beobachtet. Insgesamt wurden 29 Fälle mit revisionspflichtigen Komplikationen registriert.

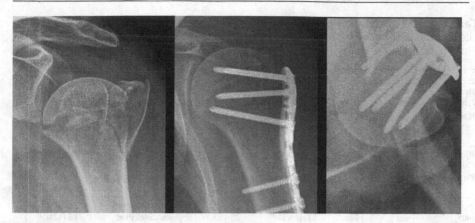

Abb. 2
62 w, valgusimprimierte Mehrfragmentfraktur, Constant-Score: 66 Punkte nach 9 Monaten

Diskussion

Die winkelstabile Plattenosteosynthese mit dem PHILOS-Implantat stellt bei Mehrsegmentfrakturen auch im höheren Lebensalter ein geeignetes operatives Verfahren dar, um eine zuverlässige Reposition bei akzeptabler Dislokationsrate zu ermöglichen. Dies wird sowohl durch die divergierende Verteilung der winkelstabilen Schrauben im gelenktragenden Segment, als auch durch weitere notwendige Naht- oder Drahtcerclagen gewährleistet, die eine zusätzliche Stabilisierung zwischen der Platte und dem Ansatz der Rotatorenmanschette darstellen [4,5]. Technische Komplikationen, wie perforierende winkelstabile Schrauben oder überstehende Platten stellen ein häufiges Problem dar, und müssen durch eine genaue intraoperative radiologische Kontrolle reduziert werden. Auch Fraktursinterungen und Humeruskopfnekrosen sind bei Frakturverläufen im anatomischen Hals und konsekutiver Beeinträchtigung der Vaskularität aufgetreten. Die Indikation zur primären Endoprothetik konnte bei Humeruskopfmehrfragmentfrakturen ohne Gelenkbeteiligung vielfach zu Gunsten von winkelstabilen Implantaten vermieden werden [5].

Auch wenn im Vergleich mit herkömmlichen Implantaten die vorliegenden Ergebnisse bezüglich einer sekundären Dislokation überlegen sind, müssen Langzeitresultate hinsichtlich Entwicklung von posttraumatischen Humeruskopfnekrosen oder sekundären Omarthrosen abgewartet werden, um die Indikation zur winkelstabilen Plattenosteosynthese auch auf Humeruskopfmehrfragmentfrakturen mit kritischer oder unterbrochener Durchblutung auszudehnen.

Tab. 1
Literaturübersicht der Ergebnisse und der Komplikationen winkelstabiler Plattenimplantate

Autor	n	Alter	Score	Ergebnisse		Komplikationen	
Bartsch (2003) Königseeplatte	45 von 101	69	Constant	gesamt Ø: 2-Teile (12): 3-Teile (26): 4-Teile (7):	71,1 65,7 76,4 60,8	Wundkomplikationen: Dislokation Tub. maj: Revisionen: Achsenfehlstellung: AVN:	3 (6,6%) 8 (17%) 11(10,8%) 1 (2,2%) 3 (6,6%)
Björkenheim (2004) PHILOS-Platte	72	67	Constant 12m	gesamt Ø: 2-Teile (38): 3-Teile (22): 4-Teile (12):	77 84 78 60	Wundkomplikationen: Implantatversagen: Achsenfehlstellung (gering): AVN:	0 2 (3.9%) 19 3 (12%)
Fankhauser (005) LPHP (Locking prox. Humerus Plate)	29 von 29	64	Constant 12m	gesamt Ø: Typ A (4): Typ B (15): Typ C (9):	75 83 78 65	Wundkomplikationen: Implantatdislokation (Kalotte): Implantatversagen (Bruch): Revisionen: AVN:	1 (4%) 3 (12%) 1 (4%) 2 (8%) 1 (4%)
Hente (2004) PHILOS-Platte	31 von 35	61	Constant 18,5m	gesamt Ø: 3-Teile (20) 4-Teile (11): 64% gute / sehr gute Ergebnisse	71,2 74,2 70,2	Wundkomplikationen: Schaft: Sinterungen: Dislokation Tub. maj: AVN:	0 2 (5,7%) 0 (0%) 2 (1%) 5 (16%)
Koukakis (2006) PHILOS-Platte	20	62	Constant 16 m	gesamt Ø:	76,1	Wundkomplikationen: Implantatdislokation (Schaft): AVN:	1 (5%) 1 (5%) 1 (5%)
Lill (2004) LPHP (Locking prox. Humerus Plate)	29 von 35	63	Constant 3 m	gesamt Ø: 2-Teile (8): 3-Teile (16): 4-Teile (5): 65,5% gute / sehr gut Ergebnisse	74,0 77,6 75,1 64,8	Schraubenperforationen: Implantatversagen (Bruch): Dislokation Tub. maj: Revisionen: Achsenfehlstellung:	5 (17%) 3 (10%) 2 (7%) 3 (10%) 3 (10%)
Lungershausen (2003) Königseeplatte	51	66	Neer	gesamt Ø: 3-Teile (8): 70,8% gute / sehr gut Ergebnisse	71,8 81	Wundkomplikationen: Implantatversagen: AVN:	2 (3,9%) 2 (3.9%) 1 (2%)
Machani (2006) PlantTan Fixateurplatte	62 von 68	61	HSS 19 m	37 (60%) gute / sehr gut Ergebnisse		Wundkomplikationen: Implantatversagen: AVN:	10 (16%) 8 (13%) 2 (4%)
Mückter (2001) PlantTan Fixateurplatte	31 von 47	70	Constant 10m	gesamt Ø:	82,8	Wundkomplikationen: Implantatversagen: AVN:	1 (3%) 4 (13%) 1 (3%)
Plecko (2005) LPHP (Locking prox. Humerus Plate)	36 von 64	58	Constant 31 m	gesamt Ø: 2-Teile (8): 3-Teile (16): 4-Teile (5):	62,6 77,6 75,1 64,8	Wundkomplikationen: Revisionen: AVN:	1 (3%) 2 (6%) 3 (9%)

Literatur

1. Bartsch S, Echtermeyer V. Osteosyntheseverfahren bei dislozierten proximalen Humerusfrakturen. Bedeutet die winkelstabile Plattenosteosynthese einen Fortschritt? Trauma Berufskh 2003; 5: S1-S10

2. Bjorkenheim JM, Pajarinen J, Savolainen V. Internal fixation of proximal humeral fractures with a locking compression plate: a retrospective evaluation of 72 patients followed for a minimum of 1 year. Acta Orthop Scand 2004; 75: 741-5

3. Fankhauser F, Boldin C, Schippinger G, Haunschmid C, Szyszkowitz R. A new locking plate for unstable fractures of the proximal humerus. Clin Orthop Relat Res 2005; 430: 176-81

4. Helmy N, Hintermann B. New Trends in the Treatment of Proximal Humerus Fractures. Clin.Orthop.Relat Res 2006; 442: 100-8

5. Hente R, Kampshoff J, Kinner B, Fuchtmeier B, Nerlich M. Die Versorgung dislozierter 3- und 4-Fragmentfrakturen des proximalen Humerus mit einem winkelstabilen Plattenfixateur. Unfallchirurg 2004;107: 769-82

6. Koukakis A, Apostolou CD, Taneja T, Korres DS, Amini A. Fixation of Proximal Humerus Fractures Using the PHILOS Plate: Early Experience. Clin Orthop Rel Res 2006; 442: 115-20

7. Lill H, Hepp P, Korner J. Proximal humeral fractures: how stiff should an implant be? A comparative mechanical study with new implants in human specimens. Arch Orthop Trauma Surg 2003; 123: 74-81

8. Lungershausen W, Bach O, Lorenz CO. Humeruskopffrakturen - winkelstabile Plattenosteosynthese. Zentralbl.Chir 2003; 128: 28-33.

1.10 „Pitfalls" und „mistakes" bei der winkelstabilen Plattenosteosynthese am proximalen Humerus

Voigt C, Lill H

Was macht die „Proximale Humerusfraktur" zur Herausforderung?

(1) Der instabile Frakturcharakter mit hoher Dislokationsneigung der Fragmente durch die Zugwirkung der ansetzenden Rotatorenmanschette (M. supraspinatus, M. infraspinatus + M. teres minor, M. subscapularis)

(2) die infolge der demographischen Entwicklung steigende Inzidenz im hohen Alter

(3) die osteoporotische Knochenstruktur und

(4) die resultierende hohe Frakturkomplexität.

„Sehr gute" und „gute" Ergebnisse sind nicht immer realisierbar; das allgemein gültige Therapieziel einer anatomischen Reposition und stabilen Fixation bis zur Konsolidierung auch mit winkelstabilen Implantaten nicht immer möglich. Dies schlägt sich in Komplikationsraten von bis zu 76 % nieder [1,2,3,10,14,15,17].

Komplikationskategorien

Die detaillierte Betrachtung lässt 4 Komplikationskategorien erkennen:

4   Primäre Implantatfehllagen,

4   Sekundäre Implantatfehllagen,

4   Ossäre Fehlstellungen,

4   Frakturheilungsstörungen.

Komplikationsursachen und Vermeidungsstrategien

Aus einer differenzierten Ursachenanalyse der Komplikationsfälle können unter Beachtung von Operationstechnik, Implantat, Frakturmorphologie und Kalottenperfusion Vermeidungsstrategien abgeleitet werden:

1. Primäre Implantatfehllagen:
Primäre Implantatfehllagen werden in Form von Schraubenperforationen (≤ 13 %) und zu kranialer Plattenlage (≤ 9 %) beobachtet [1,3,4,10]. Sie entstehen in

der Regel durch eine unzureichende intraoperative Durchleuchtung und sind folglich durch eine konsequente, exakte Darstellung in 2 Ebenen erkenn- und vermeidbar. Weiterhin sollten die Bohrung der Kalottenschrauben subchondral beendet und um 3-5 mm kürzer gewählte, als gemessene Schrauben verwendet werden. Eine primär zu kraniale Plattenlage (< 5 mm kaudal des Tuberculum majus – Ursprunges) führt insbesondere bei verbliebener Varusfehlstellung zum symptomatischen Plattenimpingement und erfordert eine frühzeitige Teil/-Materialentfernung.

2. Sekundäre Implantatfehllagen:
Sekundäre Implantatfehllagen entstehen durch die instabile Fraktursituation und die häufig komplizierend vorliegende osteoporotische Knochenstruktur [9]. In der Literatur werden ein Durchschneiden der Kopfschrauben nach sekundärer Sinterung in bis zu 17 % beschrieben (Abb. 1) [1,3,8,11]. Schraubenlockerungen finden sich in bis zu 21 % und sind Folge von nicht orthograd eingedrehten Schrauben, geschädigten Plattengewinde oder Überlastung [3,4,11]. Inwieweit diesbezüglich winkelstabile Platten mit polyaxialen Schrauben von Vorteil sind, bleibt abzuwarten. Plattenbrüche wurden bei der Locking Proximal Humerus Plate (LPHP; Fa Mathys, Bettlach CH) in bis zu 10 % beobachtet und deuten auf ein zu schwaches Implantat hin [3,10], die stärker konzipierte PHILOS-Platte (Fa. Clinical house, Bochum) verzeichnet bisher keine Implantatbrüche. Plattendislokationen können durch Fehlbohrungen, zu wenig bikortikale/winkelstabile Schrauben im Schaftbereich oder ein erneutes Trauma verursacht sein [10,14].

Sekundäre Implantatfehllagen sind somit durch das Anstreben einer hohen Primärstabilität mit additiver Fadenzuggurtung der 3 Hauptanteile der Rotatorenmanschette an den kranialen Antiel der Platte, eine geeignete Wahl von Implantat, Schraubenlänge und –richtung (Polyaxialität ?), den vorsichtigen Umgang mit den Plattengewinden sowie eine schmerzadaptierte Physiotherapie reduzierbar. Symptomatische Implantatfehllagen sollten durch eine frühzeitige Korrektur bzw. Entfernung des Osteosynthesematerials behandelt werden. Ingesamt ist zur Reduktion sekundärer Implantatfehllagen und Dislokationen beim alten Patienten neben einem optimalen Implantat eine medikamentöse Osteoporoseprophylaxe zu fordern.

3. Ossäre Fehlstellungen:
Ossäre Fehlstellungen werden nach winkelstabiler Plattenosteosynthese in bis zu 10 % beobachtet [1,3,4,10]. Sie entstehen durch eine ungenügende Reposition und Fixation mit sekundärer Fragmentdislokation bzw. eine unzureichende intraoperativen radiologische Ergebniskontrolle. Daraus ergibt sich die Vermeidungsstrategie (s. auch primäre und sekundäre Implantatfehllagen).

Varus-/Valgusfehlstellungen > 45° und Tuberkuladislokationen > 3 mm sollten korrigiert werden [7,12,13,17].

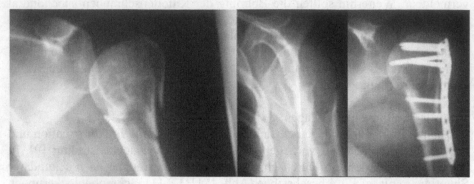

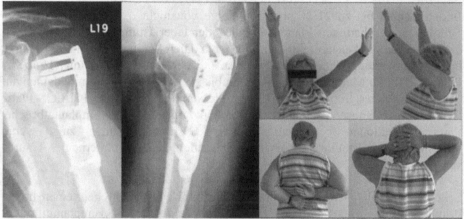

Abb. 1
Dislozierte 4 - Segmentfraktur – 61 Jahre, weiblich. Unfallbilder (a.p.-, Y-Aufnahme). Postoperativ nach offener Reposition und winkelstabiler Plattenosteosynthese (a.p.-Aufnahme). Nachsintern der Kalotte und sekundäre Schraubenperoration mit subchondraler Lage (asymptomatisch) 3 Monate postoperativ (a.p.-, axiale Aufnahme). Unveränderte Schraubenlage 12 Monate postoperativ. Funktionelles Ergebnis (Abduktion, Anteversion, Schürzen- und Nackengriff) 12 Monate postoperativ, Constant Score = 88 Punkte „gut".

4. Frakturheilungsstörungen:

- *Humeruskopfnekrose*

Die Literatur beschreibt Humeruskopf-(partial-)nekrosen von 4 bis 50 % nach Plattenosteosynthese bei dislozierten 3- und 4-Segmentfrakturen [1,3,4,8,14,16]. Ein großes dorsomediales Kantenfragment („medialer Spickel") sowie eine geringe, die Integrität der für die Kalottenperfusion notwendigen periostalen Verbindung nicht/gering beeinträchtigende Ad latus – Dislokation (< 6 mm) haben sich als prognostisch günstig erwiesen [5]. Somit ist diese Komplikation durch eine schonende, die Fraktur so wenig wie möglich freilegende und die Perfusionsanatomie berücksichtigende Operationstechnik (deltoideopectoraler Zugang, Sicherung/Rekonstruktion der medialen Säule, keine zu ventrale Plattenlage!) sowie eine, die Vaskularisation des Humeruskopfes erhaltende hohe Primärstabilität mit geringer Gefäßkompromittierung in der Tuberkularegion minimierbar [4,6,10,17,18].

- *Infekt*

Infektionen werden in bis zu 8 % beobachtet [3, 7, 10, 14]. Häufige Risikofaktoren sind eine lange Operationszeit, Zweiteingriffe, vorbestehende systemische immunsupprimierende Erkrankungen und Medikationen. Bei Infektverdacht sollten umgehende Revisionen sowie eine lokale und systemische antibiotische Therapie erfolgen. Dabei können Titanimplantate zunächst belassen werden. Instabilitäten, Fragmentdislokationen und Fehlstellungen sollten korrigiert werden, da sich Instabilität und Infekt potenzieren. Bei persistierender, bakteriologisch nachgewiesener Infektion sind die Materialentfernung und Revisionen mit radikalem Debridement der Rotatorenmanschette bis hin zur Fragment-/Tuberkularesektion zum Erreichen der Keimfreiheit erforderlich [7].

- *heterotope Ossifikationen*

Werden nach Plattenosteosynthese in 0-6 % beschrieben [3, 4, 14]. Eine medikamentöse Ossifikationsprophylaxe wird bei diesem relativ geringen Risiko nicht empfohlen. Revisionen sind nur bei resultierender Bewegungs-einschränkung notwendig.

- *Pseudarthrose:*

Pseudarthrosen sind nach Plattenosteosynthese am proximalen Humerus selten (< 3 %) [2]. Allgemeine Grundlagen der Pseudarthrosenvermeidung sind eine primär stabile Osteosynthese ohne Weichteilinterposition, die Infekt-minimierung und schmerzadaptierte Physiotherapie. Praedisponierende Faktoren wie kardiale Erkrankungen, Diabetes mellitus, chronisch obstruktive Lungenerkrankungen, Alkohol-/Nikotin-abusus, rheumatoide Arthritis, Osteoporose sollten kontrolliert behandelt bzw. ausgeschaltet werden. Die Pseudarthrosetherapie besteht in einer zeitnahen Revision mit Resektion der Pseudokapsel, offenem Debridement der gesamten Zirkumferenz, Impaktierung, medialer Spongiosaanlagerung und winkelstabiler Reosteosynthese [7].

Unter bewusster Anwendung der aufgezeigten Vermeidungsstrategien ist eine große Zahl an Komplikationen vermeidbar. Generell ist jedoch das Anstreben eines stabilen, möglichst anatomischen Repositionsergebnisses mit früh-funktioneller Nachbehandlung Grundlage der Komplikationsvermeidung.

Literatur

1.   Bartsch S, Echtermeyer V. Osteosyntheseverfahren bei dislozierten proximalen Humerusfrakturen. Bedeutet die winkelstabile Plattenosteosynthese einen Fortschritt? Trauma Berufskrankh 2003; 5S-1: 1-10
2.   Bjorkenheim JM, Pajarinen J, Savolainen V. Internal fixation of proximal humeral fractures with a locking compression plate: a retrospective evaluation of 72 patients followed for a minimum of 1 year. Acta Orthop Scand 2004; 75: 741-745
3.   Fankhauser F, Boldin C, Schippinger G, Haunschmid C, Szyszkowitz RA. locking plate for unstable fractures of the proximal humerus. Clin Orthop Rel Res 2005; 430: 176-181
4.   Hente R, Kampshoff J, Kinner B, et al. Die Versorgung dislozierter 3- und 4-Fragmentfrakturen des proximalen Humerus mit einem winkelstabilen Plattenfixateur. Unfallchirurg 2004; 107: 769-782
5.   Hertel R. Fractures of the proximal humerus in osteoporotic bone. Osteoporos Int 2005; 16: 65-72
6.   Hessmann MH, Rommens PM. Osteosynthesetechniken bei proximalen Humerusfrakturen. Chirurg 2001; 72: 1235-1245
7.   Josten C, Hepp P, Lill H. Korrektureingriffe bei fehlverheilten Frakturen, Pseudarthrosen und Infektionen. In: Lill, H (Hrsg.) Die proximale Humerusfraktur, Thieme Stuttgart – New York, 2006
8.   Köstler W, Strohm PC, Südkamp NP. Neue Osteosyntheseverfahren am Humerus. Chirurg 2002; 73: 969-977
9.   Lill H, Hepp P, Gowin W, et al. Alters- und geschlechtsabhängige Knochenmineraldichteverteilung und mechanische Eigenschaften des proximalen Humerus. Fortschr Röntgenstr 2002; 174: 1544-1550
10.   Lill H, Hepp P, Rose T, König K, Josten C. Die winkelstabile Plattenosteosynthese (LPHP ®) proximaler Humerusfrakturen über den kleinen anterolateralen Delta-Splitting-Zugang – Technik und erste Ergebnisse. Zentralbl Chir 2004; 129: 43-48
11.   Lungershausen W, Bach O, Lorenz CO. Humeruskopffrakturen – winkelstabile Plattenosteosynthese. Zentralbl Chir 2003; 128: 28-33

12. Neer CS. Displaced proximal humeral fractures. I. Classification and evaluation. J Bone Joint Surg 1970; 52: 1077-1089
13. Neer CS. Displaced proximal humeral fractures. II. Treatment of three-part and four-part displacement. J Bone Joint Surg 1970; 52: 1090-1103
14. Plecko M, Kraus A. Internal fixation of proximal humerus fractures using the locking proximal humerus plate. Operat Orthop Traumatol 2005; 17: 25-50
15. Schittko A, Rüter A. Die proximale Humerusfraktur im hohen Lebensalter. Chirurg 2003; 74: 990-993
16. Trupka A, Wiedemann E, Ruchholtz S, Brunner U, Habermeyer P, Schweiberer L. Dislozierte Mehrfragmentfrakturen des Humeruskopfes. Unfallchirurg 1997; 100: 105-110
17. Voigt C, Lill H. Indikation zur Operation und operative Differentialtherapie. In: Lill, H (Hrsg.) Die proximale Humerusfraktur, Thieme Stuttgart – New York, 2006
18. Voigt C, Lill H. Fortschritte in der Plattenosteosynthese zur Versorgung proximaler Humerusfrakturen. Trauma Berufskrankh, 2006; in press

1.11 Retrograde Markdrahtung versus proximaler Humerusnagel bei dislozierten proximalen Humerusfrakturen – Verfahrensvorteile beim alten Menschen?

Walz M, Kolbow B, Reimer R

Einleitung

Die proximale Humerusfraktur ist eine der typischen Verletzungen des höheren Lebensalters, die das beweglichste Gelenk unseres Körpers betrifft. Zur Versorgung dieser Frakturen stehen verschiedene Verfahren zur Verfügung. Im Senium ist neben der Osteoporose, die die Frakturretention erschwert, auch der Grad der Mitarbeitsfähigkeit des Patienten (Compliance) zu berücksichtigen, der häufig im Rahmen der Altersdemenz beeinträchtigt ist.

Patienten

Im Rahmen einer prospektiven Studie an Patienten mit einem Alter >69 Jahren wurden zwei wenig invasive Verfahren (retrograde Markraumdrahtung mittels Zifko-Drähten = RMD, proximaler Humerusnagel = PHN) bezüglich der funktionellen Resultate verglichen (Abb. 1).

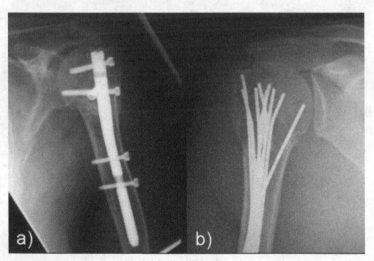

Abb.1
Osteosynthese mit PHN a) und retrograder Markraumdrahtung b)

Die Nachbehandlungskonzepte waren dabei unterschiedlich. Während nach RMD während der ersten zwei Wochen nur geführte Bewegungsübungen aus einer Gilchrist-Bandage oder einer Traumaweste heraus erlaubt waren und die Ruhigstellung in der dritten und vierten Woche zur Nacht fortgesetzt wurde, erfolgte nach Versorgung mittels PHN eine sofortige immobilisationsfreie funktionelle Nachbehandlung. Eingeschlossen wurden 55 Patienten, 14 Männer und 41 Frauen, mit einem Durchschnittsalter von 79,5 (70-93) Jahren, die 29 2-Fragment- und 26 3-Fragment-Frakturen des proximalen Humerus erlitten hatten. Nach geschlos-sener Reposition erfolgte in 29 Fällen die Versorgung mit RMD und in 26 Fällen mittels PHN.

Methode

Der postoperative Verlauf wurde klinisch und radiologisch über sechs Monate hinsichtlich Frakturkonsolidierung, Funktionswiederherstellung und Komplika-tionsrate ausgewertet.

Ergebnisse

Das Durchschnittsalter in den beiden Gruppen unterschied sich nicht wesentlich: RMD 80,6 Jahre, PHN 78,3 Jahre. Ebenso war die Geschlechtsverteilung vergleichbar: RMD 8m/21w, PHN 6m/20w. Bezüglich der Frakturtypen waren in der PHN-Gruppe die 3-Fragment-Frakturen etwas häufiger (2 /3 Fragment): RMD 17(58,6%)/12(41,4%), PHN 12(46,2%)/14(53,8%). Repositionsverluste fanden sich erwartungsgemäß in der RMD-Gruppe mit 20,7% (6/29) häufiger als in der PHN Gruppe mit 3,8% (1/26). Gleiches traf auch für die Implantatdislokationen zu, die mit 17,2% (5/29) gegenüber 3,8% (1/26) häufiger nach RMD (Drahtwanderung nach distal, Durchschneiden der Drähte durch die Humeruskopfkalotte im Rahmen der Frakturkonsolidierung) zu verzeichnen waren. Das funktionelle Outcome wurde mittels Constant-Score nach 6 Wochen, 3 Monaten und 6 Monaten erhoben. Hierbei zeigten sich entgegen unserer Erwartung trotz des deutlich differenten Nachbehandlungskonzeptes keine signifikanten Unterschiede zwischen beiden Gruppen. Zu den genannten Zeitpunkten (6 Wo, 3 Mo, 6 Mo) wurden folgende Constant-Scores erhoben (RMD/PHN): 45,6/49,6; 55,8/57,3; 57,4/59,5 Punkte (Abb. 2). Auch die Betrachtung der seiten- und altersadaptierten Scores zeigte keine Gruppenunterschiede. Aufgrund eines beträchtlichen Anteiles an Patienten, die eine Demenz aufwiesen und nur zu eingeschränkter aktiver Mitarbeit im Rahmen der Nachbehandlung fähig waren, suchten wir die Ursache für die unerwarteten funktionellen Resultate im Bereich der Patienten-Compliance. Um eine Differenzierung in kooperationsfähige und nicht-kooperationsfähige Patienten vornehmen zu können, bedienten wir uns der von der Pflege

erhobenen Daten zum Barthel-Index (Selbstversorgungsfähigkeit) und zur
Norton-Skala (Erfassung des Dekubitusrisikos). Es wurden die Items aus beiden
Scores, die Kooperation, Motivation und geistigen Zustand beschreiben,
ausgewählt und zusammengefasst.

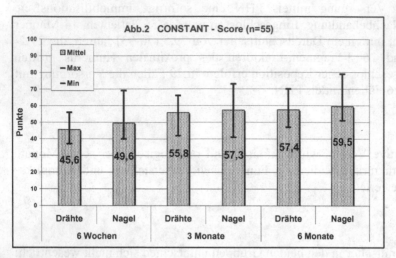

Abb. 2
Constant-Score der PHN- (Nagel) und RMD-Gruppe (Drähte) zu den
Nachuntersuchungszeitpunkten

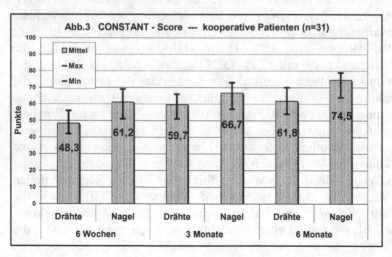

Abb. 3
Constant-Score der kooperationsfähigen Patienten der PHN- (Nagel) und RMD-
Gruppe (Drähte)

Als nicht-kooperationsfähig wurden Patienten klassifiziert, die <50/100 Punkten des Barthel-Index und <5/8 Punkten der Norton-Skala aufwiesen. Hierdurch ließen sich 31(56,4%) kooperationsfähige (k) und 24(43,6%) nicht-kooperationsfähige (nk) Patienten differenzieren. Diese Verteilung fand sich ohne wesentliche Differenzen in der RMD-Gruppe (k: 16/29 (55,2%), nk: 13/29 (44,8%)) wie auch in der PHN-Gruppe (k: 15/26 (57,7%), nk: 11/26 (42,3%)). Unter der Annahme, dass nur die kooperationsfähigen Patienten von der früheren funktionellen Nachbehandlung profitieren können, wurden die funktionellen Resultate der kooperationsfähigen Patienten beider Gruppen verglichen. Innerhalb beider Gruppen wiesen die kooperationsfähigen Patienten gegenüber den nk-Patienten immer höhere Werte im Constant-Score auf, die in der PHN-Gruppe nach 6 Monaten signifikant höher lagen. Unter Berücksichtigung ausschließlich kooperationsfähiger Patienten ergab sich zwischen beiden Gruppen folgendes Bild (6 Wo, 3 Mo, 6 Mo): RMD/PHN: 48,3/61,2; 59,7/68,7; 61,8/74,5 Punkte (Abb. 3). Hier zeigte sich der von uns erwartete Vorteil der früheren funktionellen Nachbehandlung in der PHN-gegenüber der RMD-Gruppe.

Diskussion

Unsere Vermutung, dass es sich beim PHN um das im osteoporotischen Knochen haltbarere Implantat handelt, ließ sich anhand der Rate an Repositionsverlusten bestätigen. Auch die häufigeren Implantatdislokationen, die auch von anderen Autoren festgestellt wurden sprechen eher für den PHN als sicheres Implantat bei osteoporotischem Knochen [1,3]. Diese Ansicht findet sich zum Teil auch in der Literatur, wobei elastische Implantate im osteoporotischen Knochen rigiden experimentell überlegen sind [1,2,4]. Ein sicherer Zusammenhang zwischen der Schwere des Frakturtyps und dem funktionellen Outcome ist nicht belegt [3]. Die Annahme, dass eine frühere funktionelle Nachbehandlung ohne Ruhigstellung zu besseren Ergebnissen führt, fand sich im Gruppenvergleich zunächst nicht bestätigt. Erst die Differenzierung der Patienten bezüglich ihres Kooperationsvermögens zeigte dann bessere funktionelle Resultate für kooperationsfähige Patienten in der PHN- gegenüber der RMD-Gruppe. Vergleichbare Untersuchungen zur Abhängigkeit funktioneller Ergebnisse nach proximalen Humerusfrakturen in Abhängigkeit vom Grad der Kooperationsfähigkeit sind den Autoren nicht bekannt. Auch wir sind erst im Rahmen der Nachanalyse auf diesen Zusammenhang aufmerksam geworden. Die eigenen Constant-Score-Werte für die PHN-Gruppe (59,5 Punkte) entsprechen denen einer vergleichbaren geriatrischen Patientengruppe (57 Punkte) [3]. Bei der Implantatwahl zur Versorgung proximaler Humerusfrakturen von Patienten im Senium sollte die Kooperationsfähigkeit der Patienten, soweit präoperativ einschätzbar, nicht unberücksichtigt bleiben.

Diesem Parameter kommt neben dem geeigneten Implantat offenbar im Hinblick auf die funktionellen Resultate größere Bedeutung zu als bislang angenommen.

Literatur

1. Hoffmann R, Kodadadyan C, Raschke M, Melcher I, Maitino PD, Haas NP. Die retrograde Markdrahtung bei proximalen Humerusfrakturen. Zentralbl Chir 1998; 123: 1232-1238
2. Lill H, Hepp P, Korner J, Kassi JP, Verheyden AP, Josten C, Duda GN. Proximal humeral fractures: how stiff should an implant be? A comparative mechanical study with new implants in human specimens. Arch Orthop Trauma Surg 2003; 123: 74-81
3. Mathews J, Lobenhoffer P. Ergebnisse der Versorgung instabiler Oberarmkopf-frakturen bei geriatrischen Patienten mit einem neuen winkelstabilen antegraden Marknagelsystem. Unfallchirurg 2004; 107: 372-380
4. Wheeler DL, Colville MR. Biomechanical comparison of intramedullary and percutaneous pin fixation for proximal humeral fixation. J Orthop Trauma 1997; 11: 363-367

1.12 Warum sollten unfallchirurgisch erstversorgte Oberarmkopffrakturen in einer osteologisch orientierten AHB-Klinik nachbehandelt werden?

Schmidt A

Schulternahe Oberarmfrakturen zählen mit steigender Inzidenz neben den Brüchen von Elle bzw. Speiche besonders am distalen Unterarm und vor allem den bezüglich ihrer Gesundheitsfolgen schon besser analysierten Schenkelhals- sowie pertrochanteren Oberschenkelfrakturen zu den zahlenmäßig häufigsten peripheren osteoporotischen Frakturverletzungen. So wurden für die Bundesrepublik Deutschland durch das Statistische Bundesamt bei aus dem Krankenhaus entlassenen vollstationären Patienten für das Jahr 2000 83.676, für das Jahr 2003 bereits 92.756, mit der ICD-10-Diagnose S42 verschlüsselte Frakturen im Bereich der Schulter und des Oberarm mit einem Altersgipfel zwischen dem sechzigsten bzw. achtzigsten Lebensjahr erfasst [3].

Tab. 1
Rehabilitationsziele - orthopädisch-traumatologisch

- Wiedererlangung einer guten Armbeweglichkeit bzw. allgemeinen Mobilität für die Aktivitäten des Alltags und bedarfsweise Dehinderungskomponsation durch Training von Ersatzfunktionen
- Kräftigung der gelenkumgebenden Muskulatur mit Beseitigung von Kontrakturen
- Schmerzbefreiung/ roduktion

Tab. 2
Rehabilitationsziele - osteologisch

- Sicherung oder Überprüfung der Diagnose „Osteoporose" mit Einleitung/Optimierung einer adäquaten Therapie
- Krankheitsaufklärung
- Ernährungsberatung (Kalzium + Vitamin D)
- Sturzprophylaxe durch gezielte Gleichgewichts- sowie Koordinationsübungen
- ggf. Mitbehandlung von Begleiterkrankungen
- Vermeidung von Pflegebedürftigkeit bzw. Erhalt der sozialen Selbständigkeit

Zielstellung der vorliegenden Untersuchung war die Frage, ob nach einer fachgerechten, meist operativen, traumatologischen Erstversorgung mit den Möglichkeiten einer modernen AHB-Klinik durch eine leitlinienbasierte standardisierte osteologische Diagnostik und Behandlung eine rasche soziale

Reintegration unterstützt bzw. das Risiko einer nur noch eingeschränkten Selbstversorgung gemindert werden kann.

Hierzu dienten mit den Patienten individuell vereinbarte Rehabilitationsziele (Tab. 1, 2). Unser diesbezügliches Konzept sieht u. a. bedarfsweise ergänzt von einer suffizienten Schmerzbehandlung bzw. stets flankiert von einer täglichen „Continuous Passive Motion" auf einer Schultermotorschiene eine krankengymnastische Einzeltherapie sowohl im Trockenen als auch im Bewegungsbecken (entsprechend dem Behandlungsfortschritt später ebenso in Kleingruppen), zur Sturzprophylaxe adaptierte Gleichgewichts- und Koordinationsübungen, das (Wieder-)Erlernen von ADL-Fähigkeiten im Rahmen der Ergotherapie, die Beratung hinsichtlich orthopädischer Hilfsmittel und erforderlichenfalls deren Versorgung, die Schmerz- und Krankheits- aufarbeitung einschließlich einer Motivation zum Aufbau neuer Lebensziele, eine „osteoporosespezifische" Ernährungsberatung, die persönlich angepasste Krankheitsaufklärung mit weiterhin einem auch für Nichtmediziner verständlichen Arztvortrag, eine bedarfsweise Sozialberatung, die Mitbe- handlung von Begleiterkrankungen und last but not least das Aufzeigen von wohnortnahen Anschlussmöglichkeiten an eine Selbsthilfegruppe vor [2].

Methodik

Zusätzlich zu dem gestuften Rehabilitationsbehandlungsprogramm unterzogen wir jeden der 52 bei einem Durchschnittsalter von 68,2 a (31 – 91 Jahre) in die Studie aufgenommenen Patienten (41 Frauen, 11 Männer) mit ihren 28 subkapitalen Frakturen des Oberarmkopfes, 24 Humeruskopf(trümmer)brüchen bzw. 1 (3) Abrissfrakturen des Tuberculum majus einer ausführlichen strukturierten Befragung zum Sturzmechanismus, zu osteoporoserisiko- relevanten Vor- bzw. Begleiterkrankungen sowie eventuell bereits im Vorfeld aufgetretenen Frakturereignissen ebenso in der Familienanamnese. Es erfolgten ausgewählte Laboruntersuchungen (kleines Blutbild, BSG/CRP, Kalzium, Phosphat, Kreatinin, alkalische Phosphatase mit ggf. Ostase, γ-GT, TSH, Eiweißelektrophorese und die Bestimmung des 25-OH-Vitamin-D-Spiegels). Weiter führten wir regelmäßig Röntgennativaufnahmen der BWS/LWS zumindest im seitlichen Strahlengang sowie eine DXA-Knochendichtemessung an zwei Lokalisationen, der LWS bzw. dem proximalen Gesamtfemur, durch. Außerdem wurde zu Beginn und am Ende des Aufenthaltes der klinische Funktionsstatus beider Schultergelenke im Seitenvergleich eruiert.

Tab. 3
Sturzmechanismus (n = 52)

- 34 x ein inadäquater (sog. Bagatell-)Sturz (65,4 %)
- 18 x ein adäquater Sturzmechanismus (34,6 %)
- 7 x Treppensturz
- 3 x Sturz auf Glatteis
- 2 x Arbeitsunfall
- 1 x Sturz mit Motorroller (Polytrauma)
- 1 x als Tierhalter von Kuh überrollt
- 1 x Sturz aus 2 m Höhe einer Waldböschung hinunter
- 1 x Skiunfall
- 1 x Sturz nach Apoplex
- 1 x Sturz bei epileptischem Anfall

Ergebnisse

Die Sturzabklärung ergab 18x eine adäquate Ursache und 34x ein sogenanntes Bagatell-Trauma (Tab. 3). Als Ausdruck der gegenwärtig problematischen Versorgungssituation ist die Tatsache zu werten, dass lediglich bei jeweils einer Patientin zum Zeitpunkt der Frakturentstehung überhaupt eine Osteoporose bzw. eine verminderte Knochendichte bekannt waren sowie auch nur einmal eine spezifische medikamentöse Therapie lief und dies obwohl sich anamnestisch mehrfach Langzeiteinnahmen von Prednisolonpräparaten oder Antiepileptika, wiederholt stattgehabte periphere Frakturen bzw. ein Untergewicht mit einem BMI = 18,5 fanden. Im Ergebnis der osteologischen Diagnostik lag 16x eine verminderte Knochendichte, 16x eine manifeste Osteoporose ohne sowie zehnmal eine ebensolche mit schon nachweisbaren Wirbelkörperfrakturen vor, einmal bestanden der Verdacht auf einen primären Hyperparathyreodismus, 40x ein Vitamin-D-Mangel und fünfmal Zeichen einer malazischen Komponente. Nicht zuletzt mit einer modular aufgebauten „Osteoporose-Schule", bestehend aus einem patientengerechten Arztvortrag zu Risikofaktoren, Krankheitsbild, Diagnostik und Therapie von Knochenstoffwechselerkrankungen, speziellen Ernährungsempfehlungen mit Lehrküchenbesuch, einem Verhaltenstraining mit Schulung von Bewegungsmustern im Alltag, Koordinations- sowie Geschicklichkeitsübungen zur Sturzprophylaxe und einem „Osteoporose-Testprotokoll" (beinhaltet scorebewertet adaptierte Elemente zur Kraftausdauer, Gleichgewichtsübungen, einen Geh- bzw. Ausdauertest unter Einbeziehung von Treppenstufen jeweils als Eingangs- sowie Abschlussuntersuchung) gelang jedem Patienten subjektiv die Wiedererlangung seiner Selbständigkeit für alltägliche Verrichtungen, alle 52 Patienten (100%) erreichten mit der Hand ihren Mund, 33 Patienten (63,5%) konnten vollständig den Nackengriff demonstrieren sowie 31 Patienten (59,6%) den Schürzengriff ausführen.

Fazit

Alle Patienten mit einer schulternahen Fraktur des proximalen Humerus sollten nach einer unfallchirurgischen Primärtherapie mit sofortiger interdisziplinärer Frühmobilisation übergangslos einer stationären Anschlussheilbehandlung in einer spezialisierten Rehabilitationseinrichtung mit osteologischer Kompetenz zugeführt werden. Spätestens hier muss neben der klassischen rein rehabilitativen Behandlung die leitliniengerechte osteologische Diagnostik einschließlich Sturzanalyse bzw. Identifikation sturzgefährdender Faktoren sowie in Abhängigkeit davon eine evidenzgestützte Medikation wie auch eine muskelkraft- und koordinationsfördernde regelmäßige körperliche Aktivität zur Sekundärprophylaxe einsetzen [1,2].

Literatur

1.   DVO-Leitlinie zur Prophylaxe, Diagnostik und Therapie der Osteoporose bei Frauen ab der Menopause, bei Männern ab dem 60. Lebensjahr – Kurzfassung 2006, http://www.lutherhaus.de
2.   Schmidt A. Behandlungsmöglichkeiten und Ergebnisse chirurgisch erstversorgter Frakturen des proximalen Humerus in einer osteologisch orientierten Rehabilitationseinrichtung. Osteologie 2005; 14 S-1: 88
3.   Statistisches Bundesamt Deutschland (2006) http://www.destatis.de

1.13 Mittelfristige Ergebnisse der Behandlung von nicht rekonstruierbaren proximalen Humerusfrakturen mittels modularer Schulterprothese. Eine Multizenterstudie

Reuther F, Baum H, Erler M, Grüninger S, Gutknecht T, Hubel W, Mühlhäusler B, Müller S, Schoen S, Schuttpelz J, Stedtfeld HW, Wahl D

Einleitung

Die Prothetik der proximalen Humerusfraktur wird bezüglich des funktionellen Ergebnisses unterschiedlich beurteilt und deshalb kontrovers diskutiert. Die Versorgung von relativ alten Patienten mit kaum mehr rekonstruierbaren Frakturen muss unter dem Aspekt der zu erhaltenden Selbständigkeit beurteilt und erörtert werden.

Methode

In einer multizentrischen Studie in 6 Kliniken wurden 220 Fälle eingeschlossen, die in den Jahren 2000 - 2003 eine Schulterprothese aufgrund einer kaum rekonstruierbaren proximalen Humerusfraktur erhielten. Es wurde in allen Fällen die modulare, höhenverstellbare Schulterprothese des Typs Articula®, Mathys AG Bettlach, Schweiz eingesetzt. Die primäre Auswertung erfolgte bezüglich Frakturklassifikation nach Neer [7], Status der Tubercula und Frühkomplikationen. In 54 Fällen (26,7%) wurden 4-Part-Frakturen, 51 mal (25,2 %) 3-Partfrakturen mit schmaler Kalotte und in 54 Fällen (26,7%) anteriore oder posteriore Luxationsfrakturen mit Beteiligung des Tuberkulum majus oder beider Tuberkula prothetisch versorgt. Die verbliebenen Indikationen verteilen sich auf Frakturen im anatomischen Hals, Head split Frakturen und sonstige. Die Osteoporose wurde in 51,9% als mäßig und in 38,1% als stark ausgeprägt beurteilt. Die Situation der Tubercula wurde ebenso wie der Status der Rotatorenmanschette erfasst. In den unmittelbar postoperativ erfolgten Röntgenkontrollen zeigte sich in 85,8% eine optimale Position des Prothesenkopfes. Das Tuberculum majus war in 81,7% anatomisch platziert. An Frühkomplikationen traten 3 Hämatome (1,4%) und 3 oberflächliche (1,4%) sowie zwei tiefe Infekte (0,9%) auf. Es wurden 2 Luxationen (0,9%) festgestellt. Nach 12 und/oder 24 Monaten wurde eine klinische sowie radiologische Nachuntersuchung vorgenommen, der Constant Score [3] sowie der ASES Index [9] bestimmt.

Die statistische Analyse wurde mit SAS 9.1 durchgeführt (SAS Institute, Cary, NC, USA). Korrelationen zwischen Variablen wurden mit dem Pearson-Correlation-Test geprüft. Um Unterschiede des Constant Scores bezüglich Einflussfaktoren zu prüfen, wurden Mehrweg-Varianzanalysen durchgeführt (proc glm).

Ergebnisse

Bei der Auswertung der ersten 125 Nachuntersuchungen mit einer mittleren Nachuntersuchungszeit von 24 Monaten betrug das durchschnittliche Alter bei Operation 75,7 Jahre und der Anteil der Frauen 87%. Der durchschnittliche Constant-Score beträgt 47 Punkte, der alters- und geschlechtskorrigierte Wert 67%. Die einzelnen Komponenten des Constant Scores (Tab. 1) zeigen bei den objektiven Parametern Beweglichkeit (Abb. 1) und Kraft geringere Werte, die der oft eingeschränkten Funktion entsprechen. Die Angaben zum Schmerz sind in der Tabelle 2 dargestellt, wobei 76,8% keinen oder nur wenig und 6 Patienten (4,8%) starke Schmerzen angaben.

Tab. 1
Verteilung Komponenten Constant-Score

	Constant	Schmerz	ADL	ROM	Kraft
Punkte	0-100	0-15	0-20	0-40	0-25
Mittelwert	47	10	12	13	9
Median	46	10	12	12	8
Minimum	8	0	3	0	1
Maximum	92	15	20	32	25

Tab. 2
Häufigkeiten der Schmerzangaben

Schmerz	Anzahl	%-Anteil
milde	54	43.2
keine	42	33.6
mässige	23	18.4
starke	6	4.8
	125	100

Die Röntgen-Kontrollen zeigen einen hohen Anteil an nicht sichtbaren Tubercula (66%). Infekte oder Schaftlockerungen wurden keine festgestellt. In der multivariaten Analyse wurde der Constant-Score zum Alter, Geschlecht und zum Status der röntgenologisch sichtbaren Tubercula untersucht. Bei radiologisch als eingeheilt beurteilten Tubercula ist der Constant-Score mit 54

Punkten signifikant höher (p=0,0011). Bei Männern finden wir eine bessere Tubercula Einheilung als bei Frauen (p<0,0001). Der mittlere ASES Index beträgt 59 Punkte. Bei der subjektiven Beurteilung sind die Aktivitäten des täglichen Lebens (ADL) wie Verrichten täglicher Arbeiten, schlafen auf der betroffenen Seite und Erreichen des Rückens zur Körperpflege normal oder nur leicht eingeschränkt, während das Erreichen eines hohen Regals, das Anheben eines Gewichtes oberhalb der Horizontale oder das Werfen eines Balls nicht oder nur sehr schwer möglich sind. Constant Score und ASES Index weisen eine ausgeprägte Korrelation auf (r=0.79).

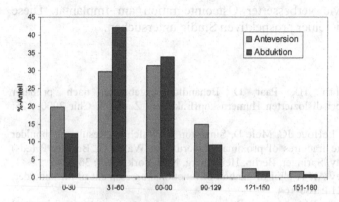

Abb. 1
Angaben zur Beweglichkeit (Anteversion und Abduktion)

Diskussion

Trotz verbesserter Möglichkeiten der Osteosynthese besteht weiterhin die Indikation des Gelenkersatzes bei kaum rekonstruierbaren Frakturen [8]. Handoll et al [4] untersuchten für die Cochrane Collaboration die Behandlungsverfahren bei proximalen Humerusfrakturen im Erwachsenenalter. Sie stellten fest, dass es keine überlegenen Therapien gibt. Für bestimmte Frakturen wurde eine Überlegenheit der Prothese bezüglich Schmerzreduktion festgestellt. Im untersuchten Kollektiv stehen die sehr guten Resultate bezüglich subjektiver Zufriedenheit und Schmerz im Kontrast zu den eher unbefriedigenden funktionellen Ergebnissen. Diverse andere Autoren kommen zu ähnlichen Resultaten [1,2,5,6]. In mehreren Arbeiten konnte gezeigt werden, dass bei eingeheilten Tubercula die besten funktionellen Ergebnisse erreicht werden [1,5,6]. Auch unsere Studie zeigt hier signifikant bessere Werte. Das durchschnittliche Alter unseres Kollektivs ist eher hoch und in den meisten Fällen wurden Frauen operiert. Gerade in dieser Population finden wir häufig ausgeprägte Osteoporosen mit entsprechend schlechter Prognose. Nach Sturz und dem Vorliegen einer nicht rekonstruierbaren Fraktur des proximalen Humerus sollte unseres Erachtens eine primäre Versorgung mit einer Frakturprothese erfolgen, um eine schmerzfreie und für die Alltagsaktivitäten brauchbare Gelenksfunktion in nur einem Eingriff zu erreichen. Bei jüngeren Patienten ist der Kopfaufbau fast immer gerechtfertigt. Hier kann bei Versagen der Osteosynthese der sekundäre prothetische Ersatz erfolgen, was bei in anatomischer Position eingeheilten Tuberberkula durchaus zu befriedigenden Resultaten führt. Die Vorteile des beschriebenen Verfahrens sehen wir in einer einfach zu handhabenden Instrumentierung sowie der intraoperativen Höhen- und Rotationsverstellbarkeit. Optimierungspotential sehen wir in der Refixationstechnik sowie verbesserter Osteointegration am Implantat. Diese Hypothese werden wir in einer prospektiven Studie untersuchen.

Literatur

1.   Ambacher T, Ehrli HJ, Paar O Behandlungsergebnisse nach primärer Hemiarthroplastik bei dislozierten Humeruskopffrakturen. Zentralbl Chir 2000; 125: 750-755
2.   Boileau P, Tinsi L, LeHouc JC, Mole D, Sinnerton R, Walch G. Results of shoulder arthroplasty in acute fractures of proximal humerus. In: Walch G, Boileau P (eds) Shoulder arthroplasty. Springer, Berlin, Heidelberg, New York, 1999: 331-345
3.   Constant CR, Murley AH A clinical method of functional assessment of the shoulder. Clin Orthop 1987; 214: 160-164
4.   Handoll HHG, Gibson JNA, Madhok R. Interventions for treating proximal humeral fractures in adults (Cochrane Review). In: The Cochrane Library, Issue 2, Chichester, UK: John Wiley & Sons, Ltd, 2004
5.   Kralinger F, Schwaiger R, Wambacher M, Farrell E, Menth Chiari W, Lajtai G, Hübner C, Resch H. Outcome after primary hemiarthroplasty for fracture of the head of the humerus. J Bone Joint Surg 2004; 86-B: 217-219
6.   Loew M, Heitkemper S, Parsch D, Schneider S, Rickert M. Influence of the design on the outcome after hemiarthroplasty of the shoulder in displaced fractures of the head of the humerus. J Bone Joint Surg 2006; 88-B: 345-350
7.   Neer CS, Rockwood CA. Fractures and dislocations of the shoulder. In: Rockwood CA, Green DP, editors. Fractures. 2nd ed. Philadelphia, J.B. Lippincott, 1984: 675-707
8.   Resch H, Povacz P, Frohlich R, Wambacher M. Percutaneous fixation of three- and four-part fractures of the proximal humerus. J Bone Joint Surg 1997; 79-B: 295-300
9.   Richards RR, An KN, Bigliani LU, Friedman Rj, Gartsman GM, Gristina AG, Ianotti JP, Mow VC, Sidles JA, Zuckermann JD. A standardized method for the assessment of shoulder function. J Shoulder Elbow Surg 1994; 3: 347-352
10.   Schmal H, Klemt C, Südkamp NP. Stellenwert der Schulterprothese bei der Behandlung der 4-Fragment-Fraktur des Oberarmkopfes. Unfallchirurg 2004; 107: 575-582

2 Proximale Humerusfraktur – Frakturfolgen

2.1 Anatomische Prothese oder sekundäre Rekonstruktion

Brunner UH, Köhler S

Die Ergebnisse nach Rekonstruktion komplexer Humeruskopffrakturen mit 3-, speziell mit 4-Fragmentfrakturen und schlechter Knochenqualität, insbesondere beim älteren Menschen, sind oft enttäuschend. Aber auch nach konservativer Behandlung derartiger Frakturen verbleiben meist erhebliche Fehlstellungen mit deutlichen Schmerzen bzw. Bewegungseinschränkung. Die sekundäre Versorgung mit Endoprothesen konnte in Kollektiven mit unterschiedlichen Indikationen bessere Ergebnisse für einige Patienten zeigen, ohne allerdings prognostische Kriterien und damit eine Entscheidungshilfe bei der Indikation anatomische Prothese versus Rekonstruktion zu definieren [6,7,9].

Boileau und Walch stellten 1999 eine Klassifikation der Frakturfolgen vor, die als wichtigstes prognostisches Kriterium, die Integrität des Tuberculum majus mit dem Schaft sowie die Position des Tuberculum majus berücksichtigt [2]. Die prognostische Bedeutung dieser Klassifikation konnte retrospektiv in der Nizza-Sammelstudie überprüft werden [10].

Typ 1:	Verkleinerung des Kopfes oder Nekrose
Typ 2:	Verhakte Luxation oder Luxationsfraktur
Typ 1 & Typ 2:	mit erhaltener Integrität zwischen Tuberculum majus und Schaft, keine Osteotomie erforderlich
Typ 3:	Pseudarthrose am chirurgischen Hals und
Typ 4:	Erhebliche Fehlstellung, fehlverheilte Tubercula,
Typ 3 & Typ 4:	ohne Einheilung bzw. mit erheblicher Fehlstellung des Tuberculum majus, Osteotomie oder Osteosynthese des Tuberculum majus erforderlich

Typ 1 und Typ 2 wiesen nach Prothesenimplantation ein gutes, vorhersehbares Ergebnis auf, da das in seiner Kontinuität und Stellung zum Schaft weitgehend erhaltene Tuberculum majus zur Implantation der Prothese, z.T. in nicht anatomischer Form, nicht korrigiert werden muss. Bei Typ 3 und Typ 4 konnten nur ungünstige bzw. schlechte Ergebnisse erzielt werden, da in der Regel eine

Osteotomie oder Mobilisation und Refixation des Tuberculum majus erforderlich ist.

Es galt nun zu prüfen ob bei ausreichend großen Kalottenfragmenten mit ausreichender Vitalität und erhaltenem Tub. majus (Typ 3 Läsion, Pseudarthrose) durch Osteosynthese mit einem winkelstabilen Implantat und Spongiosaanlagerung günstigere Resultate zu erreichen sind als durch Implantation einer anatomischen oder inversen Prothese.

Im eigenen Krankengut wurden in 4 Jahren 115 Schulterprothesen implantiert. Tabelle 1 zeigt die Serien mit einem follow up von wenigsten 6 Monaten mit einer Gliederung entsprechend dem funktionellen Ergebnis (alters- und geschlechtsadaptierter Constant Score).

Tab. 1
Funktionelles Ergebnis bei verschiedenen Indikationen/Implantaten

	Anzahl	Follow up (Monate)	Act. Elev.	Alter	CS (%) age rel. Follow up
Inverse	13	8 (6-38)	130 (70-160)	77	96 (60-100)
Omarthrose	36	12 (6-39)	123 (45-160)	69	84 (46-100)
Cup	4	6 (5-9)	130 (110-135)	58	76 (72-81)
Frakturen	44	19 (6-50)	90 (40-160)	72	74 (48-100)

Die Patienten mit Cuff-Arthropathie bzw. Frakturfolgen und inverser Prothese zeigten die besten Resultate (CS 96 %, aktive Elevation 130°). Cuff-Arthropathien bzw. Frakturfolgen (3 bzw. 10) zeigten keinen Unterschied hinsichtlich Funktion und Komplikationen. Die Omarthrosen, einschließlich 5 Cuff-Arthropathien, 2 Nekrosen und 2 PCP-Patienten mit konventioneller Aequalis Hemi- oder Totalprothese zeigten die zweitbesten funktionellen Resultate (CS 84 %, aktive Elevation 123°) gefolgt von Cup-Prothesen (CS 76 %, aktive Elevation 130°). Frakturen und Frakturfolgen mit Hemiprothesen zeigten die ungünstigsten Ergebnisse (CS 74 %, aktive Elevation 90°). Das funktionelle Ergebnis im relativen Constant Score der 4 Gruppen korreliert nicht mit dem unterschiedlichen Alter der 4 Gruppen.

Stellt man die Ergebnisse nach primärer Frakturprothetik denjenigen bei sekundärer Frakturprothetik gegenüber (Tab. 2) so ergeben sich bei primärer Frakturprothetik tendenziell bessere Ergebnisse als in den Serien bei Typ 1 bis 4 Traumafolgen nach Boileau. Bei 26 primären Frakturprothesen ergab sich ein relativer Constant Score postoperativ von 76 % bei einer Elevation von median 110°. Bei den Frakturfolgen zeigte die Gruppe 1 (105° Elevation, 72 % rel.

Constant Score) tendenziell die günstigeren Ergebnisse im Vergleich zur Gruppe
2 und 4 (Abb. 1).

Tab. 2
Ergebnisse bei primären / sekundären Frakturprothesen

	Primär	Sec 1	Sec 2	Sec 3	Sec 4
n = 44	26	5	3	1	9
AE (Median) °	110	105	75	120	55
Pain	13	11,5	12,5	10	12,5
CS rel post (Median)	76	72	75	71	69
Follow up (Mon.)	13 (6-44)	20 (6-40)	47	14	37

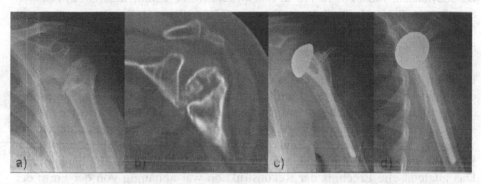

Abb. 1
Posttraumatische Humeruskopfnekrose nach Oberarmkopfmehrfragmentfraktur und
Plattenosteosynthese (23m), Frakturfolge Typ1, Implantation einer Frakturprothese.
74 Jahre, weiblich. a) Röntgen Schulter a.p. präoperativ, b) CT präoperativ, c)
Röntgen a.p. postoperativ, d) Röntgen y postoperativ

3 Patienten nach Luxationsfraktur konnten nur eine mediane Elevation von 75°
mit einem relativen Constant Score von 75 Punkten erreichen. Die Ergebnisse in
Gruppe 4 bei erheblicher Fehlstellung zeigten die ungünstigste Prognose. Kein
Patient war in der Lage, den Arm über 90° zu heben (mediane Elevation 55°,
relativer Constant Score median 69 %). Eine einzige, mit Aequalis-
Hemiprothese versorgte Patientin mit Pseudarthrose konnte eine ausgezeichnete
Elevation erreichen (120° Elevation, 71 % relativer Constant Score). Bei 10
Patienten mit Pseudarthrosen am chirurgischen Hals, ausreichend grossen und
vitalen Kalottenfragmenten und erhaltenem tub. majus sowie Alter unter 70
Jahren wurde mit einer winkelstabilen Platte (Philos, Fa. Synthes) und
Spongiosaanlagerung rekonstruiert (Abb. 2).

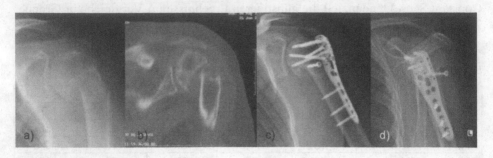

Abb. 2
Pseudarthrose chirurgischer Hals nach Oberarmkopfmehrfragmentfraktur und Pin Osteosynthese, Frakturfolge Typ 3. Rekonstruktion. 72 Jahre, weiblich. a) Röntgen Schulter a.p. 5m nach Pin Osteosynthese, b) CT a.p. 9m nach Pin Osteosynthese, c) Röntgen a.p. 2a nach Rekonstruktion mit Platte, Keine Necrose, Implantat stabil, d) Röntgen y 2a nach Rekonstruktion mit Platte

In allen Fällen wurde eine knöcherne Ausheilung erzielt. Alle Patienten erreichten einen drastischen, signifikanten (<0,005) Funktionsgewinn gegenüber der präoperativ weitgehend aufgehobenen Funktion. Alle Patienten waren schmerzarm oder schmerzfrei. Alle rekonstruierten Kopffragmente zeigten im weiteren Verlauf keine Humeruskopfnekrose und keine mechanischen Komplikationen am Implantat, wie Schraubenlockerung bzw. Implantatbruch. Das anatomische Ergebnis der Rekonstruktion war abhängig von der Form der Pseudarthrose und dem Ausmaß der Defekte. Um eine möglichst große Knochenkontaktfläche zu erreichen und damit eine Einheilung zu gewähren, wurden Kompromisse hinsichtlich der Form eingegangen. So wurden bei medialem metaphysärem Defekt Varusfehlstellung akzeptiert. Der relative Constant Score betrug beim Folow up (18m, 9-37) im Mittel 82 % (75 bis 93 %), die mittlere anteriore Elevation 97,5° (90 bis 115°), die mittlere Außenrotation 45° (0 bis 80°), der mittlere Schmerzscore 13 Punkte (11 bis 15).

Tab. 3
Ergebnisse nach Rekonstruktion von subkapitalen Pseudarthrosen

n = 10	
AE MW °	97,5 (90 – 115°)
Pain	13 (13-15)
CS rel post	82 % (75-93 %)

10 Patienten mit inverser Prothese nach Frakturfolgen zeigten nach 8 Monaten (8-38m) ein aktive Elevation von 130 Grad (70-160°) sowie einen relativen Constant Score von 96% (60-100%). Alle Patienten hatten präoperativ ein

intaktes Glenoid ohne Knochendefekte. Auch hier waren die Verbesserungen zum präoperativen Status signifikant (< 0,005)(Abb. 3).

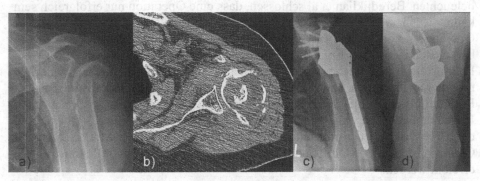

Abb. 3
Nekrose nach Oberarmkopfmehrfragmentfraktur und konservativer Therapie, Frakturfolge Typ 4. Inverse Prothese. 85 Jahre, weiblich. a) Röntgen a.p. Typ 4 Fehlstellung. Relativ kleines Kopffragment, fragliche Integrität des Tuberculum majus, b) CT axial Kopfnekrose, c) Röntgen a.p. 1 Jahr post-OP, adäquate Länge ohne Instabilität, d) Röntgen axial 1 Jahr post-OP

Diskussion

Die Bedeutung der Integrität des Tuberculum majus mit der Diaphyse sowie seine Stellung sind die wohl wichtigsten prognostischen Kriterien für das Ergebnis nach Rekonstruktion bzw. nach prothetischem Ersatz bei Humeruskopffrakturen und deren Folgen. Ist eine Osteotomie oder Osteosynthese des Tuberculum majus notwendig, so verschlechtert sich die Prognose hinsichtlich des funktionellen Gewinnes auch nach Hemi- oder Totalprothese. So konnten auch Dines et al bei 20 Schulterprothesen nach posttraumatischen Fehlstellungen bessere Ergebnisse erzielen, wenn keine Osteotomie des Tuberculum majus erforderlich und die Pat. jünger als 70 Jahre waren [3]. Die Klassifikation der Frakturfolgen von Boileau et al berücksichtigt dies [2]. Die prognostische Relevanz dieser Klassifikation konnte u.a. auch durch die retrospektiven Daten der Nizza-Studie belegt werden (10). Habermeyer und Schweiberer analysierten retrospektiv 2 Gruppen von insgesamt 17 Patienten mit Fehlstellung des Oberarmkopfes [4]. Eine Gruppe wurde prothetisch versorgt, in der anderen wurden Korrekturosteotomien durchgeführt (Varus, Valgus, Rotation). Die Patienten nach Korrekturosteotomie zeigten dabei tendenziell bessere Ergebnisse als diejenigen nach Endoprothese. In der Literatur finden sich nur wenige Quellen, die neben der ossären Fehlstellung auch weitere prognostische Kriterien, wie z.B. die Weichteilsituation berücksichtigen und die im Rahmen eines

Behandlungsalgorythmus die Indikation sowohl zur Prothese als auch zur Korrekturosteotomie (Varus, Valgus, Tuberculum majus-Osteotomie, Rotation) beleuchten. Beredjiklian et al schlossen, dass eine Operation nur erfolgreich sein kann, wenn alle knöchernen und Weichteilprobleme/Fehler zur Zeit der Operation korrigiert werden können [1]. Die vorliegenden Zahlen berücksichtigen die Ergebnisse zunächst nach prothetischem Ersatz bei Frakturfolgen entsprechend der Kassifikation nach Boileau mit anatomischen modularen Prothesen bzw. inversen Prothesen bzw. nach Rekonstruktion bei Pseudarthrosen. Auf zusätzliche Korrekturosteotomien im Rahmen von Implantationen von modularen Prothesen wurde verzichtet. Eine Verbesserung der Ergebnisse in den einzelnen Gruppen sollte eher durch Modifikation der Operationstechnik, Modifikation des Prothesenmodells bzw. Rekonstruktion erreicht werden.

Auch in den vorliegenden Zahlen zeigt sich, dass in den Gruppen 1 und 2, d.h. bei Integrität des Tuberculum majus mit dem Schaft und erhaltener Stellung, günstige Ergebnisse erzielt werden können, während bei erheblicher Fehlstellung bzw. mit Osteosynthese des Tuberculum majus unbefriedigende funktionelle Ergebnisse zu erwarten sind. Die Aussagen im Gruppenvergleich werden durch verschiedene Faktoren eingeschränkt. So ist die Studie retrospektiv. Durch die Aufteilung in Untergruppen werden diese sehr klein. In Gruppe 3, d.h. nach Implantation einer Hemiprothese bei subkapitaler Pseudarthrose, wurde bei der einzigen Patientin, im Gegensatz zu den Zahlen der Nizza-Studie, ein ausgezeichnetes Ergebnis erzielt. Die vorliegenden Ergebnisse nach Rekonstruktion sind tendenziell denjenigen nach Ersatz mit anatomischen Prothesen überlegen. Die guten Ergebnisse sind möglicherweise durch den Einsatz eines winkelstabilen Implantates zu erklären. Die Indikation zur Rekonstruktion sollte allerdings begrenzt werden durch die Größe und biologische Integrität des erhaltenen Kopffragmentes, um eine Verankerung der Schrauben, sowie eine Einheilung des Kopffragmentes zu ermöglichen. Eine gleichzeitige Osteotomie der Tubercula sollte nicht erfolgen. Bei kleinen avitalen Kalottenfragmenten und jüngerem Alter sollte eine Frakturprothese der 3 Generation (Spongiosaanlagerung) verwendet werden. Jüngste Ergebnisse mit einer schaftfreien Kopfprothese (Eclipse) scheinen vielversprechend, da die zwingende Orientierung im Schaft entfällt.

Die inversen Prothesen bei Typ 3 und Typ 4 Fehlstellungen zeigten sehr günstige Ergebnisse. Die Indikation zur inversen Prothese bei kleinen, avitalen Kalottenfragmenten, fehlenden Tubercula, bei Rotatorendefekten oder bei Fehlstellungen Typ 4 sollte dennoch nur zurückhaltend und nur beim älteren Patienten gestellt werden, da mittelfristig in der Literatur höhere

Komplikationsraten beschrieben sind (Infektion, Lockerung, caudale glenoidale Resorption, Revision [8,11].

Literatur

1.   Beredjiklian MD, Pedro K, Iannotti JP, Norris TR, Williams GR. Operative treatment of malunion of a fracture of the proximal aspect of the humerus. J Bone Joint Surg 1998; 80-A: 1484-1495
2.   Boileau P, Walch G, Trojani C, Sinnerton R, Romeo A A, Veneau B. Sequelae of fractures of the proximal humerus: surgical classification and limits of shoulder arthroplasty. In: Walch G, Boileau P. eds.: Shoulder Arthroplasty. Berlin, Springer; 1999: 349-358
3.   Dines DM, Warren RF, Altchek DW, Moeckel B. Posttraumatic changes of the proximal humerus: Malunion, nonunion, and osteonecrosis. Treatment with modular hemiarthroplasty or total shoulder arthroplasty. J Shoulder Elbow Surg 1993; 2: 11-21
4.   Habermeyer P, Schweiberer L. Korrektureingriffe infolge von Humeruskopffrakturen. Orthopäde 1992; 21: 148-157
5.   Mansat P, Guity MR, Bellumore Y, Mansat M. Shoulder arthroplasty for late sequelae of proximal humeral fractures. J Shoulder Elbow Surg 2004; 13(3): 305-312
6.   Neer C S. Old trauma in glenohumeral arthroplasty. In: Shoulder reconstruction. Philadelphia, WB Saunders 1990: 222-234
7.   Norris T R, Turner J A. Late prosthetic shoulder arthroplasty for proximal humeral fractures. J Shoulder Elbow Surg 1995; 4: 271-280
8.   Seebauer L, Walter W, Keyl W; Reverse total shoulder arthroplasty for the treatment of defect arthropathy. Oper Orthop Traumatol 2005; 17: 1-24
9.   Tanner M W, Cofield R H; Prosthetic arthroplasty for fractures and fracture dislocations of the proximal humerus. Clin Orthop 1983; 179: 116-128
10.   Walch G. 2000 Protheses d'Epaule recul de 2 a 10 ans, Walch G, Boileau P, Mole D. Montpellier (eds.), Sauramps Medical 2001
11.   Werner CM, Steinmann PA, Gilbart M, Gerber C. Treatment of painful pseudoparesis due to irreparable rotator cuff dysfunction with the Delta III reverse-ball-and-socket total shoulder prosthesis. J Bone Joint Surg 2005; 87: 1476-86

2.2   Hemiprothese vs. Inverse Prothese
- Differentialindikation und Ergebnisse im Vergleich -

Seebauer L, Reiland Y, Hoffmann F, Hübner M, Schiller K

Trotz optimaler Operationstechnik und Implantatdesign ist auf Grund der hohen Rate schlechter Ergebnisse nach primären oder sekundären Frakturprothesen gerade bei jüngeren Patienten mit hohen funktionellen Ansprüchen nicht selten die Notwendigkeit der operativen Revision der Frakturprothese zu diskutieren. Unabhängig vom verwandten Prothesentyp sind die Ergebnisse der Frakturprothesen sind allenfalls in der Hälfte der Fälle als gut einzustufen. Häufig wird zwar eine Schmerzlinderung angegeben, eine gute Wiederherstellung von Beweglichkeit und Funktionsverbesserung ist deutlich seltener zu finden. Ursächlich sind hier neben der Einsteifung v.a. eine sekundäre Rotatorenmanschetteninsuffizienz infolge des Nicht-, Fehleinheilen oder Osteolyse der Tuberkula (v.a. des Tuberkulum majus).

Radiologisch lässt sich in Folge der Rotatoreninsuffizienz häufig eine anterior-superiore Instabilität beobachteten. Die anterior-superiore Dezentrierung kann entweder bereits schon statisch am a.p.-Röntgenbild und besser dynamisch mittels Durchleuchtung dokumentiert werden. Bei länger währenden Verläufen ist neben der superioren Migration des Humeruskopfs häufig eine sekundäre Erosion des Glenoids zu beobachten. Diese begünstigt die weitere Dezentrierung des Humeruskopfes. Gerade in der Kombination von Kapselfibrose Steife und zusätzlicher Rotatoreninsuffizienz ist eine progrediente anterior-superiore Glenoiderosion zu beobachten.

In der Behandlung von Frakturfolgezuständen hat sich mittlerweile gezeigt, dass einige Formen bei endoprothetischer Behandlung mit konventionellen Schulterendoprothesen keine guten Ergebnisse liefern. Die inverse Prothese hat mittlerweile in kurz- bis mittelfristigen Beobachtungszeiträumen bei Revisionsindikationen von Frakturprothesen bessere Ergebnisse als die konventionelle Prothesen geliefert, wobei die Resultate jedoch deutlich schlechter sind als bei der primären Anwendung in der Behandlung der Defektarthropathie (für welche Indikation die inverse Prothese ursprünglich entwickelt wurde). Mittelfristige Analysen zeigen aber auch, dass das extraanatomische inverse Prothesendesign das Auftreten progredienter Erosionen im Bereich des inferioren u. posterioren Glenoids und nach ca. 7-8 Jahren die konsekutive Verschlechterung der klinischen Ergebnisse und das zunehmende Risiko der Glenoidkomponentenlockerung mit sich bringt. Aus diesen Gründen ist für Patienten unter 65-70 Jahren die Indikation für die inverse Prothese streng zu stellen und auch an die Alternative der konventionellen Hemiprothese, evtl. in Kombination mit einem spezifischen Kopfmodul (CTA™-Kopf) oder einer subakromialen Abstützschale (Epoca Reco™) zu denken.

Zur differentialtherapeutischen Entscheidung wurde von uns neben der klinischen Symptomatik (schmerzbedingte vs. pathomorphologisch bedingter Pseudoparalyse oder Lag Signs) eine biomechanisch orientierte radiomorphologische Klassifikation für die Defektarthropathie entwickelt, die wir neben der Klassifikation der Frakturfolgezustände n. Boileau analog auch in der Behandlung von Frakturfolgezuständen und fehlgeschlagenen konventionellen Frakturprothesen angewandt haben. Entscheidende Kriterien dieser Klassifikation sind der Grad der Dezentrierung des glenohumeralen Drehzentrums, die Stabilität des Drehzentrums und Ausmaß und Richtung der Glenoiderosion (Abb. 1). In einer retrospektiven Analyse von hemiprothetisch versorgten Defektarthropathien zeigte sich hier eine deutliche Korrelation des klinischen Ergebnisses mit dem Grad der Dezentrierung.

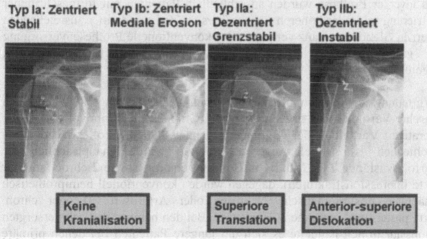

Abb. 1
Einfluss der Drehzentrumspostition (Z$_H$) auf Hebelarm und Drehmoment des Deltamuskels

Ziel der hier vorgestellten Analyse soll sein, inwieweit bei einer von Frakturfolgezuständen und Revisionen von Frakturprothesen oben dargestellte Klassifikation eine Entscheidungshilfe sein kann und inwieweit es Indikationen gibt, bei denen die konventionelle Hemiprothesenversorgung ausreichend gute klinische Ergebnisse erwarten lässt.

Von 1997 bis 2005 wurden in unserer Abteilung prospektiv 21 Patienten mit
fehlgeschlagener Frakturprothese und 15 Patienten mit Frakturfolgezuständen
mittels einer inverse Prothese revidiert und im Follow-up prospektiv
dokumentiert (Gruppe A). Im selben Zeitraum wurden 5 Patienten mit
fehlgeschlagener Frakturprothese und 12 Patienten mit Frakturfolgezuständen
mit einer konventionellen Hemiprothese versorgt (Gruppe B). Die Verteilung
der Defekttypen ist in Tabelle 1 dargestellt.

Tab. 1
Patientenverteilung – Frakturfolgetypen n. Boileau – Dezentrierungsgrad – Klinisches
Ergebnis (Alters- u. geschlechtskorrelierter Constant-Score)

	Prothesen-revision	Fraktur-folgezustand	Alter	Vor-OPs	Ia	Ib	IIa	IIb	nicht klass.
Konv. Hemi-prothese	5	12	62	1,5	2	7	5	-	3
Inverse Prothese	21	15	70	2,3	-	2	11	13	10

Mittels inverser Prothese wurden ausschließlich Patienten mit fortgeschrittener
Dezentrierung und/oder höheren Lebensalters (> 70 J.) und einer ausreichenden
knöchernen Glenoidsubstanz versorgt. Eine konventionelle Prothesenversorgung
wurde grundsätzlich nicht bei höhergradiger Dezentrierung (Typ IIb)
durchgeführt.

Die Verteilung der epidemiologischen Daten (Tab. 1) zeigt klar, dass ein
statistischer Vergleich der Ergebnisse beider Gruppen nicht sinnvoll ist, da die
präoperative Verteilung der zugrunde liegenden Patientenkollektive deutlich
unterschiedlich ist. Mittels inverser Prothese wurden hauptsächlich die
Frakturfolgezustände Typ 3 und 4 n. Boileau versorgt (sowie 2 chron. anterior
verhakte Impressionsfrakturen), dagegen wurden konventionell hemiprothetisch
hauptsächlich posttraumatische Nekrosen oder Arthrosen (9) oder chron.
verhakte posteriore Luxationen (3) versorgt. Bei den hemiprothetisch versorgten
Revisionssituationen handelte es sich um jüngere Patienten bei denen primäre
Prothesenmalpositionen durch Änderung der Kopfkomponente oder der
kompletten Prothese korrigiert wurden, oder bei denen auf Grund einer
progredienten Rotatoreninsuffizienz eine spezielle Kopfkalotte (CTA™)
aufgesetzt wurden.

Es werden daher die typische Klinik, Röntgenmorphologie und das operative
Vorgehen in der Versorgung mittels Hemiprothese oder inverser Prothese, für
die Frakturfolgezustände 1 – 4 n. Boileau bzw. Ia – IIb n. Seebauer detailliert

dargestellt und in ihrem klinischen Ergebnis nach einem Mindestnach-
beobachtungszeit von 6 Monaten demonstriert.

Ergebnisse

Bei Vergleich der präoperativen mit dem postoperativen Constant-Score zeigt
sich für beide Gruppen ein deutlicher Zugewinn (Tab. 2). Die
Gesamtkomplikationsrate lag in der Gruppe der inversen Prothese mit 30%
deutlich höher als bei den Hemiprothesen mit 16%.

Tab. 2
Klinisches Ergebnis (Alters- u. geschlechtskorrelierter
Constant-Score)

	CS prä	CS post	CS % post
Konv. Hemiprothese	22,9	50,2	67%
Inverse Prothese	16,9	43,1	68%

Versorgung mittels Hemiprothese

Vor allem der Typ 1 n. Boileau erzielt mit einem rel. CS von 87% bei der
Versorgung mittels Hemiprothese sehr zufriedendstellende Ergebnisse. Bei
ausgedehnten medialen Glenoiderosionen, die mittels Hemiprothese versorgt
wurden, sind die klinischen Ergebnisse heterogen und hängen auch vom Grad
der gleichzeitigen Rotatoreninsuffizienz und Einsteifung der Schulter ab. Durch
den speziellen CTA™-Kopf kann das schmerzhafte Anstoßen des Tuberkulum
majus in Abduktion und Außenrotation vermieden werden.

Versorgung mittels inverser Prothese

Bei der Verwendung von inversen Prothesen in der Versorgung von
Frakturfolgezuständen Typ 3 und 4 n. Boileau bzw. Dezentrierunstypen IIa u.
IIb sind schlechtere und heterogenere Ergebnisse als in der Versorgung von
Defektarthropathien zu beobachten (Abb. 3). Insgesamt zeigt sich eine hohe
Patientenzufriedenheit, die sich auf regelhafte Schmerzbefreiung durch dieses
Prothesensystem begründet, dagegen zeigen sich doch deutlich Defizite in der
Beweglichkeit, Funktion und Kraft der Schulter. Dies begründet sich zum einen
in der häufig vorliegenden Kontraktur der periartikulären Weichteile zum
anderen aber auch im Defizit der aktiven Außenrotation durch das Fehlen
jeglicher posterioren RM-Anteile.

Zusammenfassung

Die differentialtherapeutische Entscheidung in der Behandlung von Frakturfolgezuständen und Revisionen von fehlgeschlagenen Frakturprothesen muss von einer Vielzahl von Faktoren abhängig gemacht werden: Grundsätzlich wichtig ist der Patientenanspruch der Schmerzbefreiung und/oder der Funktionsverbesserung. Das Alter des Patienten, das Ausmaß der funktionellen Dekompensation der Schulter, der Zustand der Restrotatorenmanschette und der Grad der Glenoiddestruktion spielen eine entscheidende Rolle. Als Entscheidungshilfen bei dieser schwierigen differentialtherapeutischen Überlegung kann die Klassifikation der Frakturfolgezustände n. Boileau sowie unsere Klassifikation bezüglich Dezentrierung des Humeruskopfs und Ausmaß der Glenoiderosion herangezogen werden. Die Implantation der Hemiprothese empfiehlt sich beim jüngeren Patienten, bei geringen Funktionsausfällen, bei ausgeprägten zentralen Glenoiderosionen und funktionell und morphologisch intakten Resten von Subscapularis- und Infraspinatussehne und –muskel. Grundsätzlich ist anzunehmen, dass je ausgedehnter der Rotatorenmanschetten-defekt und somit die anterior-superiore Dezentrierung ist, desto eher schlechter die Ergebnisse der konventionellen Prothese sein dürften. Andererseits ist bei schweren Glenoiderosionen die Verankerung der inversen Glenoidkomponente nicht oder nur unter zu Hilfenahme eines autologen knöchernen Aufbaus möglich und somit die Implantation des inversen Systems nur bedingt möglich und die langfristig stabile Glenoidverankerung fraglich.

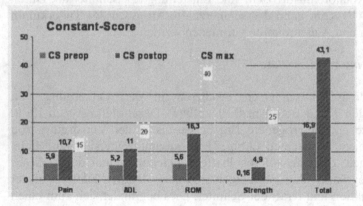

Abb. 3
Klinisches Ergebnis nach Revisionen mittels inverser Prothesen

Literatur

1. Antuna SA, Sperling JW, Sanchez-Sotelo J, Cofield RH. Shoulder arthroplasty for proximal humeral malunions: long-term results. J Shoulder Elbow Surg 2002; 11: 122-9

2. Antuna SA, Sperling JW, Sanchez-Sotelo J, Cofield RH. Shoulder arthroplasty for proximal humeral nonunions. J Shoulder Elbow Surg 2002; 11: 114-21

3. Boileau P, Trojani C, Walch G, Krishnan SG, Romeo A, Sinnerton R. Shoulder arthroplasty for the treatment of the sequelae of fractures of the proximal humerus. J Shoulder Elbow Surg 2001; 10: 299-308

4. Boileau P, Krishnan SG, Tinsi L, Walch G, Coste JS, Mole D. Tuberosity malposition and migration: reasons for poor outcomes after hemiarthroplasty for displaced fractures of the proximal humerus. J Shoulder Elbow Surg 2002; 11: 401-12

5. Boileau P, Watkinson DJ, Hatzidakis AM, Balg F. Grammont reverse prosthesis: design, rationale, and biomechanics. J Shoulder Elbow Surg 2005; 14-S: 147-161

6. Boileau P, Chuinard C, Le Huec JC, Walch G, Trojani C. Proximal humerus fracture sequelae: impact of a new radiographic classification on arthroplasty. Clin Orthop Relat Res 2006; 442: 121-30

7. Farvard L. Long-term results of the reversed prosthesis. IX. SECEC Congress Rome, 2005

8. Kralinger F, Schwaiger R, Wambacher M, Farrell E, Menth-Chiari W, Lajtai G, Hubner C, Resch H. Outcome after primary hemiarthroplasty for fracture of the head of the humerus. A retrospective multicentre study of 167 patients. J Bone Joint Surg Br 2004; 86: 217-219

9. Mansat P, Guity MR, Bellumore Y, Mansat M. Shoulder arthroplasty for late sequelae of proximal humeral fractures. J Shoulder Elbow Surg 2004; 13: 305-12

10. Mighell MA, Kolm GP, Collinge CA, Frankle MA. Outcomes of hemiarthroplasty for fractures of the proximal humerus. J Shoulder Elbow Surg 2003; 12: 569-77

11 Norris TR, Green A, McGuigan FX. Late prosthetic shoulder arthroplasty for displaced proximal humerus fractures. J Shoulder Elbow Surg 1995, 4. 271-80

12. Paladini P, Collu A, Campi E, Porcellini G. The inverse prosthesis as a revision prosthesis in failures of shoulder hemiarthroplasty. Chir Organi Mov 2005; 90: 11-21

13. Resch H. Fractures of the humeral head. Unfallchirurg 2003; 106: 602-17

14. Robinson CM, Page RS, Hill RM, Sanders DL, Court-Brown CM, Wakefield AE. Primary hemiarthroplasty for treatment of proximal humeral fractures. J Bone Joint Surg Am 2003; 85: 1215-23

15. Seebauer L, Walter W, Keyl W. Reverse total shoulder arthroplasty for the treatment of defect arthropathy. Oper Orthop Traumatol 2005; 17: 1-24

16. Visotsky JL, Basamania C, Seebauer L, Rockwood CA, Jensen KL. Cuff tear arthropathy: pathogenesis, classification, and algorithm for treatment. J Bone Joint Surg Am 2004; 86-S2: 35-40

17. Werner CM, Steinmann PA, Gilbart M, Gerber C. Treatment of painful pseudoparesis due to irreparable rotator cuff dysfunction with the Delta III reverse-ball-and-socket total shoulder prosthesis. J Bone Joint Surg Am 2005; 87: 1476-8

2.3 Funktionelle Ergebnisse nach Implantation einer inversen Schulterendoprothese nach fehlgeschlagener Osteosynthese einer proximalen Humerusfraktur

Heikenfeld R, Listringhaus R, Godolias G

Die Behandlung von proximalen Humerusfrakturen stellt nach wie vor eine große Herausforderung für den traumatologisch tätigen Arzt dar. Viele Oberarmkopfbrüche sind nicht wesentlich disloziert und weisen nur ein oder zwei Fragmente auf, so dass durch konservative Maßnahmen oft ein zufriedenstellender Behandlungserfolg zu erreichen ist, zumal häufig Patienten mit niedrigen funktionellen Ansprüchen und Aktivitätsniveau betroffen sind [3]. Differenzierter sind 3 und 4- Fragment Frakturen zu betrachten. Hier wird zumeist ein operatives Vorgehen anzustreben sein [5]. Wann immer möglich sollte einem osteosynthetischen Verfahren der Vorzug gegenüber dem primären endoprothetischem Ersatz gegeben werden, wobei insbesondere die Größe des Kopffragmentes zu berücksichtigen ist [2]. Neben allen bekannten Osteosyntheseverfahren finden in den letzten Jahren die winkelstabilen Systeme eine immer breitere Verwendung. Allerdings werden die Möglichkeiten auch hier durch den Frakturtyp, die Knochenqualität und die Gefahr der postraumatischen Nekrose limitiert. Allerdings ist auch die primäre Versorgung einer 4 Fragment Fraktur mittels Frakturendoprothese, bei der die Tuberkula mittels spezieller Rekonstruktionstechniken an der proximalen Prothese refixiert werden, nicht unkritisch zu betrachten. Vergleicht man die Ergebnisse von osteosynthetischer Versorgung mittels winkelstabiler Platte und Frakturendoprothese in der Literatur, kann sich kein Verfahren entscheidende Vorteile verschaffen. In vielen Fällen wird daher zu Recht der Versuch einer osteosynthetischen Rekonstruktion unternommen. Kommt es aber zu einem Versagen der Osteosynthese, bleibt in den weitaus meisten Fällen nur die Implantation einer inversen Schultergelenksendoprothese, um den prinzipbedingtem Ausfall der Rotatorenmanschette zu kompensieren. Ziel war es, die funktionellen Ergebnisse nach Implantation einer inversen Schulterendoprothese nach fehlgeschlagener Osteosynthese einer proximalen Humerusfraktur zu evaluieren.

Patienten und Methode

Bei 10 Patienten nach fehlgeschlagener Osteosynthese einer proximalen Humerusfraktur wurde eine inverse Schultergelenksendoprothese Typ Delta III implantiert. Das Durchschnittsalter betrug 75 Jahre. 6 Frauen und 4 Männer waren betroffen. Alle Patienten waren primär auswärtig operativ versorgt worden, in einigen Fällen war dort bereits eine Entfernung des Osteosynthesematerials vorgenommen worden. In einem Fall lag eine vorausgegangene Infektion nach Osteosynthese vor. Der Zeitraum zwischen Unfallzeitpunkt und endoprothetischem Ersatz lag zwischen 3 Wochen und 27 Monaten. Die Nachuntersuchung erfolgte prospektiv über einen Zeitraum von mindestens 18 Monaten unter Zuhilfenahme des alterskorrelierten Constant Scores.

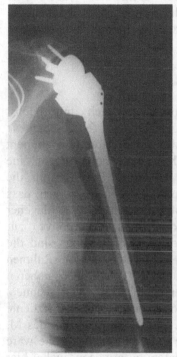

Abb. 1
Postoperative Ergebnisse
nach Epiphysenverlängerung

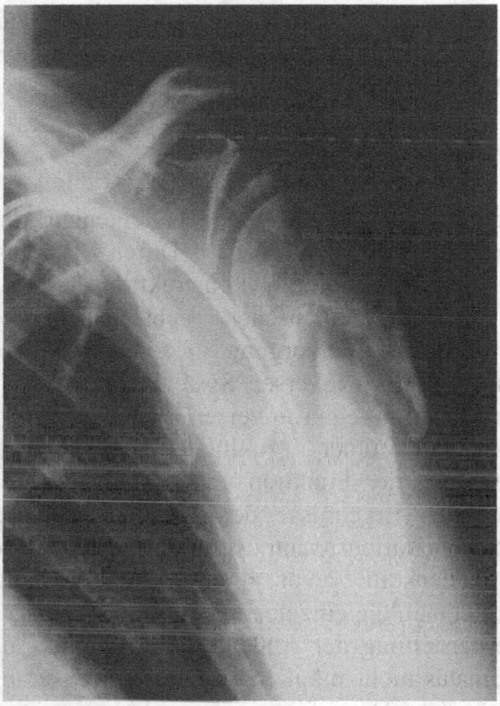

Abb. 2
Nach Metallentfernung einer
fehlgeschlagenen Osteosynthese

Ergebnisse

9 Patienten konnten vollständig erfasst werden. Alle Patienten zeigten eine Verbesserung des Constant Scores im Nachuntersuchungszeitraum von 20% auf zuletzt 69%. Ein Patient musste aufgrund rezidivierender Luxationen 9 Tage nach Primärimplantation revidiert werden. Es handelte sich um eine Situation mit ausgedehntem proximalen Humerusdefekt, bei dem eine 190mm diaphysäre

Komponente implantiert werden musste. Es wurde eine Epiphysenverlängerung und ein Inlaywechsel durchgeführt. Danach trat keine weitere Luxation auf. In einem Fall musste eine arthroskopische Hämatomausräumung durchgeführt werden. Infektionen oder Wundheilungsstörungen traten nicht auf.

Alle Patienten waren mit dem operativen Ergebnis zufrieden und würden den Eingriff wiederholen lassen. Die aktive Abduktion stieg von durchschnittlich 46° auf 92°. Die durchschnittliche Außenrotation lag bei 6°. Die radiologischen Verlaufskontrollen zeigten in keinem Fall Hinweise auf eine Prothesenlockerung. Zu beachten ist, dass 3 Fälle radiologische Zeichen des inferioren Notchings Grad 1 oder 2 nach Nérot zeigten. In diesen Fällen war keine klinische Relevanz festzustellen.

Diskussion

Bei dem hier untersuchten Patientengut handelt es sich um höchst problematische Situationen: Durch vorausgegangene fehlgeschlagene Osteosynthesen ist eine Rekonstruktion der für die Schulterfunktion eminent wichtigen Rotatorenmanschette nicht mehr möglich. Daher scheint – wenn eine endoprothetische Versorgung in solchen Fällen im Raume steht – nur die Implantation eines inversen Systems sinnvoll. Unsere Ergebnisse zeigen, dass die Implantation einer inversen Schulterendoprothese nach fehlgeschlagener Osteosynthese einer proximalen Humerusfraktur eine Alternative zur Verbesserung der Funktion und des Schmerzes darstellt. Allerdings sind die funktionellen Ergebnisse der inversen Prothese schlechter als im Rahmen anderer Indikationsspektren zu bewerten. Zudem ist mit einer höheren Komplikationsrate - vor allem hinsichtlich einer Instabilität – zu rechnen. Betrachtet man die einzelnen Bewegungsebenen, so ist zumeist keine suffiziente Wiederherstellung der Außenrotation möglich, da eine Rekonstruktion des M. infraspinatus nicht möglich ist. Zur Verbesserung dieser Funktionsebene wäre die zusätzliche Durchführung eines Latissimustransfers zu erwägen, wobei hier das deutlich höhere, zusätzliche Operationstrauma zu berücksichtigen ist.

In der Literatur sind kaum Berichte über vergleichbares Patientengut zu finden. Müller [4] berichtet in einem Case Report über einen Fall nach infizierter Osteosynthese einer proximalen Humerusfraktur und nachfolgender Implantation einer inversen Prothese mit gutem funktionellem Ergebnis. Boileau [1] berichtet in seiner Serie von 45 Delta III Prothesen, die auch 5 proximale Humerusfrakturen enthielt, über 3 Luxationen nach 1 bis 3 Monaten postoperativ. Werner [6] verzeichnet 5 postoperative Luxationen bei 58 Patienten, die in 4 Fällen eine operative Revision erforderlich machten. Möglicherweise muss bei der Entwicklung einer postoperativen Instabilität eine

Art Dehnungseffekt des Deltoideus postuliert werden. In unserem Fall war zum Revisionszeitpunkt ein deutlicher Teleskopeffekt der prothetischen Elemente zu verzeichnen.

Literatur

1. Boileau P, Watkinson DJ, Hatzidakis AM, Balg F. Grammont reverse prosthesis: design, rationale, and biomechanics. J Shoulder Elbow Surg 2005; 14 (1 Suppl S): 147S-161S
2. Heers G, Torchia ME. Shoulder hemi-arthroplasty in proximal humeral fractures Orthopäde 2001; 30: 386-94
3. Leyshon RL. Closed treatment of fractures of the proximal humerus. Acta Orthop Scand 1984; 55: 48–51
4. Muller M, Burger C, Paul C, Rangger C. Implantation of an inverse prosthesis after management of an infected subcapital humerus fracture initially treated with osteosynthesis Unfallchirurg. 2005; 108: 765-769
5. Neer CSII. Displaced proximal humerus fractures, Part II. Treatment of three-part and four part displacement. J Bone Joint Surg 1970; 52: 1090–1093
6. Werner CM, Steinmann PA, Gilbart M, Gerber C. Treatment of painful pseudoparesis due to irreparable rotator cuff dysfunction with the Delta III reverse-ball-and-socket total shoulder prosthesis. J Bone Joint Surg 2005; 87: 1476-86

2.4 Management von Glenoiddefekten und inverse Schulterendoprothetik

Seebauer L, Goebel M

Die Behandlung signifikanter knöcherner Glenoiddefekte bedeutet eine schwierige Herausforderung bei der konventionellen Schulterendoprothetik. Die Rate der klinisch unbefriedigenden Ergebnisse und die revisionspflichtigen Komplikationen sind hoch. Bei zweizeitigem rekonstruktiven Vorgehen nach Entfernung gelockerter Glenoidkomponenten anatomischer Prothesen sind die klinischen Ergebnisse ebenfalls unbefriedigend. Häufig ist eine Abnahme des Glenoidaufbaus zu beobachten.

Bei der inversen Schulterendoprothese kann ein ausgedehnter Glenoiddefekt die Implantation dieses Prothesentyps unmöglich bzw. die Durchführung ausgedehnter knöcherner Glenoidrekonstruktionen notwendig machen. Zweck dieser Studie ist die Evaluation der technischen Durchführbarkeit der Glenoidkomponentenimplantation inverser Schulterendoprothesen beim Vorliegen ausgedehnter Glenoiddefekte. Zusätzlich soll die Durchführbarkeit der einzeitiger Implantation mit gleichzeitig aufwändiger autologer Rekonstruktion bei ausgedehnten Defekten analysiert werden. Ferner sollen die kurz- bis mittelfristigen radiologischen und klinischen Ergebnisse evaluiert werden.

Bei 21 Pat. mit signifikanten zentrischen (n=7) oder exzentrischen (n=14) Glenoiddefekten wurde die Implantation der inversen Glenoidkomponente in Kombination einer autologen Knochentransplantation durchgeführt. Das Ausmaß der Defekte wurde bei den zentrischen und exzentrischen Defekten in jeweils 4 Schweregrade unterteilt (Abb. 1). Die Pat. mit zentrischen Defekten wurden ausschließlich mit einer Spongiosaimpaktationsplastik versorgt. Die exzentrischen Defekte wurden durch eine autologe kortikospongiöse Spanplastik rekonstruiert (Abb. 2). Die Pat. wurden in einer prospektiven klinischen und radiologischen Studie dokumentiert. In einem Nachbeobachtungszeitraum von 18-54 Monaten konnte keine Lockerung der Glenoidkomponente der inversen Prothese beobachtet werden. Alle Pat. hatten stabile Schultergelenke mit signifikant verbesserten klinischen Ergebnissen (Abb. 3). Das Ausmaß und die Rate des inferioren Glenoidnotching waren nicht größer als bei primären inversen Schulterendoprothesen ohne rekonstruierte Glenoiddefekte. Eine relevante Osteolyse der kortikospongiöse Transplantate konnte nicht beobachtet werden. In 18 Fällen wurde der Eingriff einzeitig durchgeführt. Die

Rekonstruktion anteriorer oder posteriorer Defekte ist hierbei deutlich schwieriger als von superioren oder inferioren Defekten. Erstere bedürfen zusätzlich der Fixation durch Schrauben, letztere könne in der Regel durch temporäre K-Draht-Fixation und definitiv alleinig durch die Metaglene und die Metaglene-Schrauben stabilisiert werden.

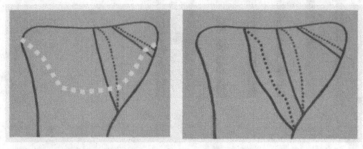

Abb. 1
Defekttypen: links zentrische Defekte, rechts exzentrische Defekte

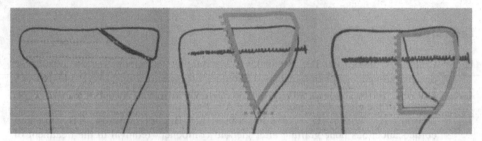

Abb. 2
Rekonstruktion exzentrischer Defekte

Im Gegensatz zu den zementierten oder zementlosen Glenoidkomponenten anatomischer Schulterprothesen wirkt die Metaglene der inversen Schulterendoprothese wie eine winkelstabile Platten- und Schrauben-osteosynthese und gibt dadurch eine zusätzliche Fixationsoption. Die durch das inverse Prothesendesign bedingte zentripedale Krafteinleitung in den Glenoidsockel fördert den raschen knöchernen Einbau und das Remodelling des kortikospongiösen Transplantats. Solange mindestens 50% der Originalglenoid-architektur erhalten sind und eine zumindest teilweise Press-fit-Verankerung des zentralen Zapfens der Metaglene in originärer glenoidaler Knochensubstanz möglich ist, kann nach unserer Meinung eine einzeitige Rekonstruktion des Glenoiddefekts, unabhängig ob zentrisch oder exzentrisch, und die Implantation der inversen Glenoidkomponente durchgeführt werden.

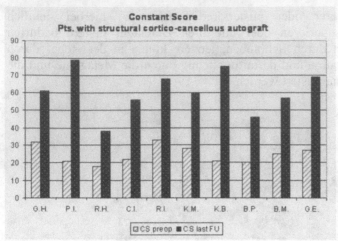

Abb. 3
Klinische Ergebnisse – Constant-Score bei Versorgung
exzentrischer Defekte

Literatur

1. Boileau P, Watkinson DJ, Hatzidakis AM, Balg F. Grammont reverse prosthesis: design, rationale, and biomechanics. J Shoulder Elbow Surg 2005; 14-S1: 147-161
2. Hill JM, Norris TR. Long-term results of total shoulder arthroplasty following bone-grafting of the glenoid. J Bone Joint Surg Am 2001; 83: 877-883
3. Neyton L, Walch G, Nové-Josserand L, Bradley-Edwards TB. Glenoid corticocancellous bone grafting after glenoid component removal in the treatment of glenoid loosening. J Shoulder Elbow Surg 2006; 15: 173-79
4. Norris TR, Green A, McGuigan FX. Late prosthetic shoulder arthroplasty for displaced proximal humerus fractures. J Shoulder Elbow Surg 1995; 4: 271-80
5. Phipatanakul WP, Norris TR. Treatment of glenoid loosening and bone loss due to osteolysis with bone grafting. J Shoulder Elbow Surg 2006; 15: 84-87
6. Seebauer L, Goebel M. Management of glenoid defects in reversed shoulder arthroplasty. 19th SECEC Congress, Rome, 2005
7. Seebauer L, Walter W, Keyl W. Reverse total shoulder arthroplasty for the treatment of defect arthropathy. Oper Orthop Traumatol 2005; 17: 1-24
8. Sirveaux F, Favard L, Oudet D, Huquet D, Walch G, Mole D. Grammont inverted total shoulder arthroplasty in the treatment of glenohumeral osteoarthritis with massive rupture of the cuff. Results of a multicentre study of 80 shoulders. J Bone Joint Surg Br 2004; 86: 388-95
9. Werner CM, Steinmann PA, Gilbart M, Gerber C. Treatment of painful pseudoparesis due to irreparable rotator cuff dysfunction with the Delta III reverse-ball-and-socket total shoulder prosthesis. J Bone Joint Surg Am 2005; 87: 1476-8

2.5   Therapie der Defektarthropathie
mittels inverser Prothese (Typ Delta III)
- Nachbehandlung -

Goebel M, Harzmann HC, Scherrer A, Seebauer L

Die Therapie der Defektarthropathie Typ II nach Seebauer erfordert eine anspruchsvolle operative Intervention und erfolgt in der Regel durch Implantation einer inversen Prothese [2]. Unter dem Begriff Defektarthropathie wird die schmerzhafte Schulter mit glenohumeraler Gelenkdegeneration und insuffizienter, defekter oder irreparabler Rotatorenmanschette verstanden [1]. Indikationen zur inversen Prothese bestehen bei primärer Defektarthropathie, Arthritis mit begleitendem Rotatorenmassendefekt, Post- Rotatorcuff-Arthropathie sowie zunehmend im Rahmen von Wechseloperationen nach Frakturprothesen. Wesentliches funktionelles Kennzeichen der fortgeschrittenen Defektarthropathie ist das antero-superior dezentrierte und instabile glenohumerale Drehzentrum der Schulter (Abb. 1).

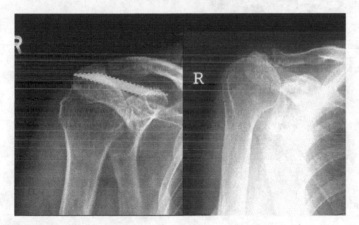

Abb. 1
Rechts: Dezentriert-Grenzstabil; links: Dezentriert-Instabil

Mit der Implantation einer inversen Prothese kann das Schulterdrehzentrum medialisiert und caudalisiert und somit durch eine Verbesserung des Delta Hebelarms eine biomechanisch günstigere Situation erreicht werden (Abb. 2). Als Vorraussetzung zur Deltaprothesenimplantation gilt ein intakter M. deltoideus ohne Schädigung des N. axillaris. Für ein exzellentes postoperatives Ergebnis ist neben der regelrechten Prothesenimplantation die standardisierte Nachbehandlung in Kenntnis des Zugangsweges unabdingbare Vorraussetzung.

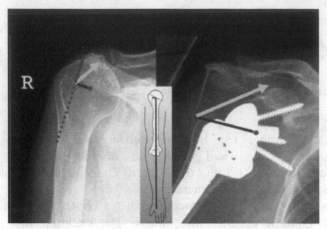

Abb. 2
Caudalisierung und Medialisierung des Drehzentrums mit
Verbesserung des Hebelarms des M. deltoideus

Musculus deltoideus

Pars clavicularis
Pars acromialis
Pars spinalis

U: Akromiales Drittel
   Clavikula, Acromion,
   Spina scapulae

A: Tuberositas deltoidea
   (Humerus), Bursa
   subdeltoidea

I: N. axillaris

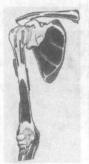
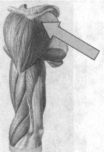

Abb. 3
Anatomie des M. deltoideus

Zum Verständnis von Zugangsweg und Nachbehandlungsschema ist es sinnvoll,
den M. deltoideus in Pars clavicularis, Pars acromialis und Pars spinalis
einzuteilen (Abb. 3). Funktionell pendelt nach ventral und innenrotiert der
vordere, abduziert der laterale, pendelt nach dorsal und außenrotiert der hintere
Deltaanteil. Beim anterio-superioren Zugang der Prothesenimplantation erfolgt
der Deltasplit zwischen Pars clavicularis und Pars acromialis sowie das
subperiostale Ablösen der ventralen Deltaanteile inclusive Deltafaszie (Abb. 4).
Nach Prothesenimplantation werden ventrale Deltaanteile und Faszie refixiert,
für ein optimales funktionelles Ergebnis ist eine darauf abgestimmte

Nachbehandlung unabdingbar. Intraoperativ aber auch postoperativ im Rahmen der Nachbehandlung können Dehnungsschäden des N. axillaris sowie des Plexus brachialis provoziert werden!

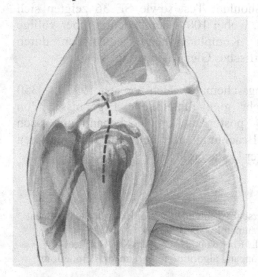

Abb. 4
Antero-superiorer Zugang

Im Rahmen der postoperativen Nachbehandlung wird die betroffene Extremität auf einem 30° Thoraxabduktionskissen gelagert und das Tragen desselben für 6 Wochen empfohlen. Einliegende Redondrainagen werden 48 h postoperativ gezogen, das Nahtmaterial am 12. postoperativen Tag entfernt. Im Rahmen der standardisierten physiotherapeutischen Nachbehandlung erfolgt in den postoperativen (po) Wochen 1-4 die assistive, ab der 5. po Woche die aktive Beübung. Dabei sollen Zug- und Druckkräfte für 6 Wochen vermieden werden, Widerstandsübungen sind ab der 7. po Woche erlaubt, für den vorderen Deltaanteil aufgrund des verwendeten Zugangswegs jedoch erst ab der 13. po Woche (vordere Deltaablösung!). Bei beschwerdeorientiert freigegebener Flexion und Abduktion sind Extension und Adduktion für 6 Wochen auf 0° limitiert. Außen- und Innenrotation werden für 4 Wochen auf 40 bzw. 60° eingeschränkt. Kombinierte Abduktions- und Außenrotationsbewegungen wie Nackengriff sind nach der 5. po Woche erlaubt, Schürzengriff ab der 7. po Woche. Neben der physiotherapeutischen Nachbehandlung erfolgt die Patientenaufklärung über Lagerung und Bewegungsverhalten, Wiederherstellung der Muskelbalance, Haltungsschulung, Anleitung zum Eigenübungsprogramm und die Narbenbehandlung nach Abschluss der Wundheilung.

Mit dem vorgestellten peri- und postoperativen Algorithmus konnten wir den Constant Score in einem Patientenkollektiv von n=63 von präoperativ 25 Punkten auf durchschnittlich 66 Punkte postoperativ verbessern (mittleres follow up 39 Monate). Im Simple Shoulder Test sowie SF 36 zeigten sich ebenfalls signifikante Verbesserungen, wobei 100% der Patienten über völlige Schmerzfreiheit in Ruhe berichten. Komplikationen entstanden durch Infektionen (n=3) sowie implantatspezifisches Glenoidnotching.

Mit dem vorgestellten Nachbehandlungsschema erzielen wir seit 1997 (> 350 Anwendungen) zumeist gute bis sehr gute funktionelle Ergebnisse. Von entscheidender Bedeutung für die postoperative Nachbehandlung nach Deltaprothesenimplantation ist die Beachtung der beim antero-superioren Zugang betroffenen Strukturen (vorderer Deltaanteil!).

Literatur

1.   Seebauer L, Walter W, Keyl W. Reverse total shoulder arthroplasty for the treatment of defect arthropathy. Oper Orthop Traumatol 2005; 17: 1-24
2.   Visotsky JL, Basamania C, Seebauer L, Rockwood CA, Jensen KL. Cuff tear arthropathy: pathogenesis, classification, and algorithm for treatment. J Bone Joint Surg 2004; 86-A Suppl 2: 35-40

2.6 Inverse Prothese nach Hemiprothese oder Osteosynthese – Unterschiede im klinischen Verlauf

Gohlke F, Rolf O, Werner B

Obwohl proximale Humerusfrakturen im höheren Lebensalter mit einer Inzidenz von 70 auf 100.000 bis zu 450/100.000 bei über 70-jährigen Frauen zu den häufigsten Frakturen überhaupt gehören, sind die Komplikationsraten nach Osteosynthese immer noch hoch [9,12]. Daher werden die Indikationen, Prinzipien und Ergebnisse einer operativen Behandlung in der Literatur kontrovers diskutiert [8,11]. Insbesondere die Versorgung komplexer Frakturtypen mit Endoprothesen führt häufig zu wenig befriedigenden Ergebnissen [1,14], so dass zumindest im deutschsprachigen Raum wieder ein Trend zur Versorgung mit der neuen Generation winkelstabiler Implantate zu verzeichnen ist.

Erste Ergebnisse von Revisionen fehlgeschlagener anatomischer Fraktur-Hemiprothesen mit inversen Endoprothesen [5] haben gezeigt, dass zwar in der Regel eine funktionelle Verbesserung und Schmerzreduktion möglich ist, diese Eingriffe aber gleichzeitig eine beträchtliche Komplikations-rate aufweisen. Über die Ergebnisse einer Versorgung mit reversen Schulter-TEP's nach fehlgeschlagenen Osteosynthesen gibt es in der Literatur kaum Daten.

Bei unklarem Algorithmus der Versorgung einer proximalen Humerusfraktur stellt sich auch im Hinblick auf die mögliche Rückzugsoperation die Frage, welches Vorgehen, zeitlich und nach der Schwere der Verletzung gestaffelt die günstigsten Resultate erbringt. Über die häufig diskutierte Frage einer gelenkerhaltende Osteosynthese versus Hemiprothese beim älteren Menschen ist somit auch in Betracht zu ziehen, welche Versorgung für die eventuell später notwendige Revision mit einer reversen Prothese die bessere Ausgangsposition bietet: der Zustand nach fehlgeschlagener Osteosynthese oder die Frakturprothese.

Die Analyse beider Gruppen wird jedoch dadurch erschwert, dass die Anzahl und Art mehrfacher Voroperationen über den vorbestehenden Weichteil- und Knochendefekte wesentlichen Einfluss auf das Endergebnis haben. Es ist zunächst zu vermuten, dass der Versuch einer Osteosynthese bessere Voraussetzungen für eine spätere Versorgung mit einer inversen Schulterprothese als die primäre Hemiprothese schafft. So wäre im Hinblick auf die möglichen Rückzugsmöglichkeiten zu fordern, das auch beim älteren Patienten (>70), selbst bei ungünstiger Prognose für den Erfolg einer Osteosynthese eher eine gelenkerhaltende Operation versucht werden sollte. Zu prüfen ist weiterhin, ob Revisionen nach Osteosynthesen prinzipiell technisch einfacher und hinsichtlich des Endresultates erfolgreicher und weniger komplikationsträchtig sind, als Wechseloperationen nach Frakturprothese. Die derzeitige Indikation für eine Revision mit einer inversen Prothese stellt die Pseudoparalyse bei Insuffizienz der Rotatorenmanschette oder eine mit anderen Mitteln nicht beherrschbare Instabilität beim älteren Menschen dar. Ob auch die schmerzhafte Gelenksteife und posttraumatische Deformität des proximalen Humerus zu den geeigneten Indikationen zählen ist unklar.

Aufgrund der Ergebnisse nach Revisionen mit der inversen Schulter-TEP im kurz- bis mittelfristigen Verlauf wurden unter den eingangs aufgeführten Gesichtspunkten die eigenen Ergebnisse analysiert. Es wurden von 1999 bis 2006 an der Orthopädischen Universitätsklinik König-Ludwig-Haus n=48 Wechsel nach Frakturprothesen (mittleres Alter 66,5 Jahre, FU 31 Monate) und n=68 Revisionen unter Verwendung einer inversen Schulter-TEP nach fehlgeschlagener Osteosynthese (Alter 67,2 Jahre, FU 32,5 Monate) vorgenommen. Ein Lebensalter unter 50 Jahren galt aufgrund der geringen Erfahrungen im Langzeitverlauf auch bei eindeutigem klinischen Befund (irreparabler Verlust der Funktion der Rotatorenmanschette aufgrund einer Massenruptur oder veralteter Dislokation der Tuberkula mit fortgeschrittener fettiger Infiltration der Muskulatur) als absolute, ein Alter unter 60 Jahren als relative Kontraindikation.

In der Gruppe der posttraumatischen Deformitäten handelte es sich um 12 veraltete Luxatonsfrakturen, 22 winkelstabile Plattenostesynthesen, 3 winkel-stabile Nägel und 33 andere Osteosyntheseverfahren (Platte, Cerclagen, Schrauben und K-Draht-Spickung).

Während sich in der Wechsel-Gruppe der Constant-Score von präoperativ 18% auf 64% (Alters- + geschlechts-bezogener Normwert, entsprechend 12.9 auf 46.2 Punkte) verbesserte, zeigte sich in der Vergleichsgruppe ohne vorher-gehende Endoprothese eine Zunahme von 22 % auf 67 % (16.7 auf 50.3 Punkte). Dieser geringe Unterschied ließ sich durchgängig auch in den Parametern Schmerz, Funktion und Kraft nachweisen.

Die Gruppe der Wechseloperationen zeigte jedoch eine deutlich höhere Komplikationsrate mit 24% (3 Luxationen, 2 periprothetische Frakturen nach erneutem Sturz mit passagerer radialis-Parese, 1 Rezidiv eines Low grade-Infektes und eine Entkoppelung des Schaftes). Sowohl die Rate der Luxationen

(3,2%) als auch der anderen Komplikationen war in der Vergleichsgruppe deutlich niedriger, was eindeutig auf die geringere Morbidität im Schaftbereich (Zugangs-bedingt, Verwendung längerer modularer Implantate, fehlender Knochen im proximalen Humerus) zurückzuführen ist.

Im Spiegel der Patientenzufriedenheit äußerten sich in beiden Gruppen die meisten Patienten zufrieden. Lediglich 9,7% in der Wechsel-Gruppe versus 6% waren von dem Ergebnis enttäuscht, wobei sich jedoch alle dem Eingriff nochmals unterziehen würden.

Die Aussichten auf eine akzeptable Funktion wurden von einer ganzen Reihe verschiedenster Parameter entscheidend beeinflusst, die in wechselndem Ausmaß in beiden Gruppen die Komplikationsrate und klinischen Ergebnisse beeinflussten:

- Glenoid: Eine Destruktion durch winkelstabile Schrauben, die eine primäre Verankerung unmöglich oder unsicher machte, ließ sich intraoprativ ausgleichen, wird aber möglicherweise Einfluß auf die Haltbarkeit der Glenoidverankerung haben. Die hochgradige Osteopenie durch fehlende Belastung bei kranialer Dezentrierung einer Hemiprothese oder Osteoporose stellt überraschend eher ein operationstechnisches Problem dar. Eine Ursache für die frühzeitige Lockerung der Basisplatte war bisher nicht festzustellen.

- Ausmaß der Insuffizienz von Teres minor und verbliebenen Resten der Rotatorenmanschette durch Migration bzw. Dislokation der Tuberkula und Zerstörung der Metaphyse; es wurde in der Regel versucht die Tuberkula zu mobilisieren und wieder zu refixieren.

- Vorbestehende Gelenksteife und Kontrakturen durch fibröse Verklebung der Gleitschichten, Narbenbildung und heterotope Ossifikationen: Es erfolgte immer eine ausgiebige intraartikuläre Arthrolyse mit Resektion von Narben und heterotopen Ossifikationen, wenn diese die Stabilität oder den Bewegungsumfang beeinträchtigten.

- Nervenläsionen: Vorbestehende partielle Läsionen des N. axillaris z.B. durch Wahl eines primär antero-superioren Zugangs nach McKenzie, oder inkomplette Plexusläsionen waren anamnestisch oder im präoperativen EMG bei einem Drittel der Patienten nachweisbar.

- Muskelatrophie: Zugangsbedingte Läsionen des M. deltoideus und M. pectoralis (s.o.) führten zu eine deutlichen Beeinträchtigung der postoperativen aktiven Beweglichkeit (insbesondere der aktiven Elevation)

- Infektion: klinisch okkulte Besiedelung mit Low-grade-Keimen waren bei 40% der Patienten nachweisbar und führten in einem Fall zu einer manifesten Infekt-Lockerung durch Staph. epidermidis mit zweizeitiger Wechseloperation und Spaceranlage

Die Daten über die Ergebnisse einer inversen Schulter-TEP als Wechseloperation [3] sind bisher spärlich. Ein Vergleich mit den Daten der kürzlich publizierten Multicenter-Studie in Frankreich bestätigt unsere Befunde. Die klinischen Ergebnisse bei schmerzhafter Steife nach posttraumatischer Deformität (Typ Boileau 3 oder 4: Pseudarthrose und extraartikulären Deformität) waren auch hier weniger günstig als erwartet und kaum besser als die früher mit einer Hemiprothese erzielten Resultate. In dieser aktuellen Studie [10,13] war der Erfolg für die Wiederherstellung der Funktion nicht vorhersagbar und deutlich ungünstiger als bei primärer Defekt-Arthropathie [4]: Die Wechseloperation (n=65, Alter 67,9 LJ., FU 45,7 Monate) führte zu einer Verbesserung im Constant-score von 22,7% zu 67,2% (Alters- + geschlechtsbezogener Normwert) entsprechend 16,2 zu 48,9 Punkten. Es traten 25% Komplikationen und 16,9% Revisionen auf, wobei allerdings nicht nur posttraumatische Revisionen eingeschlossen wurden. Die Gruppe der posttraumatischen Deformitäten (auch Typ 1 und 2 in der Klassifikation n. Boileau eingeschlossen, n=45, Alter 72,5 LJ., FU 39 Monate) verbesserte sich im Constant-Score von 29 % auf 75 % (Alters- + Geschlechts-bezogener Normwert) entsprrechend 20 auf 53 Punkte. Es waren 17,8% Komplikationen und 8,8% Revisionen festzustellen.

Im eigenen Krankengut zeigte sich somit ebenso wie in der Multicenter-Studie aus Frankreich überraschend, dass die Ergebnisse inverser Endoprothesen nach Osteosynthese trotz der geringeren Anzahl von Voroperationen nur tendenziell besser waren, als die der Wechseloperationen. Die Gründe liegen vermutlich insbesondere darin, dass hier häufiger signifikante Arthrofibrosen vorliegen und die Rekonstruktion der Außenrotatoren (z.B. durch Refixation der Tuberkula) oft erfolglos bleibt bzw. sogar die Beweglichkeit beeinträchtigt.

Unter dem Blickwinkel einer späteren Versorgung mit einer inversen Prothese sind an den vorhergehenden Versuch einer operativen Rekonstruktion somit folgende Forderungen zu stellen:

- Vermeidung von Glenoiddestruktionen durch überstehende bzw. penetrierende winkelstabile Schrauben.

- Erhalt von Anteilen der Metaphyse, insbesondere des Tbc. majus mit der Insertion des M. teres minor. Das Auftreten einer Kopfnekrose oder der Verlust des Tbc. minus mit dem M. subscapularis ist dagegen für die spätere Versorgung mit einer inversen Prothese von eher untergeordneter Bedeutung.

- die strikte Vermeidung einer zusätzlichen zugangsbedingten Morbidität, z.B. durch ausgiebigen Deltasplit.

- Eine möglichst geringe Infektionsrate bzw. Kontamination der Implantate, deren Oberfläche und Volumen möglichst klein gehalten werden sollte

- Vermeidung schwerwiegender neurogener Komplikationen.

Literatur

1. Boileau P, Krishnan SG, Tinsi L, Walch G, Coste JS, Mole D. Tuberosity malposition and migration: reasons for poor outcomes after hemiarthroplasty for displaced fractures of the proximal humerus. J Shoulder Elbow Surg 2002; 11: 401-412
2. Boileau P, Trojani C, Walch G, Krishnan SG, Romeo A, Sinnerton R. Shoulder arthroplasty for the treatment of the sequelae of fractures of the proximal humerus. J Shoulder Elbow Surg 2001; 10: 299-308
3. De Wilde L, Mombert M, Van Petegem P, Verdonk R. Revision of shoulder replacement with a reversed shoulder prothesis (Delta III): report of five cases. Acta Orthop Belg 2001; 47: 348-353
4. Favard L, Lautmann S, Sirveaux F, Oudet D, Kerjean Y, Huguet D. Hemiarthroplasty versus reverse arthroplasty in the treatment of osteoarthritis with massive cuff tear. In: Walch G, Boileau P, Molé: 2000 Shoulder prosthesis: two to ten year follow-up. 261 268, Sauramps Medical Montpellier, 2001
5. Gohlke F, Rolf O, Böhm D. Reverse arthroplasty in revisions of fracture arthroplasty. H. Resch ed.: Abstract Book of the 2nd Closed Meeting of the European Society for Surgery of the Shoulder and Elbow (SECEC), 2004: 15.36
6. Gohlke F, Rolf O, Werner B. Results of reverse arthroplasty in revision of failed hemiarthroplasties. In: Walch et al.: Reverse Shoulder Arthroplasty. Clinical results – complications – revisions. Sauramps Medical, Montpellier, 2006: 209-217
7. Grammont P, Trouillod P, Laffay JP, Deries X. Etude et réalisation d'une nouvelle prothèse d'épaule. Rheumatologie 1987; 39: 407-418
8. Handoll HH, Gibson JN, Madhok R. Interventions for treating proximal humeral fractures in adults. Cochrane Database Syst Rev 2003; 4
9. Heim D, Stricker U, Negri M. Interdisciplinary complications conference--also a (simple) kind of quality assurance. Swiss Surg 2002; 8:243-249
10. Jouve F, Wach G, Nové-Josserand, Neyton L, Wall B, Liotard JP. Revision of shoulder arthroplasty with reverse prosthesis. Abstract Book of the 19th. Congress of European Society for Surgery of the Shoulder and Elbow (SECEC), Rome 2005: 144
11. McLaurin TM. Proximal humerus fractures in the elderly are we operating on too many? Bull Hosp Jt Dis 2004; 62(1-2): 24-32

12.   Misra A, Kapur R, Maffulli N. Complex proximal humeral fractures in adults--a
       systematic review of management. Injury 2001; 32: 363-372
13.   Neyton L., Garaud P., Boileau P. Results of reverse shoulder arthroplasty in proximal
       humerus fracture sequellae. In: Walch et al.: Reverse Shoulder Arthroplasty. Clinical
       results – complications – revisions. Sauramps Medical, Montpellier, 2006: 81-101
14.   Zyto K, Wallace WA, Frostick SP, Preston BJ. Outcome after hemiarthroplasty for
       three and four part fractures of the proximal humerus. J Shoulder Elbow Surg 1998; 7:
       85-89

3 Ellenbogenverletzungen beim Kind

3.1 Stadiengerechte Behandlung kindlicher suprakondylärer Humerusfrakturen

Schofer M, Kortmann HR

Suprakondyläre Humerusfrakturen machen als häufigste Ellenbogenverletzung im Wachstumsalter etwa 7% aller kindlichen Frakturen aus. Das Durchschnittsalter liegt bei 6 Jahren [10]. Verbliebene Rotationsabweichungen im Frakturbereich mit fehlender medialer Abstützung ergeben als häufigste Spätfolge einen Cubitus varus. Obwohl die Spätschäden nach unzureichender Behandlung dieser Verletzung seit langem bekannt sind, setzen sich differenzierte Behandlungsregime erst seit kurzem durch.

Klassifikation

Im deutschsprachigen Raum werden überwiegend die Einteilungen nach Baumann [1], Lubinus [9] und Felsenreich [3] verwendet. In der anglo-amerikanischen Literatur finden sich häufiger die Klassifikationen nach Gratland [5] und Holmberg [6]. Diese Einteilungen beziehen sich auf die Morphologie der suprakondylären Fraktur und das Ausmaß der Dislokation. Da die Rotationsabweichung bei der Diagnostik, Behandlung und Prognose eine zentrale Rolle spielt, verwenden wir die 1997 von Lutz von Laer [7] publizierte Klassifikation. Neben dem Ausmaß der Dislokation berücksichtigt von Laer auch die Rotationsabweichung:

Typ I: Die nicht dislozierte Fraktur.

Typ II: Die in der Sagittalebene dislozierte Fraktur ohne Rotationsabweichung.

Typ III: Die dislozierte Fraktur mit Rotationsabweichung und Kontakt der Fragmente.

Typ IV: Die vollständig dislozierte Fraktur ohne Kontakt der Fragmente.

Konservative Therapie

Stabile, unverschobene Frakturen (Typ I nach von Laer) werden konservativ mit einer Oberarmgipsschiene in 90° Flexion behandelt. Die Gipsruhigstellung erfolgt bis zur Schmerzfreiheit oder für maximal 3 Wochen. Röntgenkontrollen sind nicht erforderlich, eine klinische Verlaufskontrolle mit Beurteilung der Konsolidierung ist ausreichend.

Stabile in der Sagittalebene dislozierte Frakturen (Typ II nach von Laer) werden bei der häufigen Antekurvation in der Blount-Schlinge [2] oder einer Oberarmgipsschiene in Spitzwinkelstellung und bei der seltenen Rekurvation mit einer Oberarmgipsschiene in Streckstellung behandelt. Bei ausgedehnter Weichteilschwellung kann eine Spitzwinkelstellung am Ellenbogen manchmal erst sekundär erreicht werden. Eine Röntgenkontrolle im seitlichen Strahlengang wird nach 3 Tagen empfohlen um eine sekundäre Frakturdislokation mit Rotationsabweichung früh zu erkennen und in diesen Fällen (Übergang zum Typ III nach von Laer) auf eine operative Therapie zu konvertieren. Die Ruhigstellung erfolgt für 4 Wochen. Weitere Röntgenkontrollen sind nicht erforderlich, eine klinische Verlaufskontrolle mit Beurteilung der Konsolidierung ist ausreichend.

Operative Therapie

Instabile, dislozierte Frakturen vom Typ III und IV nach von Laer werden operativ behandelt. Die Frakturreposition erfolgt in Anästhesie, wenn möglich geschlossen (Abb. 1). Beim Repositionsmanöver wird ein Zug am supinierten gestreckten Unterarm durchgeführt, die Seitverschiebung und Rotation durch Daumendruck auf das periphere Fragment korrigiert und der Ellenbogen unter Pronation des Unterarmes in Spitzwinkelstellung gebracht. Ist kein Weichteilinterponat vorhanden, lässt sich die Fraktur unter Bildwandlerkontrolle regelrecht einstellen. Je ausgedehnter die Kapselbandverletzung ist, umso schwieriger wird erfahrungsgemäß der geschlossene Repositionsversuch, da das distale Fragment kaum noch zu dirigieren ist, wenn die stabilisierenden Gewebeanteile zu den Unterarmknochen zerrissen oder überdehnt sind.

Gelingt es nicht, geschlossen die Fraktur nach 1 - 2 Repositionsversuchen zu stellen, sollte offen reponiert werden. Welcher Zugang (dorsal, ventral, radial, ulnar, radial und ulnar) zur offenen Reposition verwendet wird, ist von der Frakturmorphologie, Begleitverletzungen (neurovaskulär) und der Präferenz des Operateurs abhängig. Die Osteosynthese erfolgt je nach Repositionsart geschlossen über Hautstichinzisionen oder offen. Meist werden Kirschner-Drähte von radial, ulnar und in Kombination verwendet. Es empfiehlt sich zuerst den im Querschnitt größeren radialen Kondylus zu reponieren sowie zu fixieren und dann ulnarseitig zu stabilisieren. Die Drähte werden exakt im Epikondylus platziert, um die distale Wachstumsfuge nicht zu durchbohren. Auf den Verlauf des Nervus ulnaris und Nervus radialis ist zu achten. Beim alleinigen Vorgehen von radial oder ulnar wird das gleiche Prinzip angewendet und je ein Draht von distal nach proximal bzw. proximal nach distal platziert. Beide Drähte sollten proximal des Frakturspaltes kreuzen, um eine ausreichende Rotationsstabilität zu gewährleisten. Die Bohrdrähte sollten für einen sicheren Halt die Gegenkortikalis minimal überragen und werden unter bzw. über Hautniveau gekürzt. Die Haut überragende Drähte bedürfen einer tägliche Pflege mit hoher Patientencompliance und gefenstertem Gips, so dass wir die umgebogenen Drahtenden unter Hautniveau versenken.

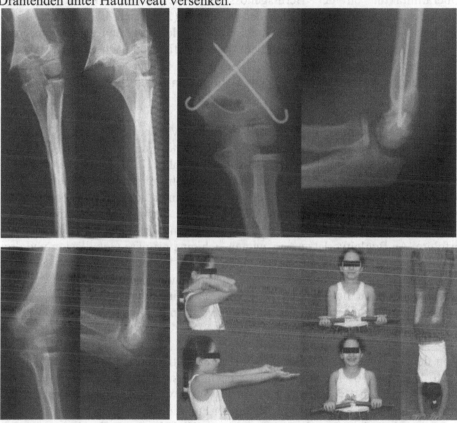

Abb. 1
Suprakondyläre Humerusfraktur Typ III nach von Laer (1), geschlossene Reposition und gekreuzte Bohrdrahtosteosynthese (2), zeitgerechte Metallentfernung (3), ungestörte Ausheilung mit freier Beweglichkeit (4,5) und voll belastbarem Arm (6).

Nach Bohrdrahtfixation führen wir eine intraoperative Stabilitätsprüfung und Röntgenkontrolle durch. Es folgt eine Oberarmgipsruhigstellung in 90° Flexion für 4 Wochen mit anschließender Röntgenkontrolluntersuchung. Hiernach darf das Kind im Ellenbogen bewegen und die Drähte werden nach insgesamt 6

Wochen entfernt. Weitere Röntgenkontrollen sind in der Regel nicht erforderlich, eine klinische Verlaufskontrolle mit Beurteilung der Konsolidierung ist ausreichend.

Eigene Ergebnisse

Von 1997 – 2001 wurden 88 Kinder mit einer geschlossenen, suprakondylären Oberarmfraktur an der Berufsgenossenschaftlichen Unfallklinik Duisburg behandelt. Das Durchschnittsalter der 48 Jungen (55%) und 40 Mädchen (45%) lag bei 8 (3 - 14) Jahren. Eine beidseitige Verletzung fand sich in unserem Patientenkollektiv nicht. Basierend auf der Klassifikation nach von Laer wurden 36 stabile Verletzungen (Typ I u. II) ambulant konservativ und 52 instabile Verletzungen (Typ III u. IV) kurzstationär in oben beschriebener Weise behandelt.

Von den 52 instabilen Frakturen (Typ III u. IV) wurde 32 mal (62%) eine geschlossene Frakturreposition und 20 mal (38%) eine offene Reposition mit nachfolgender Bohrdrahtosteosynthese durchgeführt. In der Regel verwenden wir zwei von bilateral eingebrachte gekreuzte Bohrdrähte, bei 4 Patienten (8%) wurden 3 bzw. 4 Drähte platziert. Bei 2 primär konservativ behandelten suprakondylären Humerusfrakturen vom Typ II nach von Laer kam es zur Dislokation, so dass eine sekundäre Konversion zur operativen Behandlung erfolgte. An Begleitverletzungen zeigten sich eine primäre Gefäßläsion und drei unfallbedingte Nervenläsionen. Bei einer Typ IV Verletzung mit Intimaschaden der A. brachialis erfolgte die Segmentresektion und End-zu-End-Naht. Die zwei Medianusläsionen bei Typ IV Frakturen und eine Ulnarisläsion bei Typ III Fraktur waren nach operativer Revision vollständig reversibel. Postoperative Komplikationen traten nicht auf.

Von den 88 behandelten Kindern konnten 81 Patienten (92%) durchschnittlich nach 34 (15 – 50) Monaten klinisch nachuntersucht werden. Die Ergebnisse wurden nach den Kriterien von Flynn [4] ausgewertet. Flynn differenziert bei der Einteilung der Ergebnisse zwischen der Funktion als Bewegungsausmaß und dem Aussehen als Achse des humeroulnaren Winkels. Beide Ergebnisse werden zunächst unabhängig voneinander erhoben. Das Gesamtergebnis entspricht dann dem ungünstigeren der beiden zuvor ermittelten Ergebnisse. Im Rahmen der Nachuntersuchung zeigten sich im Bewertungsschema nach Flynn zu 80% (65 Pat.) sehr gute und zu 19% (15 Pat.) gute Ergebnisse. Wegen einem verbliebenen Streckdefizit am Ellenbogengelenk von 15° wurde bei einem Patienten (Typ IV) ein nur befriedigendes Resultat erreicht. Eine Achsabweichung am ehemals verletzten Arm war klinisch bei der Nachuntersuchung bei keinem Kind nachzuweisen.

Diskussion

Die Behandlung der kindlichen suprakondylären Humerusfraktur ist anspruchsvoll und es resultieren immer wieder Komplikationen, die nicht selten zu lebenslangen Funktionsbeeinträchtigungen der Ellenbogenbeweglichkeit sowie kosmetischen Problemen führen. Vergleichende Untersuchungen zwischen konservativ und operativ behandelten Patienten gibt es verständlicher Weise nicht. Eine stadiengerechte Behandlung der kindlichen suprakondylären Humerusfrakturen ist spätestens seit Publikation der Ergebnisse der multizentrischen Studie der Sektion Kindertraumatologie der Deutschen Gesellschaft für Unfallchirurgie [8, 10] zu empfehlen. Hierfür hat sich die Klassifikation nach von Laer [7] im deutschsprachigen Raum in den letzten Jahren durchgesetzt.

Unsere Ergebnisse nach stadiengerechter Behandlung der kindlichen suprakondylären Oberarmfrakturen bestätigen, dass hierdurch sehr gute Ergebnisse erreicht werden können. Eine regelmäßige klinische Nachuntersuchung ist sowohl nach konservativer wie auch operativer Behandlung notwendig, wodurch die Röntgekontrolluntersuchungen auf ein Minimum reduziert werden können. Aufgrund der offenen Wachstumsfugen ist die Bohrdrahtfixation das am häufigsten verwendete Standardverfahren. Wenn nach zweimaligen geschlossenen Repositionsversuchen keine ausreichende Stellung der Fragmente zueinander erreicht werden kann, sollte zum offenen Vorgehen konvertiert werden. Mit einer sorgfältigen Operationstechnik können postoperative Komplikationen wie Nervenschädigungen oder sekundäre Frakturdislokationen minimiert bzw. vermieden werden. Der mit 52% hohe Anteil an stark dislozierten Verletzungen vom Typ III und IV nach von Laer wird erklärt durch die überregionale Zuständigkeit unserer Klinik mit einem hohen Anteil an Patientenverlegungen aus umliegenden Krankenhäusern.

Die Rate primärer Nervenläsionen mit 3,4% in unserem Patientenkollektiv entspricht den in der Literatur angegebenen Werten [10]. Sekundäre Nervenschädigungen oder postoperative Komplikationen traten nicht auf. Bei 2 primär konservativ behandelten suprakondylären Humerusfrakturen vom Typ II nach von Laer kam es unter der konservativen Behandlung zur Dislokation mit Übergang in den Typ III, so dass eine sekundäre Konversion zur operativen Behandlung erfolgte. Retrospektiv war die Frakturdislokation anhand der Röntgenbilder in einem Fall unterschätzt worden, bei dem zweiten Patienten wurde die Blount-Schlinge von den Eltern vorrübergehend abgenommen. Mögliche Wachstumsstörungen nach suprakondylären Humerusfrakturen werden immer wieder diskutiert. Klinisch relevante Folgen wurden hierdurch jedoch nicht nachgewiesen. Die meisten Autoren sind sich einig, dass Wachstumsstörungen nach diesen Frakturen klinisch keine relevante Rolle spielen [10]. Bei einer durchschnittlichen Nachuntersuchungszeit von 34 Monaten konnten wir keine Wachstumsstörungen im Seitenvergleich der Arme feststellen.

Schlussfolgerung

Die Klassifikation nach von Laer stellt eine sehr gute Einteilung zur stadiengerechten Behandlung kindlicher suprakondylärer Humerusfrakturen dar. Bei den konservativ behandelten Typ II Frakturen sollte eine Röntgenkontrolle nach 3 Tagen durchgeführt werden um eine sekundäre Frakturdislokation früh zu erkennen und in diesen Fällen dann auf eine operative Therapie zu konvertieren.

Literatur

1.   Baumann E. Zur Behandlung der Brüche des distalen Humerusendes beim Kind. Chir Praxis 1960; 3: 317-324
2.   Blount WP. Knochenbrüche bei Kindern. Thieme, Stuttgart, 1957
3.   Felsenreich F. Kindliche suprakondyläre Frakturen und posttraumatische Deformitäten des Ellenbogengelenkes. Arch Orthop Unfall Chir 1931; 29: 555
4.   Flynn JC, Matthews JG, Benoit RL. Blind pinning of displaced supracondylar fractures of the humerus in children. J Bone Joint Surg 1974; 56-A: 263-272
5.   Gratland JJ. Management of supracondylar fractures of the humerus in children. Surg Gynecol Obstet 1959; 109: 145-154
6.   Holmberg L. Fractures in the distal end of the humerus in children. Acta Chir Scand 1945; 103: 1-69
7.   Laer L von. Der radiale Fixateur externe zur Behandlung suprakondylärer Humerusfrakturen im Wachstumsalter. Operat Orthop Traumatol 1997; 9: 265-276
8.   Laer L v, Günter SM, Knopf S, Weinberg AM. Die suprakondyläre Oberarmfraktur im Kindesalter – eine Effizienzstudie. Unfallchirurg 2002; 105: 217-223
9.   Lubinus HH. Ueber den Entstehungsmechanismus und die Therapie der suprakondylären Humerusfrakturen. Dtsch Z Chir 1924; 186: 289-298
10.   Weinberg AM, Marzi I, Günter SM, Wessel L, Riedel J, Laer L v. Die suprakondyläre Oberarmfraktur im Kindesalter – eine Effizienzstudie. Unfallchirurg 2002; 105: 208-216

3.2   Langzeitverlauf nach Gefäßverletzung bei suprakondylären Humerusfrakturen im Kindesalter

Fernandez FF, Eberhardt O, Haid S, Wirth T

Suprakondyläre Ellenbogenfrakturen stellen mit ca. 55% die häufigsten knöchernen Verletzungen am Ellenbogengelenk dar und sind mit ca. 6-7% eine der häufigsten Frakturen im Kindesalter [1,5]. Der Altersgipfel liegt zwischen dem 5. und 7. Lebensjahr. Beim Fall auf den überstreckten Ellenbogen tritt in ca. 95-98% eine Extensionsfraktur auf, welche eine Dislokation des proximalen Humerusfragmentes nach anterolateral nach sich zieht [4]. Durch die Fesselung durch den Lacertus fibrosus und die Dislokation besteht die Gefahr einer neurovaskulären Läsion. In Abhängigkeit von Patientenselektion und Frakturdislokationsgrad wird eine Rate von ca. 3% Gefäßläsionen und ca. 15% primären Nervenverletzungen beschrieben [2,4].

Patienten

Zwischen 1990 und 2004 wurden alle Kinder und Jugendliche in die Studie eingeschlossen, die bei Einlieferung in die Klinik eine suprakondyläre Ellenbogenfraktur erlitten und einen pulslosen Arm hatten. Die Frakturen wurden nach Gartland eingeteilt [3]. Von allen Kindern wurden Akte und Röntgenbilder ausgewertet nach: Unfallursache, Begleitverletzungen, Dislokationsausmaß, Dauer des Krankenhausaufenthaltes, Komplikationen, Nachbehandlung, Operationsdaten bei primärer Operation und Metallentfernung, postoperative Nachbehandlung sowie kosmetische und funktionelle Langzeitergebnisse sowie Besonderheiten. Alle Patienten konnten nachuntersucht werden.

Ergebnisse

Es handelte sich um 17 Kinder (10 Jungen und 7 Mädchen) mit einem Durchschnittsalter von 6,8 Jahren. Bei allen Kindern lag eine suprakondyläre Ellenbogenfraktur Typ III nach Gartland vor. Bei 16 Kindern handelte es sich um eine geschlossene Fraktur und bei einem Kind um eine drittgradig offene Fraktur. Es handelte sich ausschließlich um Stumpfarterienverletzungen. In unserem Patientenkollektiv vergingen vom Unfall bis zur Klinikaufnahme im Durchschnitt 75 min (30-230). Zwischen Klinikankunft und Beginn der Operation lagen 103 min (28-170). Im Durchschnitt konnte 3 Stunden nach

Unfallereignis mit der Operation begonnen werden. Von Beginn der Operation bis zur Gefäßrekonstruktion vergingen im Durchschnitt 135 min (35-350).

Bei 7 Kindern musste nach Reposition und Stabilisierung kein gefäß-chirurgischer Eingriff durchgeführt werden. In 3 von 7 Fällen kam der Puls nach der Reposition. In 4 von 7 Fällen konnte ein Puls nicht nachgewiesen werden, die Hand war jedoch rosig und zeigte eine Kapillarisierung der Finger, das Dopplersignal war in 2 Fällen gut und in 2 Fällen schwach.

Bei 10 Kindern zeigte sich nach der Reposition und Stabilisierung eine kalte und ischämische Hand. Alle Kinder wurden revidiert, dabei fanden sich einmal ein Gefäßspasmus, zweimal eine adventitielle Strangulation, fünfmal eine stumpfe Gefäßverletzung Typ II nach Vollmar und zweimal eine stumpfe Gefäßverletzung Typ III nach Vollmar. Es wurde einmal eine Gefäßrevision mit lokaler Spasmolyse mit Papaverin durchgeführt. In zwei Fällen musste ein strangulierender adventitieller Strang durchtrennt werden. Viermal wurden ein Fogarty-Manöver, nachfolgend Resektion und End-zu-End-Anastomose mit Venenpatch durchgeführt. In drei Fällen wurde ein Fogarty-Manöver, Resektion, und Veneninterposition durchgeführt. In einem Fall kam es nach 3 Stunden erneut zu einem Re-Verschluss, so dass eine erneute Revision durchgeführt werden musste. Bei einem weiteren Kind kam es nach 2 Stunden erneut zu einem Verlust des Pulses, aufgrund einer rosigen Hand und Kapillarisierung und einem schwachen Dopplersignal wurde keine Revision durchgeführt.

Die Nachuntersuchung erfolgte im Durchschnitt 34 (6-62) Monate nach dem Unfall. Alle Kinder konnten nachuntersucht werden, sie hatten alle eine physiologische Armachse (Abb. 1). Alle Kinder zeigten eine weitgehend seitengleiche Beweglichkeit der Ellenbogen sowie eine freie Unterarm-beweglichkeit. Alle Kinder kamen Ihre sportlichen Aktivitäten wie vor dem Unfall nach. Kein Kind sah sich eingeschränkt durch die Verletzung. Wir sahen bei 16 Kindern kein pathologisches Dopplersignal der A. radialis und der A. ulnaris. Bei einem Kind zeigte sich ein pathologisches Signal, ohne klinische Relevanz. Bei zwei Kindern sahen wir eine Hypästhesie im N. medianus-Gebiet. Es zeigten sich bei keinem der Kinder Ischämiezeichen. Wir fanden keine Volkmann´sche Kontraktur, keine Claudikatio oder Kälteintoleranz.

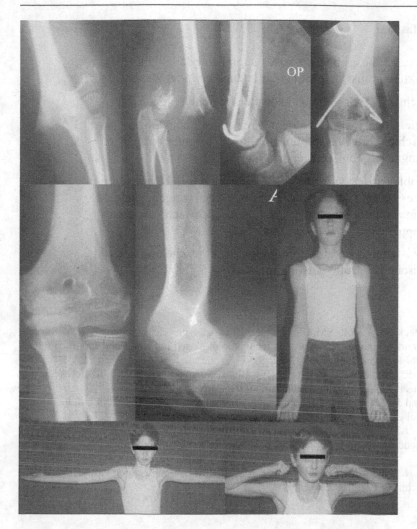

Abb. 1
4-jährigerJunge mit suprakondylärer Ellenbogenfraktur und Intima-
läsion der A. brachialis. End-zu-End-Anastomose und Venenpatch.
Nachuntersuchung 54 Monate nach Unfall mit freier Funktion des
Ellenbogens und pysiologischer Armachse.

Zusammenfassung

- In ca. 5 % grob dislozierter suprakondylärer Humerus-frakturen muss eine Gefässverletzung erwartet werden.

- Nicht jede Pulslosigkeit bedarf einer Gefäßrevision.

- Eine zügige, nach einem konsequenten Algorithmus durchgeführte Versorgung führt zu sehr guten klinischen Langzeitergebnissen.

- Problematisch sind jene Fälle, die nach einer Reposition eine warme Hand und rosige Finger zeigen, jedoch keinen Puls und/oder nur ein schwach positives Dopplersignal.

Postoperativ ist eine 24-stündige engmaschige klinische und pulsoximetrische Kontrolle notwendig.

Literatur

1.   Archibeck MJ, Scott SM, Peters CL. Brachialis muscle entrapment in displaced supracondylar humerus fractures: a technique of closed reduction and report of initial results. J Pediatr Orthop 1997; 17: 298-302
2.   Flynn JC, Matthews JG, Benoit RL. Blind pinning of displaced fractures of the humerus in children. J Bone Joint Surg 1974; 56A: 263-272
3.   Gartland JJ. Management of supracondylar fractures of the humerus in children. Surg Gynecol Obstet 1959; 109: 145-154
4.   Pirone AM, Graham HK, Krajbich JI. Management of displaced extension-type supracondylar fractures of the humerus in children. J Bone Joint Surg 1988; 70A: 641-650
5.   Weise K, Schwab E, Scheufele TM. Ellenbogenverletzungen im Kindesalter. Unfallchirurg 1997; 100: 255-269

3.3   Frakturen des distalen Humerus, Monteggia-Verletzungen

Dietz HG

Supracondyläre Humerusfrakturen

Die häufigste Verletzung des distalen Humerus ist die supracondyläre Humerusfraktur, eine für das Kindesalter typische Fraktur. Ein Altersgipfel liegt beim 5. Lebensjahr. In der überwiegenden Zahl handelt es sich um Extensionsfrakturen, die in 4 Typen eingeteilt werden:

Typ I: nicht dislozierte Fraktur
Typ II: Dislokation in sagittaler Ebene
Typ III: Dislokation in 2 Ebenen mit Rotationsfehler
Typ IV: Fraktur komplett disloziert, Fragmente ohne Kontakt

Das Behandlungsprinzip besteht in der Ruhigstellung der anatomisch retinierten Fraktur. Während die Typ I- und Typ II-Frakturen konservativ im Oberarmgips mit Ruhigstellung von 2 bis 3 Wochen behandelt werden können, müssen Typ III und Typ IV-Frakturen in Narkose reponiert und das Repositionsergebnis fixiert werden. Es wird die geschlossene Reposition angestrebt und die Fixation erfolgt mit gekreuzten Kirschnerdrähten, mit radial eingebrachten Kirschnerdrähten, mit antegrad eingebrachten Nägeln oder mit dem Mini-Fixateur externe. Sollte eine geschlossene Reposition nicht gelingen, muss offen reponiert werden, wobei sowohl der laterale, der mediale wie auch der ventrale Zugang gebräuchlich sind. Beim dorsalen Zugang sollte in jedem Fall eine Durchtrennung der Trizepsmuskulatur und die Verletzung der Sehne vermieden werden. Ziel der Behandlung der supracondylären Humerusfraktur ist die anatomische Reposition und das Vermeiden von Rotationsfehlstellungen, die im weiteren Verlauf dann zu einem Cubitus varus und zu Bewegungseinschränkungen führen. Die seltenen Nervenverletzungen betreffen im Wesentlichen den Nervus radialis und Nervus medianus, wohingegen die Nervus ulnaris-Verletzungen iatrogen durch Kirschnerdrähte verursacht werden. Bei Perfusionsstörungen wird in der Regel nach anatomischer Reposition diese reversibel sein, lediglich bei persistierender Perfusionsstörung und Pulslosigkeit muss über einen ventralen Zugang die Arteria brachialis inspiziert werden.

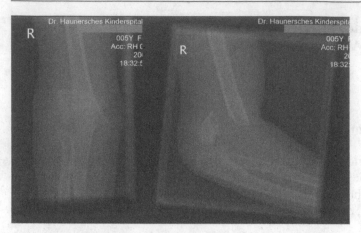

Abb. 3
Supracondyläre Humerusfraktur Typ IV

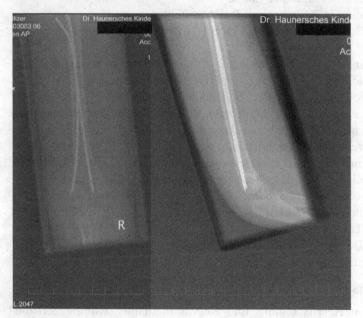

Abb. 4
Supracondyläre Humerusfraktur Typ IV versorgt mit
antegrader Nagelung

Epicondyläre und condyläre distale Humerusfrakturen

Deutlich seltener sind Verletzungen der Epicondylen bzw. der Condylen, wobei
es sowohl transcondyläre Y-Frakturen gibt, wie Condylus radialis Frakturen und

Epicondylus ulnaris Frakturen. Condylus ulnaris Frakturen und Epicondylus radialis Frakturen sind eine absolute Rarität. Therapieziel der epicondylären Frakturen ist die operative Versorgung und anatomische Fixation, wobei nach Fragmentgröße durchaus auch die Schraubenosteosynthese am Condylus radialis akzeptiert und angestrebt werden kann. Ein wesentlicher Punkt bei den „Epicondylus ulnaris" Frakturen ist die Analyse der Luxation, da hier Band- und Kapselverletzungen vorliegen können. Es muss auf die Stabilität gesetzt werden.

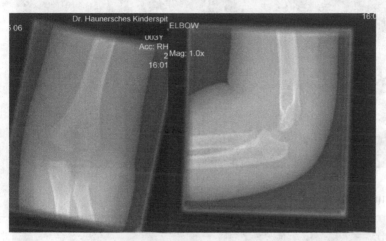

Abb. 5
Fraktur des Condylus radialis

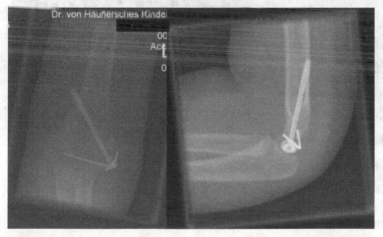

Abb. 6
Versorgung der Condylus radialis Fraktur mit kanülierter Schraube und Kirschnerdraht

Die Monteggia Läsionen

Eine der häufigsten übersehenen Frakturen im Ellenbogengelenksbereich stellt
die Monteggia Verletzung vor. Oftmals wird aufgrund des Unfallmechanismus
an eine Unterarmschaftfraktur gedacht und die Röntgenuntersuchung ohne
Einschluss des Ellenbogengelenks durchgeführt.

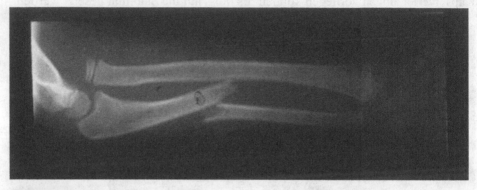

Abb. 7
Monteggia Fraktur

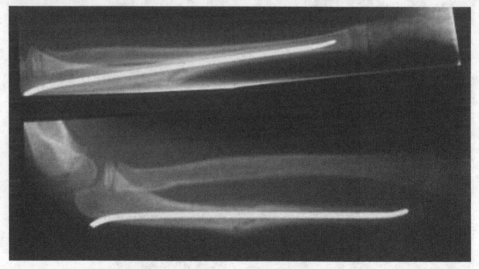

Abb. 8
Monteggia Fraktur versorgt mit Ulnarnagel. Beachte: Reposition des Radiuskopfes

Therapieziel der Monteggia Läsion ist die Stabilisierung der Ulnafraktur und die
dann mögliche Reposition des Radiuskopfes. Wichtige Diagnostik ist neben dem
Röntgen des Unterarms eine genaue Röntgenuntersuchung des Ellenbogen-

gelenkes. Die Therapie der Wahl ist die operative Versorgung in der ESIN-Technik, wobei hier normalerweise dann keine weitere Ruhigstellung notwendig ist.

Problematisch ist die übersehene Monteggia Fraktur mit der Radiuskopfluxation, wobei hier dann eine aufklappende distrahierende Ulna-Osteotomie-Versorgung mit Platte oder mit Fixateur externe notwendig ist. Wenn eine Reposition des Radiuskopfes nach Aufklappen der ulnaren Osteotomie nicht gelingt muss eine offene Reposition durchgeführt werden.

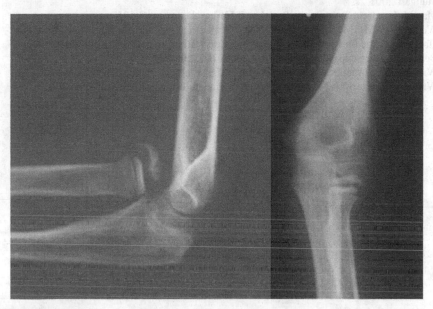

Abb. 9
Persistierende Radiuskopfluxation mit Knochenspange bei übersehener Monteggia Fraktur

108   3 Ellenbogenverletzungen beim Kind

Literatur

1. Dietz HG, Schmittenbecher PP, Illing P. Die intramedulläre Osteosynthese im Wachstumsalter. Urban & Schwarzenberg Verlag, München 1997
2. Hasler C, v Laer L. Screw osteosynthesis in dislocated fractures of the radial condyle of the humerus in the growth period a prospective long term study. Unfallchirurg 1998; 101: 280-286
3. Hasler C, v Laer L. Prevention of growth disturbances after fractures of the lateral humeral condyle in children. Journal Pediatr Orthop 2001; 10: 123-130
4. V Laer L. Frakturen und Luxationen im Wachstumsalter. 4. Aufl, Thieme Verlag, Stuttgart 2001
5. Marzi I. Kindertraumatologie. Steinkopff Verlag, Darmstadt 2006
6. Weinberg AM, Marzi I, Günter SM, Wessel L, v Laer L. Die supracondyläre Oberarmfraktur im Kindesalter – eine Standortbestimmung Teil I, Epidemiologie und Behandlungsergebnisse. Unfallchirurg 2002; 105: 208-216
7. Wilkins KE. Fractures and dislocations of the elbow region. In: Rockwood CA, Wilkins KE, King RI. Fractures in children. 3. edn Lippincott, Philadelphia 2001

3.4 Arthrodiatasis in der Therapie der posttraumatischen Ellenbogensteife bei Kindern und Jugendlichen

Mader K, Pennig D

Einleitung

Die kindliche Ellenbogenkontraktur ist eine relativ seltene, aber schwerwiegende Folge einer unfallbedingten Gelenkschädigung. Bisher veröffentlichte Publikationen, zumeist dem Prinzip der offenen Arthrolyse folgend (Resektion der Gelenkkapsel und Narbenstrikturen oder der Narkosemobilisation) haben bisher ungünstige Ergebnisse gezeigt.

Material und Methoden

Zwischen 1996 und 2003 wurden 20 Kinder und Jugendliche mit einem mittleren Alter von 14 Jahren mit posttraumatischer Ellenbogensteife nach einem prospektiven Protokoll mittels intraoperativer Gelenkdistraktion (Distraktionsfixateur) und anschließender Mobilisation im Bewegungsfixateur behandelt. Sowohl die präoperative Diagnostik als auch die postoperative Behandlung und Nachuntersuchung erfolgte standardisiert [1,2,3,4,5]

Operative Technik

Zunächst wird intraoperativ ohne Blutsperre der Bewegungsfixateur (Orthofix GmbH, 83626 Valley) von lateral angebracht. Ein 2- mm K- Draht wird 6 mm proximal des Drehzentrums von streng seitlich eingebracht und die Fixateurschrauben mithilfe des Fixateurs als Schablone platziert. Nun werden im Bereich des proximalen Olekranon zwei Fixateurpins von lateral für die intraoperative Distraktion eingebracht (Abb. 1). Bei Patienten älter als 14 Jahre wird ein Standard- DAF- Fixateur, bei Patienten jünger als 14 Jahre ein Handgelenksfixateur mit eingebauter Distraktionseinheit (jeweils Orthofix, GmbH, 83626 Valley) eingesetzt (Abb. 2). Die Distraktion erfolgt zweimal langsam bis 12 mm mit einer anschließenden Dehnungsphase von 15 Minuten. Nach Entfernung des Distraktionsfixateurs wird der Bewegungsfixateur platziert, der Pilot- K- Draht entfernt und eine Distraktion von 6 mm mithilfe eines kleinen Distraktors durchgeführt. Bei vorbestehendem Flexionsdefizit wird der Fixateur in einer Beugestellung von 100 bis 120° festgestellt (Abb. 3). Im Aufwachraum wird der neurologische Status geprüft, bei sensibler Störung des

N. ulnaris wird die Beugestellung nachgelassen. Postoperativ erfolgt für 6 Tage eine Relaxations- oder Dehnungsphase, gefolgt von der Öffnung der Zentraleinheit des Fixateur für eine intensive physiotherapeutische Behandlung (Abb. 4,5). Bei allen Patienten wird zur Prophylaxe einer heterotopen Ossifikation Indometacin für 6 Wochen verschrieben.

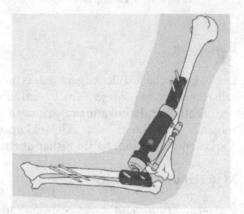

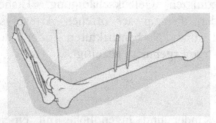

Abb. 1
Schematische Darstellung des linken Ellenbogens: neben dem Pilot- K- Draht sind die humeralen und ulnaren Fixateurpins für den Bewegungsfixateur und die zwei temporären Fixateurpins im Olekranon für die intraoperative Distraktion dargestellt.

Abb. 2
Intraoperative Beugung im Bewegungsfixateur mithilfe der Kompressionseinheit.

Eine offene Arthrolyse erfolgte nicht, lediglich knöcherne Fragmente und vorbestehende heterotope Ossifikationen wurden über limitierte Zugänge entfernt. Eine Dekompression und in- situ- Neurolyse wurde in 12 Fällen bei neurologisch gesicherter Affektion des N. ulnaris durchgeführt. Eine Metallentfernung wurde bei 9 Patienten und Korrektureingriffe bei fehlgeheilten Frakturen von Ulna, Radius oder distalem Humerus bei 5 Patienten durchgeführt. Der Fixateur verblieb im Mittel 6 Wochen und wurde ambulant ohne Analgesie entfernt.

Ergebnisse

Das Gesamtbewegungsausmass konnte bei allen Patienten deutlich verbessert werden. Sämtliche Patienten bis auf 3 erreichten einen „functional arc" nach Morrey von mindestens 100° (mittlerer Bewegungsumfang 110° (80 - 130°), Nachuntersuchungszeitraum im Mittel 35 Monate) [6]. Eine Instabilität des

Ellenbogens trat bei keinem Patienten auf. Bei drei Patienten zeigten sich bei der letzten Nachuntersuchung radiologisch leichtgradige degenerative Veränderungen. Eine Affektion der Wachstumsfugen nach Distraktion wurde nicht nachgewiesen.

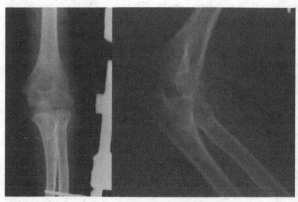 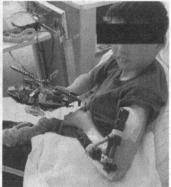

Abb. 4
Postoperative Röntgenbilder des linken Ellenbogens bei einem 12 Jahre alten Patienten: deutliche Distraktion des Ellenbogengelenkes

Abb. 5
Klinisches Bild fünf Tage postoperativ: Dehnung der periartikulären Strukturen mittels Kompressionseinheit.

Diskussion

Die kindliche Ellenbogenkontraktur kann durch eine Luxation, Schädigung der Wachstumsfugen bei Frakturen und komplexen Luxationsfrakturen verursacht werden. Obwohl im Bereich der Ellenbogensteife bei Erwachsenen eine zunehmende Expertise entstanden ist und mit verschiedenen Techniken inklusive der Arthrodiatasis gute Langzeitergebnisse erzielt werden, haben bisherige Veröffentlichungen, insbesondere der Arbeitsgruppe um Stans mäßige Langzeitergebnisse bei der kindlichen Ellenbogensteife (offene Arthrolyse, Plexuskatheter und postoperativer Schienenbehandlung) aufgezeigt [7]. Nach intraoperativer Distraktion und anschließender Mobilisation im Bewegungsfixateur wurden nun bei gutem Nachbeobachtungszeitraum deutlich bessere Ergebnisse erzielt. Die Distraktion dehnt die Weichteile, entlastet den Gelenkknorpel während der Mobilisation und führt nicht zu einer Affektion der Wachstumsfugen [5]. Größere chirurgische Zugänge mit nachfolgend erneuter Vernarbung der periartikulären Strukturen werden vermieden. Zusammenfassend erbringt die Arthrodiatasis des kindlichen Ellenbogens bei posttraumatischer Ellenbogensteife deutlich befriedigendere Ergebnisse als traditionelle Eingriffe zur Verbesserung der Ellenbogenbeweglichkeit.

Literatur

1.   Mader K, Pennig D, Gausepohl T, Koslowsky TC, Wulke A. Post-traumatic stiffness of the elbow: Arthrodiatasis using unilateral hinged external fixation. Scientific Exhibit at the 71st AAOS Annual Meeting. San Francisco, March 2004
2.   Pennig D, Mader K, Gausepohl T. Bewegungseinschränkung nach Verletzung des Ellenbogengelenkes: Planung und operative Strategie der Arthrolyse. Zentralbl Chir 2004; 130: 32-40
3.   Mader K. Pennig D, Gausepohl T, Wulke AP. Arthrolyse des Ellenbogengelenkes Unfallchirurg 2004; 107: 403-14
4.   Mader K, Gausepohl T, Pennig D. Die Operationstechnik der Distraktionsarthrolyse (Arthrodiatasis) bei Ellenbogensteife. Unfallchirurg 2004; 107: 115-19
5.   Gausepohl T, Mader K, Pennig D. Arthrodiatasis in post-traumatic stiffness of the elbow in children. JBJS AM 2006 (in press)
6.   Morrey BF. Post-traumatic contracture of the elbow: operative treatment including distraction arthroplasty. J Bone Joint Surg Am 1990; 72-A: 601-18
7.   Stans AA, Maritz NG, O'Driscoll SW, Morrey BF. Operative Treatment of Elbow Contracture in Patients Twenty-one Years of Age or Younger. J Bone Joint Surg Am 2002; 84-A: 382-7

4 Muskelatrophie und Ergebnisqualität

4.1 Experimentelle in vivo Muskeldehnung zur Reversion der muskulotendinösen Architektur nach chronischer Rotatorenmanschettenruptur

Zumstein M, Meyer DC, Frey E, von Rechenberg B, Hoppeler H, Jost B, Gerber C

Muskeldegeneration nach chronischer Rotatorenmanschettenruptur

In der Folge einer Sehnenruptur kommt es zur Retraktion der muskulo-tendinösen Einheit zusammen mit einer Muskelverfettung und Atrophie. Strukturell ändert sich die Muskelarchitektur grundlegend. Dies ist gekennzeichnet durch eine Verkürzung der Muskelfasern sowie eine Zunahme des Fiederungswinkels. Funktionell verliert ein derart veränderter Muskel an Kontraktionskraft, Kontraktionsamplitude sowie an Elastizität. Auch bei erfolgreicher Rotatorenmanschettennaht wird radiologisch kaum eine Regeneration dieser Veränderungen beobachtet [1-4]. Beim M. supraspinatus kann eine partielle Regeneration der Atrophie in einigen Fällen beobachtet werden, vor allem wenn zum Zeitpunkt der Operation das Degenerations-Stadium 2 nach Goutallier [5] noch nicht überschritten ist und die Supraspinatussehne isoliert rupturiert war [6]. Es besteht eine geringe Korrelation zwischen Muskelatrophie und Patientenalter, eine mäßige Korrelation zwischen Atrophie und Verfettung, aber eine starke Korrelation zwischen Verfettung und Muskelretraktion. Die Veränderungen im Muskel nach Sehnenruptur sind somit die limitierenden und gleichzeitig bislang weitgehend irreversiblen Parameter welche die „Reparabilität" einer Sehne bestimmen.

Degenerationsverhalten des Muskels nach Tenotomie beim Schaf

In einer experimentellen Studie am Schaf [7,8] wurde die ideale Reparatur-methode einer Rotatorenmanschettenruptur ermittelt. Darauf aufbauend wurde in einer weiteren Studie am Schaf die am Menschen nach Sehnenruptur beobachtete fettige Degeneration reproduziert [9]. Analog zur Situation am Menschen waren sowohl Muskelatrophie wie auch Muskeldegeneration nach Reparatur kaum, beziehungsweise gar nicht reversibel.

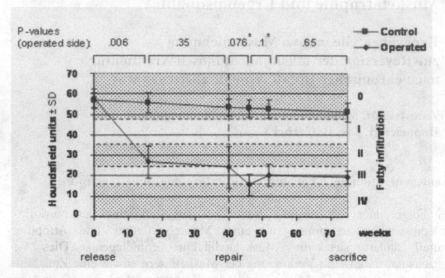

Abb. 1
Zur Quantifizierung wurde nach histologischer Beurteilung der Muskelfett-
gehalt mit den Houndsfield Units der Muskellängsfläche korreliert:

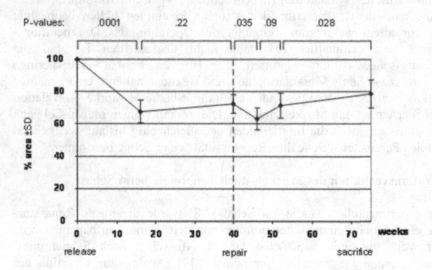

Abb. 2
Muskelatrophie wurde im CT als Prozentwert der intakten Gegenseite
bestimmt. Nach Refixation „repair" fand kaum eine Erholung der
Muskulatur statt.

Architektonische Veränderungen im Tierexperiment

Retraktion: Unmittelbar nach Tenotomie erfolgte eine Retraktion um ca. 3cm. Dies entspricht in etwa dem physiologischen Bewegungsumfang des Muskels. Im Verlauf kam es noch zu einer erweiterten Retraktion von Muskel und Sehne, welche auch bei der Refixation nicht mehr reversibel war.

Veränderungen der Muskelarchitektur nach Retraktion: Die untenstehende Darstellung illustriert die Umbauvorgänge im Muskel nach chronischer Retraktion: Der Muskel hat sich um die Distanz R zurückgezogen. Dabei vergrösserte sich sein Fiederungswinkel und die Muskelfasern verkürzten sich [10].

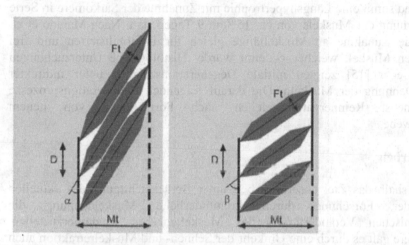

Abb. 3
Umbauvorgänge im Muskel nach chronischer Retraktion

Weil die Retraktion chronisch ist, verkürzen sich die Muskelfasern durch Abbau von seriell angeordneten Sarkomeren dauerhaft bei gleichbleibender Muskelfaserdicke Ft. Bei Funktionsverlust des Muskels kann sich der Faserquerschnitt sogar zusätzlich verringern. Der Abstand D der Insertionspunkte (auf der knöchernen Skapula) blieb im hier vorgestellten Experiment konstant. Durch die vergrösserung des Fiederungswinkels öffnen sich zwischen den Muskelfasern Leerräume, welche entsprechend unserer Hypothese mit Fett als Platzhalter gefüllt werden. Die langsamen Typ I Fasern degenerieren unter Entlastung wesentlich stärker als Typ IIA Fasern. Typ IIB Fasern degenerieren am wenigsten [11].

Physiologie der Hypertrophie des Muskels unter Spannung

Der mechanische Stimulus für die Steuerung der Muskelmasse ist die Größe der Spannung, welche auf den Muskel wirkt, wobei ob die Spannung im Muskel konzentrisch oder exzentrisch erzeugt wird, sekundär zu sein scheint [12]. Bei exzentrischer Belastung ist die Geschwindigkeit der Dehnung wesentlich; langsame Dehnung führt zu Hypertrophie, während schnelle Dehnung zu inhomogener Degeneration, ähnlich einer neurogenen Degeneration führt [13,14]. In einem Experiment von Matano [12] wurden unter passiver Spannung gehaltene Muskulatur des Unterschenkels am Kaninchen überdehnt. Innerhalb von ca. 9 Tagen hypertrophierte die Muskulatur durch Bildung weiterer Sarkomere in die Länge, bis die ursprüngliche Sarkomerlänge wieder erreicht war. Es fand somit eine Längshypertrophie mit Zunahme der Sarkomere in Serie unter Spannung des Muskels von ca. 15% in 9 Tagen statt. Nach Matano et al. [12] ist die Zunahme an Muskellänge gleich für immobilisierten und frei beweglichen Muskel, welcher gedehnt wurde. Histologische Untersuchungen von Fink et al.[15] zeigten initiale Degenerationszeichen unter indirekter passiver Dehnung der Muskeln. Die darauf folgenden Regenerationsprozesse zeigten nebst Reinnervationszeichen auch Formationen von neuem Muskelgewebe.

Ziel der Arbeit

Es war deshalb das Ziel unserer Arbeit unter Berücksichtigung des aktuellen Stands der Forschung durch kontinuierliche Muskeldehnung die architektonischen Veränderungen des Muskelgewebes wiederherzustellen. Insbesondere galt es durch eine Umkehr der Sehnen- und Muskelretraktion auch Muskelfaserlänge zu verlängern, respektive den Fiederungswinkel zu verringern. Des Weiteren sollten die Auswirkungen einer chronischen Muskeldehnung auf die Atrophie und die nachfolgende Regeneration untersucht werden. Zudem stellt sich die Frage, ob die Wiederherstellung der Muskelfaserlänge und des Fiederungswinkels mit einem Rückgang der Verfettung einhergehen würde.

Material und Methodik

Entsprechend der ersten bereits durchgeführten Studie [9], wurde in 12 Schafen die Infraspinatussehne mittels Osteotomie des Tuberkulum majus abgelöst. Nach drei Monaten Retraktion wurde ein neu entwickelter Spanner, welcher eine kontinuierliche Muskeldehnung des Infraspinatus ermöglichte, auf die Spina scapulae montiert. Die retrahierte Sehne wurde nun mit einer Geschwindigkeit von 1mm/Tag kontinuierlich gedehnt. Nachdem die retrahierte

Sehne ihre effektive Länge annähernd erreicht hatte wurde sie wieder an ihre Insertionsstelle repariert. Die Muskelarchitektur (Retraktion und Fiederungswinkel) wurde mittels MRI und makroskopischer Dissektion analysiert.

Ergebnisse

In acht Schafen konnte die Dehnung entsprechend dem Protokoll durchgeführt werden. Infolge technischer Schwierigkeiten versagte die geplante Elongation in vier Schafen. Die Sehnen waren nach 16 Wochen signifikant retrahiert und vergleichbar mit den Schafen der bereits publizierten ersten Studie. Dies entsprach ungefähr 14% der Originallänge (p=0.008). Die retrahierte Sehne konnte innerhalb von 4 Wochen annähernd wieder auf Höhe der Insertionsstelle gezogen werden. Zum Zeitpunkt der Euthanasie vergrößerte sich der Fiederungswinkel in den Schafen, in welchen nicht gezogen werden konnte signifikant im Vergleich zur Kontrollseite (p=0.035). Bei den Schafen, bei welchen die Dehnung entsprechend des Protokolls durchgeführt werden konnte, war der Fiederungswinkel zum Zeitpunkt der Euthanasie nicht signifikant unterschiedlich zur Kontrollgegenseite (p=0.575). Zum Zeitpunkt des Releases war keine fettige Infiltration des Infraspinatusmuskels sichtbar. Vier Monate nach Osteotomie des Tuberkulum majus war eine signifikante Zunahme der fettigen Infiltration des Infraspinatusmuskels im Computertomogramm (p=0.0001), sowie eine signifikante Abnahme der Muskelquerschnittfläche (p=0.0001) messbar. In den erfolgreich elongierten Muskeln, blieb die fettige Infiltration unverändert (p=0.438) und die Atrophie nahm unter Zug signifikant ab (p=0.008). Zum Zeitpunkt der Euthanasie wies der Infraspinatusmuskel bei den Schafen mit intakter Dehnung signifikant mehr Muskelquerschnittsfläche auf, als die Muskeln der Schafe bei welchen die Dehnung scheiterte (p=0.001). Fettige Infiltration der Muskeln nahm nicht zu und blieb über den Zeitraum der Traktion unverändert (p=0.145).

Diskussion

Sowohl im Tiermodell, als auch beim Patienten, führte die chronische Rotatorenmanschettenruptur bis anhin zu irreversibler Muskelretraktion, Zunahme der fettigen Infiltration und Atrophie. Durch experimentelle kontinuierliche Dehnung des Muskels konnten wir eine Reversion der Muskelfaserlänge und seiner Architektur, partiellen Rückgang der Atrophie und Anhalten der Zunahme der Verfettung erreichen. Unsere präliminären Daten dokumentieren, dass kontinuierliche Dehnung des retrahierten Infraspinatus-muskels im Tiermodell technisch möglich ist. Die Wiederherstellung der Muskelarchitektur ist eine grundlegende Voraussetzung dafür, dass der Muskel die benötigte Kontraktionsamplitude, Kraft und Kontraktionsgeschwindigkeit wieder erlangen kann.

Literatur

1.   Fuchs B, et al. Clinical and Structural Results of Open Repair of an Isolated One-Tendon Tear of the Rotator Cuff. J Bone Joint Surg Am 2006; 88: 309-316
2.   Gerber C, Fuchs B, Hodler J. The results of repair of massive tears of the rotator cuff. J Bone Joint Surg Am 2000; 82: 505-15
3.   Jost B, et al. Clinical outcome after structural failure of rotator cuff repairs. J Bone Joint Surg Am 2000; 82: 304-14
4.   Jost, B., et al., Long-Term Outcome After Structural Failure of Rotator Cuff Repairs. J Bone Joint Surg Am 2006; 88: 472-479
5.   Goutallier D, et al. Fatty muscle degeneration in cuff ruptures. Pre- and postoperative evaluation by CT scan. Clin Orthop 1994; 304: 78-83
6.   Goutallier D, et al. La Dégéneresence graisseuse des muscles des coiffes tendineuses rompues de l'épaule. Revue du rhumatisme, Ed. francaise 1995; 62: 439-446
7.   Gerber C, et al. Mechanical strength of repairs of the rotator cuff. J Bone Joint Surg Br 1994; 76: 371-80
8.   Gerber C, et al. Experimental rotator cuff repair. A preliminary study. J Bone Joint Surg Am 1999; 81: 1281-90
9.   Gerber C, et al. Effect of tendon release and delayed repair on the structure of the muscles of the rotator cuff: an experimental study in sheep. J Bone Joint Surg Am 2004; 86: 1973-82
10.   Meyer DC, et al. A pathomechanical concept explains muscle loss and fatty muscular changes following surgical tendon release. J Orthop Res 2004; 22: 1004-7
11.   Meyer DC, et al. In vivo tendon force measurement of 2-week duration in sheep. J Biomech 2004; 37: 135-40
12.   Matano T, Tamai K, Kurokawa T. Adaptation of Skeletal Muscle in Limb Lengthening: A Light Diffraction Study on the Sarcomere Lenth In Situ. J Orthop Res 1994; 12: 193-196
13.   Stauber WT, et al. Adaptation of rat soleus muscles to 4 week of intermittent strain. J Appl Phys 1994; 77: 58-62
14.   Fink B, et al. Changes in canine skeletal muscles during experimental tibial lengthening. Clin Orthop 2001; 385: 207-18
15.   Fink B, et al. Changes in canine skeletal muscles during experimental tibial lengthening. Clin Orthop Relat Res 2001; 385: 207-18

4.2   Atrophie und fettige Infiltration: Mechanisches oder biologisches Problem?

Rolf O, Gohlke F

Die fettige Degeneration und Atrophie der Muskulatur der Rotatorenmanschette (RM) gilt als wichtiger prognostischer Faktor für das Ergebnis einer operativen Rotatorenmanschettenrekonstruktion [9]. Die fettige Atrophie ist persistierend und zeigt im Langzeitverlauf eine signifikante Progression [8,11]. Die bisherigen Klassifikationen von Goutallier und Fuchs wurden ergänzt durch eine 2D-SPLASH-MRT Sequenz zur Quantifizierung der fettigen Infiltration [12].

Die Pathogenese der fettigen Infiltration wird unterschiedlich diskutiert. Insgesamt ist die Datenlage inhomogen und erlaubt nur indirekt Rückschlüsse auf die Entstehung beim Menschen. Anhand einer Analyse von 1191 MRT-Untersuchungen konnte eine Atrophie des Infraspinatus-Muskels (ISP) in 51 Fällen (4,3%) nachgewiesen werden, wobei sich lediglich 27 ISP-Defekte (53%) zeigten. Somit tritt die ISP-Atrophie isoliert – ohne Ruptur der Sehne- auf [19]. In den vorliegenden tierexperimentellen Modellen wird beim gesunden Tier ein artifizieller Defekt der RM gesetzt, wodurch eine mechanisch bedingte Atrophie der RM resultiert. Aufgrund dessen erfassen diese Modelle nicht die Situation einer Atrophie bei intakter Sehne, so dass ihre Aussagekraft beschränkt erscheint. Gerber beschreibt durch eine geänderte Geometrie der Muskelfasern eine irreversible fettige Infiltration in den Muskelfaser-zwischenräumen beim Schaf [5,15]. Beim Kaninchen zeigte sich nach Durchtrennung der Supraspinatus (SSP)-Sehne weder nach früher (6 Wochen) noch nach später Rekonstruktion (12 Wochen) eine Reversibilität der Fettakkumulation im Muskel. Im Vergleich zu Kontrolltieren zeigten die rekonstruierten Manschetten darüberhinaus eine Zunahme der fettigen Infiltration, welche am ehesten durch das erneute OP-Trauma und durch die erneute Inaktivierung der Tiere zu erklären war [14,17]. Bei der Ratte zeigte sich nach SSP-Durchtrennung nach 16 Wochen ein rapider Abbau der Muskelmasse, ein Anstieg fibrotischer Komponenten sowie ein relativer Anstieg der FT-Fasern. In der tiefen Schicht des Muskels zeigte sich eine Normalisierung (return of load), in der oberflächlichen Schicht ein persistierender Fasershift. Bei weniger ausgeprägter fettiger Atrophie des Muskels wurde eine speziesabhängige Fettakkumulation postuliert (Mensch, Schaf> Kaninchen>Ratte) [1].

Zur fettigen Atrophie beim Menschen liegen nur begrenzt Daten vor. Bei Durchsicht der Literatur finden sich folgende Faktoren, die die Muskelatrophie und damit auch die fettige Infiltration beeinflussen:

- *Biomechanik*
- *Sehnenriss*
- *Alter*
- *Inaktivität*
- *Schmerz, Reflex-Muskel-Atrophie*
- *Myopathie*
- *Kachexie*
- *Denervierung*
- *Grunderkrankungen*

Durch chronische Denervation ist eine Muskelfaseratrophie mit fettiger Infiltration nachgewiesen. Mögliche Ursachen sind Läsionen des N. suprascapularis, cervicale Myelopathien oder traumatische Plexusläsionen. Eine interessante Rolle spielt die sog. „Reflex-Muskel-Atrophie". Durch eine erhöhte Aktivität der Nociceptoren (im Tiermodell nach Fraktur) tritt eine reflektorisch spinale Inhibition des peripheren Motoneurons mit konsekutiver Atrophie der Muskulatur auf [2,20].

Beim alternden Menschen zeigt sich eine Volumenabnahme des Extremitätenmuskels um 25-35% mit Zunahme des Fett- und Bindegewebes. Histologisch zeigt sich eine reduzierte Anzahl der Muskelfibrillen (Typ II Fasern sind ausgeprägter als Typ I Fasern betroffen), vermutlich als Folge eines langsam progredienten neurogenen Prozesses [13]. Eine nervale, terminale Retraktion von Muskelfasern mit vergeblichen Reinnervations-versuchen und Verlust von Motoneuronen begünstigt diesen Prozess [7].

Um die neuromuskuläre Insuffizienz der RM als Ursache des funktionellen Impingements nachzuweisen, wurden an der RM (SSP und M. deltoideus) bei subakromialen Schmerzsyndromen und RM-Defekten Muselbiopsien entnommen und muskelbioptisch ausgewertet. Es fanden sich bei zunehmender Defektgröße erhöhte Variationen und Häufigkeitsverschiebungen zuungunsten der FT-Fasern, die für die Feineinstellung des Gelenkes verantwortlich sind. Aus den Veränderungen wurde eine Koordinationsstörung der Muskulatur abgeleitet, welche ein funktionelles Impingement bewirken kann. Angenommen wurde, dass die funktionelle Dezentrierung dem strukturellen Schaden vorausgehe und dass die funktionelle Insuffizienz ein sekundär mechanisch strukturelles Versagen bedinge [10].

Eigene Untersuchungen wurden im Zeitraum von 2001 bis 2004 durchgeführt. Bei 280 Patienten mit subacromialem Schmerzsyndrom und Rotatoren-manschettendefekten und einem Durchschnittsalter von 54 Jahren (22 bis 76 Jahre) wurden Muskelbiopsien aus dem SSP sowie aus dem M. deltoideus entnommen und histologisch aufgearbeitet. Die histologischen Ergebnisse wurden korreliert mit der Expression der Gamma- Untereinheit des fetalen ACh-Rezeptors, ein Marker für die neurogene Muskelatrophie, der spezifisch für Typ-I Fasern ist. Im Ergebnis zeigte sich, dass die fettige Infiltration mit zunehmender Defektgröße anstieg (intakte Rotatorenmanschette 5,3 %, massiver Defekt 21,7 %). Die Muskelatrophie betraf sowohl Typ-I-, als auch Typ II-Fasern (zu 73%), nur 2,5% der Patienten zeigten keine Muskelatrophie. Die neurogenen Veränderungen korrelierten nicht mit dem Alter, sie waren jedoch in Rotatorenmanschette und Deltamuskel gleichsinnig vorhanden. Der Quotient aus gamma und alpha Untereinheit des AChR war in 62,6% der Deltabiopsien (77 von 123) und in 66,2% der SSP-Biopsien (96 von 145) abnormal. Der Prozentsatz der abnormalen Quotienten stieg in Relation zur Defektgröße an. In Korrelation zur Histologie zeigten nur 47,6% der SSP-Proben mit abnormalen gamma/alpha Quotienten Zeichen einer neurogenen Atrophie. Zwischen Histologie und Expression des AChR zeigte sich lediglich eine schwache Korrelation, wenngleich sich histologisch tendenziell ausgeprägtere neurogene Veränderungen bei abnormalen Quotienten zeigten [6].

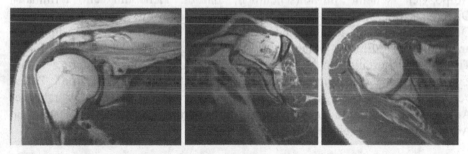

Abb. 1
MRT- Untersuchung rechte Schulter: Ausgeprägte fettige Atrophie des M. SSP und ISP bei intakter Sehnenmanschette. Zustand nach LBS-Ruptur.

Im eigenen Patientengut fanden sich Beispiele für eine ausgeprägte Atrophie und fettige Infiltration der Rotatorenmanschette bei intakter Sehne, bedingt durch Denervierung bei cervicaler Stenose C4-5 sowie im Sinne einer Reflex-Atrophie nach AC-Gelenkssprengung. Abbildung 1 zeigt das Beispiel einer 61 jährigen Patientin, die, zuvor ohne Schulterbeschwerden, eine spontane LBS-Ruptur erlitt. Eine MRT-Untersuchung zeigte eine ausgeprägte fettige Atrophie der SSP- und ISP-Sehne ohne zugrundeliegenden RM-Defekt. Die neurologische Untersuchung war unauffällig.

Umgekehrt fand sich ein Beispiel eines 32jährigen Patienten mit nahezu intaktem Muskelbauch ohne fettige Infiltrationen und ohne wesentliche Atrophie bei defekter SSP-Sehne. Dieser Pat. erlitt einen traumatischen RM-Defekt bei disloziertem Tub. maj. In der Vorgeschichte fanden sich drei fehlgeschlagene Rekonstruktionen mit fehlgeschlagenem Deltaflap sowie ein persistierender SSP- und ISP-Defekt. Nach Rekonstruktion mit Latissimus dorsi zeigte sich vier Jahre später eine verbesserte Funktion mit persistierender Bewegungs-einschränkung. In der MRT-Untersuchung zeigte sich die Supraspinatussehne fehlend, der Muskelbauch jedoch intakt ohne wesentliche Atrophie und ohne fettige Infiltration.

Zusammenfassend muss eine multifaktorielle Genese der Atrophie und fettigen Infiltration angenommen werden. Aetiologisch wirken zahlreiche Faktoren, insbesondere die Biomechanik, Innervation und Schmerz sowie Alter und Aktivität, auf die Trophik und nervale Versorgung der Muskulatur der RM.

Auf zellulärer Ebene wurden verschiedene Theorien zur Entwicklung der fettigen Infiltration geäußert [14]. Die Triglyzerid-Anreicherung in vorhandenen Adipozyten erklärt nicht deren vermehrtes Auftreten. Eine Proliferation von Adipozyten scheint unwahrscheinlich, da es sich um ein terminales Differenzierungsstadium handelt. Vielmehr ist die Proliferation und Differenzierung von lokalen und zirkulierenden Stammzellen zu Adipozyten anzunehmen. Eine weitere Erklärungsmöglichkeit ist die lokale Transdifferenzierung von Muskelzellen zu Adipozyten ohne weitere zelluläre Zwischenstufen. In vitro konnten Transdifferenzierungen von Zellen verschiedenen Ursprungsgewebes gezeigt werden [18], die Würzburger Arbeitsgruppe konnte eine Transdifferenzierung von Osteoblasten in Adipozyten in vitro zeigen [16].

Als Zukunftsperspektive erscheint auf dieser Basis ein Tissue Engineering der RM vielversprechend. Durch lokale Applikation von Stammzellen/Muskelzellen könnte ein verbessertes Microenvironment und damit eine Reversibilität der fettigen Atrophie erzielt werden. Als DVSE- gefördertes Forschungsprojekt wird derzeit eine zell-basierte Therapie der fettig-degenerierten Rotatoren-manschette im Kaninchenmodell etabliert (Projekt Nöth, Steinert, Rolf, Gohlke).

Literatur

1. Barton ER, Gimbel JA, Williams GR, Soslowsky LJ. Rat supraspinatus muscle atrophy after tendon detachment. J Orthop Res 2005; 23: 259-65
2. Daemen MA, Kurvers HA, Bullens PH, Slaaf DW, Freling G, Kitslaar PJ, van den Wildenberg FA. Motor denervation induces altered muscle fibre type densities and atrophy in a rat model of neuropathic pain. Neurosci Lett 1998; 247: 204-8
3. Fuchs B, Weishaupt D, Zanetti M, Hodler J, Gerber C. Fatty degeneration of the muscles of the rotator cuff: assessment by computed tomography versus magnetic resonance imaging. J Shoulder Elbow Surg 1999; 8: 599-605
4. Gattenlohner S, Schneider C, Thamer C, Klein R, Roggendorf W, Gohlke F, Niethammer C, Czub S, Vincent A, Muller-Hermelink HK, Marx A. Expression of foetal type acetylcholine receptor is restricted to type 1 muscle fibres in human neuromuscular disorders. Brain 2002; 125: 1309-19
5. Gerber C, Meyer DC, Schneeberger AG, Hoppeler H, von Rechenberg B. Effect of tendon release and delayed repair on the structure of the muscles of the rotator cuff: an experimental study in sheep. J Bone Joint Surg 2004; 86-A: 1973-82
6. Gohlke F., Jensen M., Schneider Ch., Boehm D., Gattenloehner S. Atrophy and fatty infiltration in muscle biopsies of patients with rotator cuff disease. In: Zuckerman et al. (eds.): Surgery of the Shoulder and Elbow: An International Perspective, American Academy of Orthopaedic Surgeons, 2005 (im Druck)
7. Gomes RR Jr, Booth FW. Expression of acetylcholine receptor mRNAs in atrophying and nonatrophying skeletal muscles of old rats. J Appl Physiol 1998; 85: 1903-8
8. Goutallier D, Postel JM, Bernageau J, Lavau L, Voisin MC. Fatty muscle degeneration in cuff ruptures. Pre- and postoperative evaluation by CT scan. Clin Orthop Relat Res 1994; 304: 78-83
9. Goutallier D, Postel JM, Gleyze P, Leguilloux P, Van Driessche S. Influence of cuff muscle fatty degeneration on anatomic and functional outcomes after simple suture of full-thickness tears. J Shoulder Elbow Surg 2003; 12: 550-4
10. Irlenbusch U, Gansen HK. Muscle biopsy investigations on neuromuscular insufficiency of the rotator cuff: a contribution to the functional impingement of the shoulder joint. J Shoulder Elbow Surg 2003; 12: 422-6
11. Jost B, Zumstein M, Pfirrmann CW, Gerber C. Long-term outcome after structural failure of rotator cuff repairs. J Bone Joint Surg Am 2006;88: 472-9
12. Kenn W, Bohm D, Gohlke F, Hummer C, Kostler H, Hahn D. 2D SPLASH: a new method to determine the fatty infiltration of the rotator cuff muscles. Eur Radiol 2004; 14: 2331-6
13. Lexell J. Human aging, muscle mass, and fiber type composition. J Gerontol A Biol Sci Med Sci 1995; 50: 11-6
14. Matsumoto F, Uhthoff HK, Trudel G, Loehr JF. Delayed tendon reattachment does not reverse atrophy and fat accumulation of the supraspinatus--an experimental study in rabbits. J Orthop Res 2002; 20: 357-63
15. Meyer DC, Hoppeler H, von Rechenberg B, Gerber C. A pathomechanical concept explains muscle loss and fatty muscular changes following surgical tendon release. J Orthop Res 2004; 22: 1004-7
16. Schilling T, Nöth U, Jakob F, Schütze N. Plasticity in adipogenesis and osteogenesis of human mesenchymal stem cells. Mol Cell Endocrinol 2006, submitted

17.   Uhthoff HK, Matsumoto F, Trudel G, Himori K. Early reattachment does not reverse atrophy and fat accumulation of the supraspinatus--an experimental study in rabbits. J Orthop Res 2003; 21: 386-92
18.   Verfaillie CM. Adult stem cells: assessing the case for pluripotency. Trends Cell Biol 2002; 12: 502-8
19.   Yao L, Mehta U. Infraspinatus muscle atrophy: implications? Radiology 2003; 226: 161-4
20.   Zacharova G, Knotkova-Urbancova H, Hnik P, Soukup T. Nociceptive atrophy of the rat soleus muscle induced by bone fracture: a morphometric study. J Appl Physiol 1997; 82: 552-7

5   Biomechanik

5.1   Validierung eines neuen markerbasierten biomechanischen Modells in der 3-dimensionalen Bewegungsanalyse der oberen Extremität und Ermittlung des Bewegungsausmaßes bei Alltagsbewegungen

Raiß P, Rettig O, Wolf S, Kasten P, Loew M

Einleitung

Die 3D-Bewegungsanalyse der unteren Extremität ist seit vielen Jahren ein fester Bestandteil der klinischen Analyse, vor allem bei Patienten mit infantiler Cerebralparese und komplexen Bewegungsstörungen. Diese Untersuchungstechnik hat dazu beigetragen, physiologische Bewegungsausmaße und pathologische Veränderungen des Gangbildes aufzudecken und damit ein neues Feld der klinischen Diagnostik und Therapie eröffnet.

Die 3D-Bewegungsanalyse der oberen Extremität zeigt grundlegende Unterschiede im Vergleich zur unteren Extremität. Im Gegensatz zu den sich zyklisch wiederholenden Bewegungen des Ganges, ist die freie Bewegung des Arm- und Schultergürtels als weitaus komplexer und weniger reproduzierbar anzusehen [6]. Dies hat unter anderem im enormen Bewegungsumfang der Schulter seine Ursache. Die Schulter ist das beweglichste aller Gelenke des menschlichen Körpers und besitzt als Kugelgelenk drei Freiheitsgrade, die die Bewegung der oberen Extremität in drei Raumebenen ermöglicht. Da die Gelenke der unteren und oberen Extremität bezüglich der Anatomie und ihren Bewegungsausmaßen unterschiedlich sind, ist eine direkte Übertragung des Modells der 3D-Bewegungsanalyse der unteren Extremität auf die obere nicht möglich. Ein weiterer entscheidender Unterschied bei der Analyse der Bewegungen zwischen unterer und oberer Extremität ist die genaue Definition der Bewegung an sich [6]. Durch den Mangel an standardisierten Bewegungen und Unterschieden in der experimentellen Methodik des Schulter- Armgürtels kommt es zu völlig unterschiedlichen Ergebnissen bei ähnlicher Fragestellung [4]. Weitere Differenzen ergeben sich bei der computerbasierten Modellierung der oberen Extremität im Vergleich zur unteren.

Des Weiteren ist bisher kein Modell beschrieben, welches die dreidimensionale Bewegungsanalyse an der oberen Extremität mit einer Referenzmethode vergleicht. Den klinischen Goldstandard der Winkelmessung stellt die

Standardgoniometrie dar. Hierbei handelt es sich um ein einfaches, kostengünstiges, handliches und portables Messinstrument, mit welchem bei der klinischen Untersuchung eine Messgenauigkeit von 5°-10° erreicht werden kann [1,2,3,5]. Allerdings lassen sich mit Hilfe der Standardgoniometrie nur statische Momentaufnahmen der entsprechenden Gelenkswinkel in zwei Ebenen des Raumes darstellen. Eine Erfassung von Gelenkswinkeln bei komplex-dynamischen Bewegungen ist nicht möglich.

Material und Methode

Unsere Arbeitsgruppe entwickelte ein neues, auf 18 Markern basierendes Modell für Schulter und Ellenbogen und validierte dieses anhand der klinischen Goniometrie. Es wurden im Schultergelenk die Ante-Retroversion, Ab-Adduktion und Außen-Innenrotation verglichen. Im Ellenbogengelenk wurden Extension-Flexion und Pro-Supination untersucht. Die genannten Bewegungen wurden standardisiert in 20° bzw. 30° Schritten bis hin zum maximalen Bewegungsausmaß durchgeführt. Hierfür wurden 5 Probanden (Alter 27 Jahre ± 3) in 25 Messdurchgängen auf Intersubjekt-, Intertester- und Intratester-reliabilität untersucht. Ferner wurden bei 10 Alltagsbewegungen die Bewegungsausmaße von Schulter und Ellenbogen bei 7 Probanden (Alter 25 Jahre ± 15) ermittelt. Die Alltagsbewegungen waren im Einzelnen:

Nahrungsaufnahme:
    1. Essen mit einem Löffel
    2. Trinken aus einem Glas
    3. Wasser in ein Glas eingießen

Körperhygiene:
    4. Kämmen mit einem Kamm
    5. Reinigung nach Stuhlgang

Arbeitsplatz & Alltag:
    6. Drehen eines Schlüssels im Türschloss
    7. Tippen auf einer Tastatur
    8. Zeichnen eines vorgefertigten Symbols
    9. Telefonieren
    10. Umblättern einer Seite in einem Buch

Alle Bewegungen wurden standardisiert an einem Versuchstisch mit vorgegebenem Bewegungsablauf jeweils neunmal hintereinander durchgeführt. Die auf der Haut der Probanden angebrachten Marker wurden bei jeder Messung simultan von 9 Infrarotlichtkameras erfasst.

Ergebnisse

Die bei den Validierungsmessungen gewonnenen Mittelwerte der Differenzen der Intersubjekte betrugen maximal 4,2° (SD = 5,4°), der Intertester 3,2° (SD = 5,8°) und der Intrasubjekte 2,2° (SD = 4°) (Tab. 1). Die 10 untersuchten Alltagsbewegungen konnten mit einem Bewegungsausmaß der Schulter von 99,8° Ante-/Retroversion, 73,3° Ab-/Adduktion und 157,7° ARO/IRO bewältigt werden. Im Ellenbogen wurde eine Extension/Flexion von 107,2° und eine Pro-/Supination von 160,3° benötigt (Tab. 2).

Tab. 1
Mittelwerte (MW) und Standardabweichung (SD) der Validierungsmessungen

	Differenzen Intersubjekt n = 5		Differenzen Intertester n = 5		Differenzen Intrasubjekt n = 5	
	MW	*SD*	*MW*	*SD*	*MW*	*SD*
Anteversion/ Retroversion	4.0°	±5.2°	2.1°	±5.2°	1.5°	±3.1°
Abduktion/ Adduktion	1.2°	±5.3°	1.5°	±3.2°	0.5°	±3.3°
Innenrotation/ Außenrotation	-3.7°	±3.8°	1.6°	±3.5°	2.1°	±3.6°
Extension/ Flexion	4.1°	±5.4°	2.0°	±4.3°	-0.5°	±3.8°
Pronation/ Supination	2.3°	±5.9°	3.2°	±5.8°	2.2°	±4.0°

Diskussion

Unser neues computerbasiertes Modell ermöglicht eine Messung der Gelenkswinkel an der oberen Extremität im Schulter- und Ellenbogengelenk in vergleichbarer Genauigkeit wie die Goniometermethode, bei welcher Messabweichungen von 5-10° beschrieben sind [1-3, 5]. Ein entscheidender Vorteil des Modells ist die exakte Erfassung komplex dynamischer Bewegungen. So können zu jedem beliebigen Zeitpunkt einer dynamischen Bewegung, alle der oben aufgeführten Winkel auf einmal berechnet werden. Hierdurch könnten verschiedenste Fragestellungen an der oberen Extremität in Bezug auf Bewegungsausmaße und Bewegungsabläufe beantwortet werden. Weiterhin wäre ein Einsatz der dreidimensionalen Bewegungsanalyse zur Diagnostik, Therapieplanung und Therapiekontrolle bei unterschiedlichen Erkrankungen der oberen Extremität denkbar.

Tab. 2
Mittelwerte (MW) und Standarabweichung (SD) der Bewegungsausmaße
(Range of motion = ROM) bei Alltagsbewegungen

	Anteversion/ Retroversion	Adduktion/ Abduktion	IRO/ ARO	Flexion/ Extension	Pronation/ Supination
Essen	33.4° ±4.63°	34.9° ±16.24°	39.25° ±7°	59.26° ±12.7°	59.22° ±5.93°
Kämmen	27.92° ±28.14°	28.34° ±17.5°	51.61° ±7.93°	42.55° ±6.72°	36.96° ±15.6°
Reinigung n. Stuhlgang	82.18° ±9.73°	32.3° ±3.68°	134.6° ±15.6°	41.41 ±10.96°	93.05° ±15.6°
Telefonieren	30.37° ±7.32°	28.23° ±14.1°	36.43° ±10.2°	74.93° ±15.9°	63.05° ±21.4°
Tippen	18.72° ±4.59°	14.52° ±5.4°	23.62° ±7.62°	20.92° ±6.55°	15.54° ±5.59°
Trinken	30.94° ±16.74°	38.07°±18.36°	30.88° ±28.1°	90.36° ±10.9°	22.8° ±5.05°
Türschloss	15.65° ±7.23°	16.49° ±8.36°	45.77° ±16.6°	10.47° ±3.12°	119.9° ±12.4°
Umblättern	30.49° ±9.73°	20.01° ±3.6°	21.79° ±8.03°	34.68° ±10.8°	58.59° ±20.3°
Wasser eingießen	14.47° ±2.36°	17.39° ±4.19°	27.85° ±8.53°	12.16° ±2.32°	75.11° ±11.1°
Zeichnen	43.07° ±4.72°	26.87° ±8.28°	51.64° ±10.1°	61.12° ±5.94°	15.21° ±3.18°

Literatur

1. Armstrong AD, MacDermid JC, Chinchalkar S, Stevens RS, and King GJ. Reliability of range-of-motion measurement in the elbow and forearm. J Shoulder Elbow Surg 1998; 7: 573-580
2. Boone DC, Azen SP. Normal range of motion of joints in male subjects. J Bone Joint Surg Am 1979; 61: 756-759
3. Boone DC, Azen SP, Lin CM, Spence C, Baron C, and Lee L. Reliability of goniometric measurements. Phys Ther 1978; 58: 1355-1390
4. Buckley MA, Yardley A, Johnson GR, Carus DA. Dynamics of the upper limb during performance of the tasks of everyday living--a review of the current knowledge base. Proc Inst Mech Eng 1996; 210: 241-247
5. Gunal I, Kose N, Erdogan O, Gokturk E, Seber S. Normal range of motion of the joints of the upper extremity in male subjects, with special reference to side. J Bone Joint Surg Am 1996; 78: 1401-1404
6. Rau G, Disselhorst-Klug C, Schmidt R. Movement biomechanics goes upwards: from the leg to the arm. J Biomech 2000; 33: 1207-1216

6 Rotatorenmanschette

6.1 Die arthroskopische Therapie der Rotatorenmanschettenruptur des Sportlers
- Technik und Ergebnisse nach 3 Jahren -

Heikenfeld R, Listringhaus R, Godolias G

Bei der operativen Behandlung von Rotatorenmanschettenrupturen war die offene Naht in transossärer Technik über Jahrzehnte als Goldstandard zu betrachten. Auch heute noch ist dieses Verfahren sehr weit verbreitet und hat nach wie seine Berechtigung. Allerdings wurde durch die Einführung der arthroskopischen Therapie des subacromialen Raumes 1987 durch Ellman das operative Spektrum erweitert. Durch die Einführung neuer technischer Verfahren haben sich die Möglichkeiten der arthroskopischen Rekonstruktion von Rotatorenmanschettendefekten erheblich verbessert. Durch Weiterentwicklung sowohl im Bereich der Instrumente als auch der Nahttechniken konnte das arthroskopische Verfahren in der praktischen Anwendung sicherer gemacht werden. Neuste Untersuchungen hinsichtlich der primären Stabilität von Rotatorenmanschettenrekonstruktionen haben ergeben, dass eine arthroskopische Naht unter Verwendung von doppelt armierten Fadenankern einer klassischen offenen transossären Fixation mit Mason Allen Nähten sogar in vitro überlegen sein kann. Bei der arthroskopischen Naht können verschiedene Nahttechniken zum Einsatz kommen: Einfache Nähte, Matratzennähte oder eine arthroskopisch modifizierte Mason Allen Naht. Des Weiteren können die Nahtanker in einer Reihe im Tuberkulum majus plaziert werden oder in einer medialen und lateralen Reihe (single oder double row). Um eine möglichst hohe primäre Stabilität hinsichtlich der Nahtkonstruktion zu erreichen, sollten bei Verwendung einer single row Technik modifizierte Mason Allen Nähte verwendet werden. Double row Techniken weisen ebenfalls eine primäre Stabilität auf, allerdings konnte bisher durch keine Untersuchung ein Vorteil gegenüber der single row Technik mit Mason Allen Nähten in vivo oder vitro herauskristallisiert werden.

Bei der operativen Versorgung von Rotatorenmanschettenläsionen muss aber in manchen Fällen auch eine Läsion der langen Bizepssehne berücksichtigt werden, denn einige Untersuchungen haben gezeigt, dass eine Läsion oder Instabilität der langen Bizepssehne unsächlich für postoperative Probleme sein kann. Bei Partialdefekten oder Instabilität durch eine Läsion des Bizepspulley sollte eine Tenotomie oder Tenodese der langen Bizepssehne durchgeführt werden. Die Tenotomie ist das technisch einfachere Verfahren, kann allerdings zu einer für den Patienten störenden kosmetischen Deformität führen. Die arthroskopische Tenodese im Sulcus bicipitalis verhindert das Durchrutschen der langen Bizepssehne, die Ausbildung der typischen „Beule" oberhalb des Ellenbogens wird vermieden.

Ziel der vorlegten Studie war es, die eigenen Ergebnisse nach arthroskopischer Rekonstruktion von Rotatorenmanschettendefekten unter Berücksichtigung von Läsionen der langen Bizepssehne zu evaluieren.

Material und Methode

43 Patienten mit Rotatorenmanschettendefekten (ein und zwei Sehnenrupturen) wurden arthroskopisch mit Hilfe von doppelt armierten Fadenankern (Titan Fastin 5,0 und 6,5 mit Ethibond 2) rekonstruiert. Die Altersspanne reichte von 26 bis 64 Jahren. Die dominante Seite war in 26 Fällen betroffen. Das Patientenkollektiv setzte sich aus 27 Männern und 16 Frauen zusammen. Alle Patienten waren im Amateur oder Profibereich sportlich aktiv. 14 Patienten spielten Tennis, 8 Volleyball, 6 Handball, 6 Badminton oder Squash und 5 betrieben Kraftsport. Präoperativ erfolgte eine sonographische und kernspintomographische Untersuchung neben Standard- Röntgenaufnahmen (a.p., outlet-view, transaxial). Die Einteilung der fettigen Degeneration des Muskels erfolgte analog zu Goutallier. 22 Patienten wiesen eine Degeneration vom Grad 0, 16 Grad 1 und 3 Grad 2 nach Goutallier auf.

Aufgrund einer Läsion der langen Bizepssehne wurde bei 9 Patienten eine Tenotomie und bei 15 Schultern eine Tenodese vorgenommen. Die Entscheidung zur Tenotomie wurde gefällt, wenn ein Partialdefekt von mehr als 50% des Kalibers der langen Bizepssehne vorlag. Die Tenodese wurde mittels Fadenankerfixierung im Sulcus bicipitalis vorgenommen. Bei einem Patienten lag bereits eine komplette Ruptur der Bizepssehne vor. Die Nachuntersuchung erfolgte prospektiv nach 3 Monaten, 6 Monaten, 12, 24 und 36 Monaten unter Zuhilfenahme des Constant Scores. Postoperativ wurde die aktive Bewegung der Schulter nach 6 Wochen freigegeben, die Patienten wurden für diesen Zeitraum mit einem Abduktionskissen versorgt. Bei einer Tenodese der langen Bizepssehne wurde eine aktive Flexion im Ellenbogen für 2 Wochen nicht erlaubt, danach für weitere 4 Wochen nur Training ohne Widerstand. Sport mit Schulterbeteiligung wurde frühestens nach 6 Monaten freigegeben.

Ergebnisse

39 Patienten konnten vollständig erfasst werden. Alle Patienten zeigten eine Verbesserung des Constant Scores im Nachuntersuchungszeitraum von 43,3 auf zuletzt 85,6 (Abb. 3). 37 Patienten waren mit dem operativen Ergebnis zufrieden und würden den Eingriff wiederholen lassen. 2 komplette Rerupturen waren sonographisch zu verzeichnen. Bei 4 Patienten zeigte sich eine bursaseitige Ausdünnung des Supraspinatus, während 5 Patienten eine gelenkseitige Ausdünnung aufwiesen Diese sonographischen Veränderungen hatten keinen Einfluß auf das Ergebnis im Constant Score. Die beiden Fälle mit kompletten Rerupturen wiesen hingegen ein signifikant schlechteres Ergebnis auf.

6 Patienten in der Tenotomiegruppe wiesen bereits zum ersten Nachuntersuchungszeitpunkt eine sichtbare Deformität des M. bizeps als Folge der Tenotomie auf. Dieses Phänomen war bei nur bei einem Patienten aus der Tenodesegruppe nachzuweisen. Hier ließ sich auch sonographisch die lange Bizepssehne nicht im Sulcus identifizieren. In allen anderen Fällen war sowohl klinisch als auch sonographisch die Tenodese intakt. Vergleicht man Tenotomie- mit der Tenodesegruppe, hatte die Wahl der Behandlung mittels Tenodese oder Tenotomie keinen Einfluss auf das objektive Ergebnis im Constant Score. Von den 39 vollständig erfassten Patienten kehrten 34 zu ihrem Sport zurück, 5 davon allerdings auf niedrigerem Niveau, wobei zu berücksichtigen ist, dass sich die meisten Patienten nicht auf einem professionellen Leistungsniveau befunden haben.

Diskussion

Die arthroskopische Rekonstruktion einer Rotatorenmanschettenruptur zeigt nach 36 Monaten zufriedenstellende Ergebnisse. Die Art der Therapie einer Läsion der Bizepssehne schien keinen Einfluss auf das objektive Ergebnis in unserem Kollektiv zu haben. Gegenüber dem offenen Verfahren stellt die arthroskopische Rekonstruktion für den Patienten einen geringer traumatisierenden Eingriff dar. Sonnery-Cottet et al. [4] therapierten ein ähnliches Patientenkollektiv mittels offener Rotatorenmanschetten- rekonstruktion und Bizepstenodese. Bei vergleichbarem postoperativem Ergebnis war eine höhere Komplikationsrate zu verzeichnen. Einige Autoren verzeichnen allerdings eine hohe Rerupturrate bei arthroskopischer Rekonstruktion von großen Rupturen [2]. Allerdings sind hier auch aktuelle Entwicklungen in der Nahtführung und Ankerplazierung zu berücksichtigen [1,3,5]. Dem gegenüber sind ermutigende Langzeitergebnisse zu stellen [6], so dass durch die Verfeinerung der arthroskopischen Technik und der Erweiterung des Verständnisses für die biomechanischen Grundlagen mit einer weiteren

Verbesserung der Ergebnisse nach arthroskopischer Rotatorenmanschettenrekonstruktion zu rechnen ist. Durch zunehmende Sicherheit in der Anwendung
der arthroskopischen Methode sind in unserer Klinik offene Rotatorenmanschettenrekonstruktionen nahezu vollständig in den Hintergrund gedrängt
worden.

Literatur

1.   Boileau P, Brassart N, Watkinson DJ, Carles M, Hatzidakis AM, Krishnan SG.
     Arthroscopic repair of full-thickness tears of the supraspinatus: does the tendon really
     heal? J Bone Joint Surg 2005; 87-A: 1229-40
2.   Galatz LM, Ball CM, Teefey SA, Middleton WD, Yamaguchi K. The outcome and
     repair integrity of completely arthroscopically repaired large and massive rotator cuff
     tears. J Bone Joint Surg 2004; 86-A: 219-24
3.   Gerber C, Schneeberger AG, Perren SM, Nyffeler RW. Experimental rotator cuff
     repair. A preliminary study. J Bone Joint Surg 1999; 81-A: 1281-90
4.   Sonnery-Cottet B, Edwards TB, Noel E, Walch G. Rotator cuff tears in middle-aged
     tennis players: results of surgical treatment. Am J Sports Med 2002; 30: 558-64
5.   Tuoheti Y, Itoi E, Yamamoto N, Seki N, Abe H, Minagawa H, Okada K, Shimada Y.
     Contact area, contact pressure, and pressure patterns of the tendon-bone interface after
     rotator cuff repair. Am J Sports Med 2005; 33: 1869-74
6.   Wolf EM, Pennington WT, Agrawal V: Arthroscopic rotator cuff repair: 4- to 10-year
     results. Arthroscopy 2004; 20: 5-12

6.2 Die arthroskopische Rotatorenmanschettennaht beim Überkopfsportler

Liem D, Lichtenberg S, Magosch P, Habermeyer P

Einleitung

Die Rotatorenmanschette ist der wichtigste dynamische Stabilisator der Schulter und eine Rotatorenmanschettenruptur beeinflusst insbesondere die Leistungs-fähigkeit von Überkopfsportlern und kann zum völligen Verlust der Sportfähigkeit führen. Von Leistungssportlern ist bekannt, dass eine Rückkehr zum Sport nach Rotatorenmanschettennaht schwierig ist und das ursprüngliche Niveau nicht immer erreicht werden kann [4,5]. Häufig wird bei Sportlern die offene Technik bevorzugt um eine maximale Stabilität der Rekonstruktion zu gewährleisten. Da die arthroskopische Technik durch sehr gute klinische Ergebnisse immer mehr zum Standardverfahren wird [1,2,3], stellt sich die Frage, ob die arthroskopische Rotatorenmanschettennaht die Überkopf-Sportfähigkeit bei Amateur und Freizeitsportlern effektiv wiederherstellen kann.

Methodik

21 Überkopfsportler (14 Männer und 7 Frauen) mit einem Durchschnittsalter von 58,9 Jahren wurden retrospektiv zu ihrer Sportfähigkeit 25,7 Monate (24-29M) nach arthroskopischer Naht einer isolierten Supraspinatusruptur befragt. Es wurden der Gesamtaktivitätsgrad (in %), sowie die Parameter Schmerz, Kraft, Ausdauer und Beweglichkeit (jew. 0-10 Punkte) bewertet. Zusätzlich wurden bei allen Patienten eine MRT-Untersuchung zur Beurteilung der Sehnenintegrität, sowie eine prospektive Erfassung des Constant Scores durchgeführt. Die Patienten wurden vom selben OP-Team in standardisierter Technik mit arthroskopischer Mason Allen Technik operiert. Die Nach-behandlung sah einen Beginn mit sportartspezifischem Aufbautraining ab der 12. postoperativen Wochen und eine volle Wiederaufnahme von Überkopf-sportarten ab der 21. Woche vor.

Ergebnisse

Die 21 Patienten waren in den folgenden Sportarten aktiv (Mehrfachnennungen möglich): Tennis (N=11), Golf (N=5), Volleyball (N=3), Schwimmen (Kraul) (N=2), Degenfechten (N=1), Handball (N=1). Insgesamt verbesserte sich der Constant Scores signifikant von 54,9 auf 84,2. Auch alle Einzelparameter wurden signifikant verbessert. Alle Patienten konnten nach durchschnittlich 6,3 Monaten zum Sport zurückkehren. Im Vergleich zum gesunden Zustand konnte der Sport mit fast gleicher Häufigkeit (2,1 x/Woche) und Dauer (2,3h) wieder ausgeübt werden. Der subjektive Aktivitätsgrad konnte von 34,8% auf 91,9% gesteigert werden. Alle Einzelparameter verbesserten sich ebenfalls signifikant (Schmerz 4,1 – 9,4 / Kraft 4,5 – 9,2 / Ausdauer 4,5 – 9,7 und Beweglichkeit 5,3 – 9,7). Eine Reruptur im MRT zeigte sich in 5 Fällen (23,8%) und hatte keinen Einfluss auf die Sportfähigkeit.

Schlussfolgerung

Die arthroskopische RM-Naht führt zu sehr guten klinischen Ergebnissen und kann in der Regel bei Amateur- und Freizeit-Überkopfsportlern die Sportfähigkeit effektiv wiederherstellen.

Literatur

1.   Bennett WF. Arthroscopic repair of full-thickness supraspinatus tears (small-to-medium): A prospective study with 2- to 4-year follow-up. Arthroscopy 2003 ;19: 249-256
2.   Boileau P, Brassart N, Watkinson DJ, et al. Arthroscopic repair of full-thickness tears of the supraspinatus: does the tendon really heal? J Bone Joint Surg Am 2005; 87: 1229-1240
3.   Gartsman GM. Arthroscopic rotator cuff repair. Clin Orthop 2001, 390: 95-106
4.   Mazoue CG, Andrews JR. Repair of full-thickness rotator cuff tears in professional baseball players. Am J Sports Med 2006; 34: 182-189
5.   Tibone JE, Elrod B, Jobe FW, et al. Surgical treatment of tears of the rotator cuff in athletes. J Bone Joint Surg Am 1986; 68: 887-891

6.3 Klinische, funktionelle und kernspintomographische Ergebnisse nach Rotatorenmanschettennaht: Bio- vs. Titananker

Pilge H

Fragestellung

Bei der nichttraumatischen Rotatorenmanschettenruptur ist häufig die Sehne des M. supraspinatus betroffen und der Pat. leidet typischerweise an schmerzhafter Bewegungseinschränkung und Nacht- und Belastungsschmerzen. Bei nachgewiesener Ruptur der Rotatorenmanschette und entsprechend schmerzhafter Klinik besteht die Indikation zur Rekonstruktion. Die Refixation der rupturierten Rotatorenmanschette mit Fadenankern ist eine etablierte Operationsmethode und kann offen oder arthroskopisch erfolgen. Neben den bekannten Titanankern gibt es seit einigen Jahren bioresorbierbare PLLA-Anker, welche den Vorteil haben resorbiert zu werden und nicht wie Titananker im Körper verbleiben. Studien zeigen, dass diese Bio-Anker jedoch Osteolysen im Humeruskopf verursachen können. Die Auswirkung dieser Osteolysen hinsichtlich des outcome ist bisher nicht ausreichend untersucht worden.

Hypothese 1:   PLLA-Anker verursachen mehr Osteolysen als Titananker.
Hypothese 2:   PLLA-Anker haben höhere Rerupturraten.
Hypothese 3:   im klinischen und funktionellen outcome sind die PLLA-Anker den Titan-Ankern unterlegen.

Methodik

Im Zeitraum von 9/2000 bis 5/2004 erfolgte in unserer Klinik bei 334 Patienten eine Refixation der Rotatorenmanschette in Mini-open-Technik. Dabei wurden in 76 Fällen Bio-Corkscrews und in 69 Titan-Corkscrews verwendet. Die Geschlechtsverteilung betrug m/w 99/46 mit einem Durchschnitts-Follow-Up von 42,7 (30-58) Monaten zum Untersuchungszeitpunkt. Das Durchschnittsalter war 62 (55-72) Jahre. Eine retrospektive Studie (n=80) soll das klinische und funktionelle outcome bewerten. Einschlusskriterien für die Studie waren eine nichttraumatische RM-Ruptur, eine Retraktion bis Grad Patte 2, Verfettung bis Goutallier Grad 2 und ein Mindest-Follow-Up von 24 Monaten. Die isokinetische Kraftentwicklung wurde an einem Cybex-Dynamometer gemessen und die Rerupturrate im MRT zum Zeitpunkt der Untersuchung festgestellt. Die entstandenen Osteolysen der Bio- und Titananker wurden anhand des erfolgten MRT ermittelt. Der Constant Score wurde erhoben.

Ergebnisse

Es wurden bisher 40 Pat. nachuntersucht. Die Bio-Anker verursachen in 35% der Fälle Osteolysen von 6,7mm (3-14mm). Die Titananker zeigten in keinem der Fälle Osteolysen. Im MRT konnte bei einem Follow-Up von 42,7 (30-58) Monaten bisher keine Re-Ruptur, im Sinne einer kompletten Ruptur, festgestellt werden. Anhand der Untersuchung am Cybex-Dynamometer sowie des Constant Score und der klinischen Untersuchung zeigt sich zum jetzigen Zeitpunkt kein statistischer Unterschied bzgl. Kraft, Schmerzen oder Beweglichkeit zwischen beiden Gruppen. Die Studie soll mit Erhöhung der Patientenzahlen weitergeführt werden.

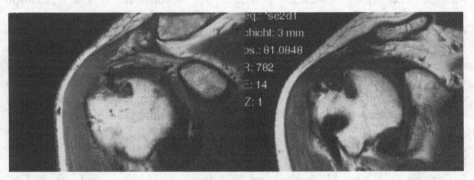

Abb. 1
Osteolysen nach Implantation eines Bio-Ankers

Schlussfolgerung

Hypothese 1 hat sich in dieser Studie bestätigt: Bioanker lösen statistisch signifikant mehr Osteolysen aus als Titananker. Die zweite sowie dritte Hypothese konnten nicht bestätigt werden. Das funktionelle und klinische outcome sowie die Kraftentwicklung der Bio-Anker sind den Titanankern gleichwertig. Hinsichtlich der Rerupturrate zeigt sich keine signifikante Differenz. Die Langzeitfolgen der Osteolysen müssen jedoch noch weiter untersucht werden. Aufgrund vorliegender Ergebnisse empfehlen wir die Verwendung von Titanankern bei der Rekonstruktion der Rotatorenmanschette. Bio-Anker sind in diesem Zusammenhang kritisch zu sehen.

Literatur

1.   Cummins CA. Rotator cuff repair with bioabsorbable screws: An in vivo and ex vivo investigation. Arthroscopy 2003; 19: 239-248
2.   Goradia VK. Cyclic loading of rotator cuff repairs: A comparison of bioabsorbable tacks with metal suture anchors and transosseous sutures. Arthroscopy 2001; 17: 360-364
3.   Lee S. Biomechanical comparison of bioabsorbable sutureless screw anchor versus suture anchor fixation for rotator cuff repair. Arthroscopy 2005; 21: 43-47
4.   Schneeberger AG. Mechanical strength of arthroscopic rotator cuff repair techniques: an in vitro study. J Bone Joint Surg 2002; 84-A: 2152-2160

6.4 Isokinetische Kraftmessung nach arthroskopischer Rotatorenmanschettenrekonstruktion – Ergebnisse nach 24 Monaten

Listringhaus R, Heikenfeld R, Godolias G

Die Zahl der arthroskopischen Behandlungen von Rotatorenmanschetten-läsionen nimmt in letzter Zeit im Vergleich zu den offenen Operationen immer mehr zu. Durch die Einführung neuer technischer Verfahren haben sich die Möglichkeiten der arthroskopischen Rekonstruktion von Rotatorenmanschetten-defekten erheblich verbessert. Für uns stellte sich nun die Frage, ob durch die arthroskopische Naht der Supraspinatussehne reproduzierbare Verbesserungen der isokinetischen Kraftwerte im Vergleich zur nichtoperierten Schulter erreicht werden. Und wie sind diese Ergebnisse im Literaturvergleich zu den offenen Operationen zu bewerten?

Es wurden 34 Patienten mit isolierter, einseitiger Supraspinatussehnenruptur prospektiv präoperativ, 12 und 24 Monate postoperativ nach arthroskopischer Rekonstruktion einer Supraspinatussehnenruptur mittels isokinetischer Kraftmessung nachuntersucht. 29 Patienten konnten vollständig erfasst werden. Ein Patient wurde aufgrund einer Reruptur der Rotatorenmanschette ausgeschlossen, zwei Patienten mussten im Untersuchungszeitraum an der kontralateralen Schulter operiert werden. 2 Patienten verließen die Studie aus persönlichen Gründen. Der Supraspinatus zeigte nach Goutallier eine fettige Degeneration Grad 0 und 1, nur bei einer Patientin lag Grad 2 vor. Es waren 16x die dominante und 11x die nichtdominante Schulter betroffen.

Es erfolgte jeweils eine vollarthroskopische Naht der Supraspinatussehne in einem einzeitigen Vorgehen mittels MITEK Fastin Fadenankern und modifizierter arthroskopischer Mason-Allen-Naht. Begleitend wurde eine Bursektomie ggf. auch eine subacromiale Dekompression durchgeführt. Es wurden die konzentrischen Kraftwerte für Abduktion, Außen- und Innenrotation und Anteversion, sowie die isometrischen Werte für die Abduktion ermittelt. Die Messungen erfolgten auf dem BIODEX System 3. Als Vergleichsgruppe wurde die nicht operierte Schulter herangezogen, bei welcher eine Rotatorenmanschettenläsion mittels Sonographie zuvor ausgeschlossen wurde. Die erzielten Werte wurden so in Relation zu den Werten der nichtoperierten Schulter gesetzt.

Bei den postoperativen Messungen konnte sowohl isometrisch als auch konzentrisch eine deutliche Verbesserung und Angleichung der Kraftwerte erreicht werden. Konzentrisch wurde für die Abduktion ein Ansteigen des durchschnittlichen Drehmomentes von 14,4 Nm präoperativ auf 31,1 Nm nach 12 Monaten postoperativ und 30,4 Nm nach 24 Monaten der operierten Schulter verzeichnet. Bei der nichtoperierten Schulter zeigte sich präoperativ ein Drehmoment von 29,1 Nm, nach 12 Monaten postoperativ 30,5 Nm und nach 24 Monaten 30,2 Nm. Für die Außenrotation zeigten sich präoperativ in der konzentrischen Messung ein durchschnittliches Drehmoment von 22,5 Nm, nach 12 Monaten 25,4 Nm und nach 24 Monaten 26,7 Nm. Auf der nichtoperierten Gegenseite wurden für die Außenrotation präoperativ 27,9 Nm, nach 12 Monaten 27,4 Nm und nach 24 Monaten 27,8 Nm gemessen. Vergleicht man die isometrischen Maximalwerte mit der gesunden Gegenseite, so lässt sich für die dominanten Schultern ein Anstieg von 60% präoperativ auf 101% nach 12 Monaten und 104% nach 24 Monaten finden. Bei den nichtdominanten Schultern zeigen sich initial 55% im Seitenvergleich. Nach 12 Monaten ist ein Anstieg auf 84% und nach 24 Monaten auf 89% festzustellen. Insgesamt zeigt sich bei der Abduktion ein wesentlicher Anstieg der Kraftparameter von präoperativ auf postoperativ im Seitenvergleich, während bei der Außenrotation zwar auch ein Anstieg vorhanden ist, welcher aber nicht so deutlich ausfällt. Allerdings sind die präoperativen Werte initial deutlich besser, was aufgrund des Patientenkollektives mit isolierter Supraspinatussehnenruptur und intakten Außenrotatoren verständlich ist.

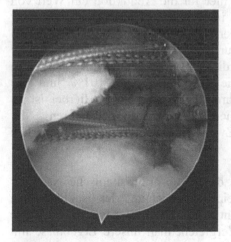

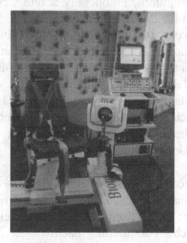

Abb. 1
Intraoperatives Bild einer
arthroskopischen Naht der
Supraspinatussehne

Abb. 2
BIODEX System 3

Vergleicht man die in dieser Studie erzielten Drehmomente mit denen der Arbeitsgruppe um Fokter [1], im 4 Jahres follow-up nach offener Rekonstruktion der Rotatorenmanschette bei ausgeprägten Rupturen, von denen die Hälfte reine Supraspinatusläsionen aufwiesen, so zeigt sich, dass bei dem maximalen Drehmoment deutlich höhere Werte bei der arthroskopischen Behandlungsmethode (43,4 Nm im Vergleich zu 30,7 Nm) erreicht werden konnten. Auch im Bereich der durchschnittlich erreichten Drehmomentwerte zeigte das arthroskopisch therapierte Kollektiv einen Vorteil – 30,4 Nm zu 28,4 Nm. Für die Außenrotation zeigten sich sowohl für die maximalen (27,7 Nm zu 27,4 Nm) als auch für die durchschnittlichen Drehmomentwerte (27,6 Nm zu 26,4 Nm) ähnliche Ergebnisse.

Mehrere Studien zeigen die Kraftentwicklung nach offener Rekonstruktion der Rotatorenmanschette im Seitenvergleich zur gesunden Seite. Rokito et al [2] zeigten bei einer Gruppe mit 24 Patienten bis 3cm und 18 Patienten über 3cm großen Rotatorenmanschettenläsion eine Besserung der Abduktion von 44% präoperativ auf 87% nach 12 Monaten im Seitenvergleich und für die Außenrotation von 61% präoperativ auf 90%. Walker et al [4] beschrieben bei Patienten mit Rupturen der Rotatorenmanschette nach 6 Monaten die durchschnittliche Kraft der Abduktion im Seitenvergleich mit 80 und nach 12 Monaten mit 90%. Für die Außenrotation fand er Werte von 80% nach 6 Monaten und 105% nach 12 Monaten. In einer weiteren Studie untersuchten Rokito et al [3] 17 Patienten mit 3-5 cm und 13 Patienten mit größer als 5cm großen Rupturen. Präoperativ zeigte sich hier für die Abduktion ein Wert von 43% und für die Aussenrotation von 57% im Seitenvergleich. Nach einem Jahr waren Werte von 86% bzw. 87% zu finden. Im Vergleich dazu waren bei den arthroskopisch therapierten Patienten in unserem Kollektiv präoperativ Werte von 49% für die Abduktion und 80% für die Außenrotation festzustellen. Nach einem Jahr fanden wir Werte für die Abduktion von 101% und die Außenrotation von 93% und nach 2 Jahren 100% und 96%. Hierbei ist zu berücksichtigen, dass wir ausschließlich isolierte Rupturen der Supraspinatussehne untersuchten. Für Zwei-Sehnenrupturen sind sicherlich weitere Untersuchungen notwendig.

Zusammenfassend lässt sich sagen, dass durch die arthroskopische Naht der Supraspinatussehne nach 12 Monaten eine Angleichung der isokinetischen Werte an die gesunde Gegenseite erreicht wird. Nach 24 Monaten ist keine wesentliche Veränderung nachweisbar. Vergleicht man unsere Ergebnisse mit Ergebnissen in der Literatur nach offenen Rekonstruktionen der Rotatorenmanschette, zeigen sich ähnliche Ergebnisse. Ein Vorteil für die arthroskopische Naht scheint sich herauszuentwickeln.

Literatur

1. Fokter SK, Cicak N, Skorja J. Functional and Elektromyographic Results After Open Rotator Cuff Repair. Clin Orthop 2003; 415: 121-130

2. Rokito AS, Zuckermann JD, Gallagher MA, Cuomo F. Strengh after surgical repair of the roator cuff; J Shoulder Elbow Surg 1996; 5:12-17

3. Rokito AS, Cuomo F, Gallagher MA, Zuckermann JD. Long-Term Functional Outcome of Large and Massiv Chronic Tears of The Rotator Cuff. J Bone Joint Surg 1999; 81-A: 991-997

4. Walker SW, Couch WH, Boester GA, Sprowl DW. Isokinetic strength of the Shoulder after Repair of a Torn Rotator Cuff, J Bone Joint Surg 1987; 7: 1041- 1044

6.5   Arthroskopische versus Mini Open
Rotatorenmanschettennaht
- Eine MRT kontrollierte Matched Pair Analyse -

Liem D, Bartl C, Lichtenberg S, Magosch P, Habermeyer P

Einleitung

Durch ein wachsendes Interesse und verbesserte technische Möglichkeiten hat die arthroskopische Rotatorenmanschettennaht gegenüber den etablierten offen und mini open Verfahren in den letzten Jahren an Bedeutung gewonnen. Die potentiellen Vorteile der arthroskopischen Technik sind Schonung des Deltoideus, geringere perioperative Morbidität und eine schnellere postoperative Rehabilitation. Der direkte Vergleich zwischen arthroskopischer und offener Technik zeigt, dass auch die mittelfristigen klinischen Ergebnisse gleichwertig sind [3,4]. In der aktuellen Literatur gibt es jedoch Hinweise, dass die arthroskopische Technik im Vergleich zur offenen Technik eine höhere Rerupturrate aufweist [2]. Dies ist durchaus relevant, da aktuelle Studien einen signifikanten Einfluß auf das klinische Ergebnis gezeigt haben [1]. Ziel dieser Studie war ein direkter Vergleich des klinischen Ergebnisses, sowie der Sehnenintegrität von arthroskopischer (ASK) und Mini Open (MOR) RM-Naht.

Methodik

Die Patienten wurden aus 2 prospektiven Studien mit dem gleichen Studiendesign, die jeweils arthroskopische bzw. mini open Rotatoren-manschetten-Rekonstruktionen erfassten, ausgewählt. Alle Patienten mit isolierter Supraspinatussehnenruptur wurden eingeschlossen und nach den Kategorien Alter, Geschlecht und Beschwerdedauer gematched. So entstanden zwei Gruppen von jeweils 19 Patienten nach arthroskopischer und mini open Rotatorenmanschettennaht vom selben Operationsteam. Das durchschnittliche Follow up betrug in der arthroskopischen Gruppe (ASK) 25 Monaten und 17.6 Monate in der Mini open Gruppe (MOR). Die Patienten wurden klinisch und im selben offenen MRT-System nachuntersucht um die Sehnenintegrität zu beurteilen.

Ergebnisse

Insgesamt unterschieden sich die ASK und MOR Gruppe beim klinischen Ergebnis nicht. Der Constant Score verbesserte sich in allen Parametern signifikant in beiden Gruppen, in der ASK Gruppe von 53,8 auf 83,9 Punkte und von 53,5 auf 83,7 Punkte in der MOR Gruppe. Die Patientenzufriedenheit war für beiden Gruppen gleich hoch, Komplikationen gab es in keiner Gruppe. Die Rerupturrate betrug 31.6% (N=6) in der ASK und 36.8% (N=7) der MOR Gruppe (p=0.7358), was ebenfalls keinen signifikanten Unterschied darstellte. In beiden Gruppen zeigte sich nur bei retrahierten Rerupturen ein nachweisbarer Einfluß auf das klinische Ergebnis. Dabei wurde nur der Parameter Abduktionskraft, nicht aber die Parameter Schmerz, Aktivitäten des täglichen Lebens oder Beweglichkeit negativ beeinflusst.

Die Analyse der postoperativen Beweglichkeit zeigte keinen signifikanten Unterschied. Weder die frühe Beweglichkeit nach 6 bzw. 12 Wochen, noch die Beweglichkeit bei der Follow up Untersuchung zeigten signifikante Unterschiede auf. In der ASK-Gruppe zeigten sich bei der 6 Wochen-Kontrolle 2 Fälle (10,5%) von adhäsiver Kapsulitis gegenüber 4 Fällen (21,1%) in der MOR-Gruppe. Eine statistische Signifikanz ergab sich in der kleinen Patientengruppe nicht.

Schlussfolgerung

Bei isolierten Supraspinatussehnenrupturen war in unserem Patientengut die arthroskopische Technik dem etablierten Mini Open Repair in den klinischen Ergebnissen und der Patientenzufriedenheit ebenbürtig. Eine erhöhte Rerupturrate konne ebenfalls nicht festgestellt werden, so dass die arthroskopische Technik als Standardverfahren eingesetzt wird.

Literatur

1.   Boileau P, Brassart N, Watkinson DJ, et al. Arthroscopic repair of full-thickness tears of the supraspinatus: does the tendon really heal? J Bone Joint Surg Am 2005; 87: 1229-1240

2.   Galatz LM, Ball CM, Teefey SA, et al. The outcome and repair integrity of completely arthroscopically repaired large and massive rotator cuff tears. J Bone Joint Surg Am 2004; 86-A: 219-224

3.   Warner JJ, Tetreault P, Lehtinen J, et al. Arthroscopic versus mini-open rotator cuff repair: a cohort comparison study. Arthroscopy 2005; 21: 328-332

4.   Youm T, Murray DH, Kubiak EN, et al. Arthroscopic versus mini-open rotator cuff repair: a comparison of clinical outcomes and patient satisfaction. J Shoulder Elbow Surg 2005; 14: 455-459

6.6   Eine retrospektive Langzeitanalyse von Sehnenrekonstruktionen versus Tuberkuloplastiken bei großen Rotatorenmanschettenrupturen

König M, Braunstein V, Wiedemann E, Kettler M

Einleitung

Rotatorenmanschettenrupturen entstehen nur selten aufgrund einer traumatischen Ursache und beruhen weitaus häufiger auf degenerativen Veränderungen. In erster Linie wird eine konservative Therapie empfohlen. Bei Versagen von konservativen Maßnahmen kann die Indikation zur operativen Intervention entstehen. Das operative Spektrum umfasst neben dem alleinigen Debridement, die Kombination mit einer Tuberkuloplastik auch die Sehnenrekonstruktion und Humeruskopfersatzverfahren bei sekundär arthrotischen Veränderungen. Bis auf den prothetischen Humeruskopfersatz können diese Operationen sowohl rein arthroskopisch, arthroskopisch unterstützt oder auch in offener Technik durchgeführt werden [1,2,5].

Da nach Sehnenrekonstruktionen eine erhöhte Rerupturrate von 20% bis 80% besteht [4,6], wird deshalb vielfach ein operativ weniger aufwändiges Debidement kombiniert mit Tuberkuoplastik propagiert. Motycka et al beschreiben gleichwertige Ergebnisse sowohl für die Rekonstruktion der Rotatorenmanschette als auch für das Debridement mit Tuberkuloplastik [8]. Melillo und Weber zeigten jedoch, dass die Sehnennaht der Tuberkuloplastik mit einem Débridement überlegen ist [6,9]. Mit der vorliegenden Studie sollen die klinischen Ergebnisse beider operativen Therapieoptionen erstmalig im Langzeitverlauf miteinander vergleichen werden.

Methodik

Es wurden 152 Patienten mit einem Operationsdatum zwischen 1990 und 2003 nachuntersucht. 55 Patienten erhielten neben einer Tuberkuloplastik ein Débridement, 97 eine Rotatorenmanschettenrekonstruktion. Einschlusskriterien waren neben einer großen Rotatorenmanschettenläsion über 3cm (Bateman III oder IV), keine Voroperationen oder Infektionen an der betroffenen Schulter. In beiden Gruppen waren hauptsächlich Männer betroffen. Das durchschnittliche Alter war in beiden Gruppen vergleichbar (59,1 Jahre für Patienten mit Débridement, 59,4 Jahre für Patienten mit einer Rekonstruktion). Die Evaluation erfolgte durch den Constant-Score, durch den modifizierten ASES-Score, durch den subjektiven DASH-Score und der visuellen Analogskala (VAS) für den Schmerz. Bezüglich der Rissgrößen zeigten sich in beiden Gruppen keine signifikanten Unterschiede. Das mittlere Follow-up war in beiden Gruppen vergleichbar (6,5 Jahre für die Tuberkuloplastik und 6,3 Jahre für die Rekonstruktion). Statistische Unterschiede wurden durch den Mann-Wittney-U-Test und durch die Pearson-Product-Korrelation (Signifikanzniveau 5%) überprüft.

Ergebnisse

Der durchschnittliche Constant-Score (Abb. 1) betrug 6,5 Jahre 65 ± 22 für die Rotatorenmanschettenrekonstruktion und 51 ± 21 für ein Sehnendébridement mit einer Tuberkuloplastik (p<0,001). Auch bei der Überprüfung des modifizierten ASES - und DASH-Scores (Abb. 2, 3) zeigten sich statistisch signifikant bessere Ergebnisse für die Rekonstruktion (p<0,001). Patienten aus der Rekonstruktionsgruppe hatten weniger Schmerzen ((VAS 2,4 zu 3,4 bei Tuberkuloplastik (Abb. 4) (p<0,001). Es bestand keine Korrelation zwischen dem subjektiven Ergebnis und der Riss-Größe.

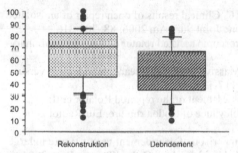

Abb. 1
Constant-Score (max. 100 Punkte)

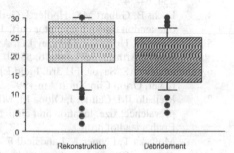

Abb. 2
ASES Score (max. 30 Punkte)

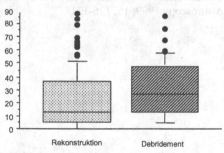

Abb. 3
Dash-Score (max. 150 Punkte)

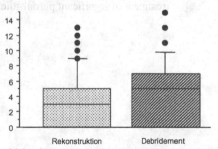

Abb. 4
VAS-Constant (max. 15 Punkte)

Diskussion

Die Studie zeigt, dass die Rekonstruktion der Rotatorenmanschette im Langzeitverlauf bessere Ergebnisse erreicht als das alleinige Debridement. Die Rotatorenmanschettenrekonstruktion führt im Langzeitverkauf zu einem signifikant niedrigeren Schmerzniveau als dies durch das Debridement möglich ist. Die funktionellen Resultate (modifizierter ASES, DASH) weisen auf eine bessere Lebensqualität der Patienten nach einer Rotatorenmanschetten-rekonstruktion hin. Die Rissgröße hatte in dieser Studie keinen Einfluss auf die Ergebnisse. Daher empfehlen wir eine Sehnennaht, wann immer diese möglich ist, durchzuführen.

Literatur

1.   Apoil A, Dautry, Moinet P, Koechlin P. Le syndrome dit „de rupture de la coiffe des rotateurs de l'épaule": A propos de 70 observations. Rev Chir Orthop 1977; 63, Suppl II 33-35
2.   Bateman JE. The diagnosis and treatment of ruptures of the rotator cuff. Surg Clin North Am 1963; 43: 1523-1530
3.   Ellman H. Diagnosis and treatment of incomplete rotator cuff tears. Clin Orthop 1990; 254: 64-74
4.   Fuchs B, Gilbart MK, Hodler J, Gerber C. Clinical results of open repair of an isolated one-tendon tear of the rotator cuff. J Bone Joint Surg Am 2006; 88: 309-316
5.   Levy HJ, Uribe JW, Delaney LG. Arthroscopic assisted rotator cuff repair: reliminary results. Arthroscopy 1990; 6: 55-60
6.   Melillo AS, Savoie FH 3rd, Field LD. Massive rotator cuff tears: debridement versus repair. Ortop Clin North Am 1997; 28: 117-124
7.   Mellado JM, Calmet J, Olona M. MR assessment of the repaired Rotator cuff: prevalence, size, location and clinical relevance of tendon rupture. Eur Radiol 2006, Epub ahead of print
8.   Motycka T, Lehner A, Landsiedl F. Comparison of debridement versus suture in large rotator cuff tears: long-term study of 64 shoulders. Arch Orthop Trauma Surg 2004; 124: 654-658
9.   Weber SC Arthroscopic debridement and acromioplasty versus mini-open repair in the treatment of significant partial-thickness. Arthroscopy 1999; 15: 126-131

6.7 Orthobiologische Augmentation bei der Rekonstruktion großer Rotatorenmanschettenrupturen

Ehrmann T, Rummel C, Haag M, Seebauer L

Einleitung

Nach Rekonstruktion von chronischen Rotatorenmanschettendefekten mit Beteiligung von zwei Sehnen werden Rerupturraten von 13 bis 68% berichtet [2]. Aus diesem Grund ist es wichtig, für dieses häufige Krankheitsbild neue Lösungsmöglichkeiten zu finden. Ein neuer Lösungsansatz ist die Augmentation der Rotatorenmanschette mit einem kollagenhaltigem Patch. 1998 wurde von Depuy Orthopaedics das Restore™ Orthobiologic Implant zur Verstärkung von menschlichem Weichteilgewebe eingeführt. Histologische und mechanische Untersuchungen der Restore™ Anwendung an der Schulter von Hunden zeigte sehr vielversprechende Ergebnisse. [1] Der Restore™ Patch wird aus 10 übereinander liegenden Dünndarmsubmucosaschichten vom Schwein hergestellt. Nach einem speziellem Herstellungsverfahren besteht dieser Patch nur noch aus extrazellulärer Matrix, die zu 90% Kollagen (Typ I, III, V), zu 5-10% Lipide, Hyaluronsäure und funktionelle Proteine, wie FGF-2 und TGF-ß enthält. Die 10 Schichten sind jeweils um 72° gegeneinander rotiert und der gesamte Patch hat einen Durchmesser von 6,35cm. Dieses orthobiologische Implantat soll nicht als Lückenfüller eines großen Rotatorenmanschetten-defektes verwendet werden, sondern dient der Augmentation einer nur mit Medialisierung von bis zu einem Zentimeter verschließbaren Rotatorenmanschette. Die extrazelluläre Matrix soll die Leitstruktur für körpereigenes Kollegen darstellen und durch die enthaltenen funktionellen Proteine soll der Heilungsprozess beschleunigt und intensiviert werden.

Methodik und Fragestellung

An unserer Klinik wurden im Jahr 2004 15 Patienten mit großen Rotatorenmanschettenrupturen mit Restore™-Patch versorgt. In unserer Abteilung wurden 2004 394 Rotatorenmanschettenrupturen, inklusive Muskel-transveroperationen versorgt, so dass also bei ca. 4% der Rupturen die Indikation zur Verwendung des Restore™-Patch gestellt wurde. Im Rahmen einer Vorstudie wurden präoperativ, 3 Monate postoperativ und 1 Jahr postoperativ neben klinischer und sonographischer Untersuchung auch Constant Score, VAS, SST und SF 36 erhoben. Mit dieser Vorstudie soll zum einen die

Rerupturrate erfasst werden, aber auch der Frage nachgegangen werden, für welche Rupturarten sich die Augmentation mit Restore-Patch vor allem eignet.

Ergebnisse

Von 13 Patienten liegen 3-Monats-Ergebnisse und von 11 Patienten liegen 1-Jahresergebnisse vor. Die Ergebnisse der Untersuchung mit Constant Score werden für die 13 Patienten in Abbildung 1 dargestellt. Es muss von 2 Rerupturen berichtet werden.

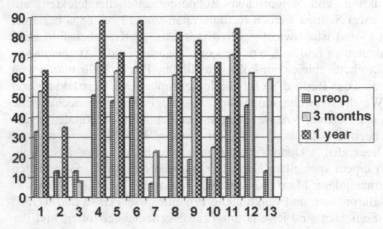

Abb. 1
Constant-Score nach Restore®-Augmentation

Patientin Nummer 3 war eine 68 jährige Patientin mit Reruptur nach Rotatorenmanschettennaht 2003 mit Supraspinatus- und Infraspinatussehnenbeteiligung. Bei der Patientin kam es zu einer Verschlechterung des Constand Scores in der ersten Nachuntersuchung und die Kontroll-Bildgebung bestätigte eine Reruptur. Die Patientin wurde offen revidiert und mit Latissimus dorsi-Transfer versorgt. Die gewonnene Histologie zeigt im Rekonstruktionsbereich der Rotatorenmanschette keine nachweisbaren Strukturen des Patches mehr. Es wurden keine vermehrten Makrophagen nachgewiesen, aber neu gebildetes Kollagen, v.a. der Klasse III.
Patientin Nummer 7 war eine 67 jährige Patientin mit primärer Naht bei anterior-superiorem Rotatorenmanschettendefekt 2003 mit anschließender Infektsituation, mehrmaliger Lavage und Infektrezidiv nach erneuter Rotatorenmanschettenrekonstruktion. Nach 3. Versorgung der Rotatorenmanschette, jetzt mit Restore™, kam es zur erneuten Reruptur.

Aufgrund der Infektanamnese wurde vorerst ein konservatives Vorgehen ohne erneute Rekonstruktion eingeschlagen.
Bei den restlichen 11 Patienten kam es zu einem deutlichem Anstieg in Constant-Score, VAS, SST und SF 36.

Schlussfolgerung

Aufgrund dieser Ergebnisse wurde eine prospektive, randomisierte Studie begonnen zum Vergleich der Rerupturrate und der funktionellen Verbesserung nach alleiniger herkömmlicher Versorgung und nach zusätzlicher Augmentation mit Restore-Patch. Eingeschlossen werden chronische 2-Sehnen-Rotatorenmanschettenrupturen im superior-posterioren Bereich ohne Voroperation. Intraoperativ muss ein Verschluß der Rotatorenmanschette mit maximal 1cm Medialisierung möglich sein, wobei der Restore-Patch als Augmentation überlappend aufgenäht wird, um mit seiner extrazellulären Matrix als Leitstruktur zu dienen und mit den enthaltenen Wachstumsfaktoren eine Zellstimulation herbeizuführen.

Literatur

1.   Dejardin LM, Arnoczky SP, Ewers BJ, Haut RC, Clarke RB. Tissue-engineered rotator cuff tendon using porcine small intestine submucosa: Histologic and mechanical evaluation in dogs. Am J Sports Med 2001; 29: 175-184
2.   Jost D Pfirrmann C, Gerber C. Clinical Outcomes after Structural Failure of Rotator Cuff Repairs. J Bone Joint Surg 2000; 82: 304-314

7   Arthroskopie

7.1 Die Bedeutung der Kombination von Knoten und Fadenmaterial für die Festigkeit von arthroskopischen Knoten

Braunstein V, Kettler M, Schieker M, König M, Mutschler W

Einleitung

Im Bereich der Schulterchirurgie gewinnen arthroskopische Operations-techniken im Vergleich zu offen Operationen immer mehr an Stellenwert. Verschiedene Autoren führten bezüglich der operativen Behandlung von Rotatorenmanschettenläsionen [5,6] und bei der operativen Behandlung von Instabilitäten [2,3] Vergleiche zwischen arthroskopischen und offenen Verfahren durch. Bezüglich des klinischen Outcomes und der Patientenzufriedenheit konnte kein signifikanter Unterschied festgestellt werden. Gründe für das gleichwertige Abschneiden der arthroskopischen Operationen findet man sowohl in weiterentwickelten Operationstechniken als auch in den einzelnen Komponenten, die für arthroskopisches Arbeiten notwendig sind. Neben den verbesserten Nahtankern und arthroskopischen Instrumenten haben auch die Fadenmaterialien und die Knotentechniken in den letzten Jahren vielfältige Weiterentwicklungen erfahren.

Fadenmaterial

UHMW (ultra-high-molecular-weight)-Polyethylenfäden oder Nahtmaterialien mit einem langkettigen Polyethylenkern finden seit einigen Jahren vermehrt Anwendung bei arthroskopischen Operationen. Sie bieten deutliche Vorteile bezüglich der Reißfestigkeit und der Steifheit gegenüber herkömmlichen Nahtmaterialien [1,4]. Die genannten Vorteile entstehen vor allem dadurch, dass auf gleicher Fläche mehr Fadenmaterial verarbeitet wird (Abb. 1).

Durch diese Vorteile sind sie besonders zum Einsatz bei arthroskopischen Operationen geeignet, da einige Fadenösen der Fadenanker oder scharfkantige arthroskopische Instrumente wie Fasszangen und Knotenschieber zu Verletzungen der Nahtmaterialien führen können.

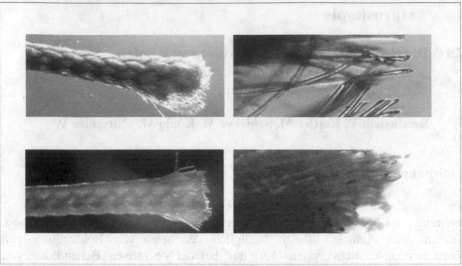

Abb. 1
Oben: Ethibond® (Ethicon-Johnson & Johnson); unten: FibreWire® (Arthrex) jeweils
in Originalgröße und 25-fach vergrößert.

Knoten

Neben konventionellen Knoten (d.h. Knoten mit alternierenden Schlingen)
werden bei arthroskopischen Operationen Rutschknoten und blockierbare
Rutschknoten angewendet. Ein wesentlicher Vorteil der Rutschknoten besteht
darin, dass diese extrakorporal geknüpft und durch Zug am Haltefaden bis zur
zu fixierenden Struktur transportiert werden. Somit können arthroskopische
Arbeitsschritte eingespart werden, welche potentielle Fehlerquellen beinhalten.
In den letzten Jahren wurden eine Vielzahl unterschiedlicher konventioneller,
Rutsch- und blockierbarer Rutschknoten beschrieben. Außerdem werden von
unterschiedlichen Anbietern eine große Anzahl von Nahtmaterialien angeboten
welche für arthroskopische Operationen geeignet sind. Somit entsteht eine
Vielzahl von Kombinationsmöglichkeiten, unterschiedliche Knotentechniken
mit verschiedenen Nahtmaterialien anzuwenden.

Fragestellung

Diese Studie soll Aufschluss darüber geben, ob neuartige Fadenmaterialien,
gegenüber einem herkömmlichen Polyethylenfaden, einen signifikanten
Unterschied bezüglich der Reißfestigkeit von Knoten bieten. Des Weiteren soll
die Frage beantwortet werden, ob es Unterschiede der maximalen Versagenslast

von verschiedenen arthroskopischen Knoten gibt, wenn diese mit unterschiedlichen Nahtmaterialien angewendet werden.

Methodik

Getestet wurde der Revo-Knoten (konventioneller Knoten), der Hangman-
Knoten (Rutschknoten) und als Vertreter der blockierbaren Rutschknoten
Nicky's-, Roeder-, SMC- und Field-Knoten. Bezüglich der Nahtmaterialien
wurde in dieser Studie besondere Rücksicht auf Nahtmaterialen neuerer
Generation genommen. Alle o.g. Knoten wurden mit Ethibond®
(konventioneller Polyethylenfaden; Ethicon–Johnson&Johnson), mit
FibreWire® (Polyethylenfaden mit langkettigen Polyethylenkern; Arthrex), mit
Herculine® (UHMW-Polyethylenfaden; Conmed-Linvatec) und mit
UltraBraid® (UHMW-Polyethylenfaden; Smith&Nephew) getestet. Bei allen
genannten Fadenmaterialen wurde die Stärke 2 verwendet. Jeder Knoten wurde
mit jedem Nahtmaterial zehn Mal angefertigt und getestet, sodass eine
Gesamtanzahl von 240 Tests entstand. Alle entstandenen Knoten-Faden-
Konstrukte wurden mit 100 mm/min belastet. Gemessen wurde das
Kraftmaximum in Newton (N) zum Zeitpunkt des Versagens des Knoten-Faden-
Konstrukts.

Ergebnisse

Unter Verwendung des Revo-Knotens konnte das beste Ergebnis mit
Herculine® (212 N) erzielt werden. Bei der Testung des Field-Knotens zeigte
sich die Kombination mit Ultrabraid® (239 N) am stabilsten. Bezüglich des
Hangman-Knotens waren die höchsten Ausrisskräfte mit Herculine® (260 N) zu
erreichen. Beim Nicky's-Knoten erreichte die Kombination mit FibreWire®
(220 N) die besten Ergebnisse. Nahezu gleichwertige Ergebnisse konnten bei
der Testung des Roeder-Knotens mit Herclinc® (209 N) und UltraBraid® (208
N) erreicht werden. Das beste Ergebnis aller Tests kam bei der Kombination des
SMC-Knotens mit Herculine® (282 N) zustande (Abb. 2).

Im Rahmen unserer Studie zeigte sich, dass UHMW-Polyethylenfäden oder
Nahtmaterialien mit einem langkettigen Polyethylenkern, konventionellen
Fadenmaterialien bei der Reißkraft von arthroskopischen Knoten statistisch
signifikant (Anova Post hoc Test - Bonferroni-Dunn Adjustment; p<0,05)
überlegen sind. Lediglich bei der Testung des Hangman-Knotens war zu
beobachten, dass Ethibond® (110 N) nicht die schlechtesten Ergebnisse erzielte.
Außerdem zeigte sich, dass weder eine bestimmte Knotentechnik noch ein
bestimmtes Nahtmaterial als eindeutiger Testsieger hervorging. Nur durch eine

geeignete Zusammenstellung von Knoten und Fadenmaterial lassen sich gute Ergebnisse bezüglich der Reißfestigkeit arthroskopischer Knoten erzielen.

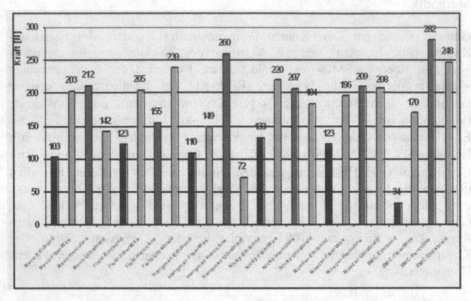

Abb. 2
Ergebnisse der Testserie mit Ethibond®, FibreWire®, Herculine ® und UltraBraid®

Diskussion

Die Aufgabe von Nahtmaterialien im Bereich der arthroskopischen Chirurgie besteht vor allem darin Weichteilgewebe zu fixieren. Potenzielle Schwächungen kann das Nahtmaterial durch arthroskopische Instrumente wie Knotenschieber oder durch Fadenösen von Ankersystemen erfahren.

Unsere Studie zeigt über einfache Belastbarkeitsversuche des Nahtmaterials hinaus, dass eine signifikant höhere Belastbarkeit arthroskopischer Knoten durch Verwendung von UHMW-Polyethylenfäden oder Nahtmaterialien mit einem langkettigen Polyethylenkern entsteht. Unsere Studie belegt eindeutig, dass nicht jede Knotentechnik mit jedem Nahtmaterial kombiniert werden kann um gute Reißkräfte arthroskopischer Knotentechniken zu erzeugen. Wechselt der Operateur die Knoten-Technik oder das Nahtmaterial oder beides, so wird bei gleicher Operationstechnik bezüglich der biomechanischen Belastbarkeit der arthroskopischen Knoten ein völlig anderes Ergebnis entstehen. Unsere Studie zeigt, welche Kombinationen von Knoten und Nahtmaterial geeignet sind.

Literatur

1.   Acton D, Perry A, Evans R, Butler A, Stephans, Bruce W, Goldberg J, Sonnabend D, Walsh WR. The effect of two nonresorbable suture types on the mechanical performance over a metal anchor eyelet. Knee Surg Sports Traumatol Arthrosc 2004; 12: 165-168
2.   Fabbriciani C, Milano G, Demontis A, Fadda S, Ziranu F, Mulas PD. Arthroscopic Versus Open Treatment of Bankart Lesion of the Shoulder: A Prospective Randomized Study. Arthroscopy 2004; 20: 456-463
3.   Kim SH, Ha KI, Kim SH. Bankart Repair in Traumatic Anterior Shoulder Instability: Open Vesus Arthroscopic Technique. Arthroscopy 2003; 19: 755-763
4.   Lo I, Burkhart SS, Chan C, Athanasiou K. Arthroscopic Kots: Determining the Optimal Balance of Loop Security and Knot Security. Arthroscopy 2004; 20: 489-502
5.   Severud EL, Ruotolo C, Abbott DD, Nottage WM. All-arthroscopic versus mini-open rotator cuff repair: a long-term retrospective outcome comparison. Arthroscopy 2002; 18: 21-26
6.   Youm T, Murray DH, Kubiak EN, Rokito AS, Zuckerman JD. Arthroscopic versus mini-open rotator cuff repair: A comparison of clinical outcomes and patient satisfaction. J Shoulder Elbow Surg 2005; 14:455-459

156

8   Scapulafraktur

8.1   Klinisch-funktionelle Spätergebnisse konservativ therapierter Scapulafrakturen

Sehrt A, Kortmann HR

Im Rahmen der an der Berufsgenossenschaftlichen Unfallklinik Duisburg GbR durchgeführten Studie werden die funktionellen Langzeitergebnisse an 50 Patienten nach konservativ behandelten Scapulafrakturen innerhalb eines 10-Jahresintervalles von 1990 – 1999 dargestellt und ausgewertet. Hierzu wird die Schulterfunktion anhand des auf subjektiven und objektiven Parametern beruhenden Constant-Scores [1] bewertet. Zusätzlich werden seitenvergleichende isokinetische Messungen an einem isokinetischen Messplatz, ausgestattet mit einem Biodex-3-System der Firma Biodex Medical Systems Inc. durchgeführt. Ziel ist die Herausarbeitung und Quantifizierung der klinisch-funktionellen Langzeitergebnisse nach konservativ behandelten Scapula-frakturen und die Analyse der möglichen Einflussfaktoren auf die Ausheilungsergebnisse.

Zwischen Anfang 1990 und Ende 1999 werden in der Berufsgenossenschaftlichen Unfallklinik Duisburg GbR insgesamt 137 Patienten mit Scapulafrakturen konservativ behandelt. Davon können 50 nachuntersucht werden. Der durchschnittliche Nachuntersuchungszeitraum beträgt 65 (13 – 120) Monate. Das Durchschnittsalter bei Unfall beträgt 44 ± 12 Jahre.

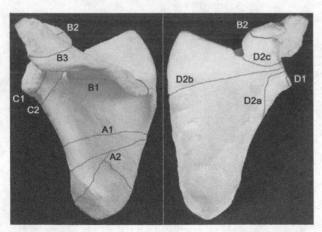

Abb. 1
Frakturklassifikation nach Euler und Habermeyer [3]

Es werden 44 Männer und 6 Frauen nachuntersucht. Im untersuchten Patientengut teilt sich die Frakturverteilung der Scapulafrakturen, bewertet anhand der Klassifikation nach Euler und Habermeyer [3] (Abb. 1), in 22% einfache, 48% mehrfragmentäre Scapula-corpusfrakturen, 42% Frakturen des Collum chirurgicum, 10% Fortsatzfrakturen und 10% Frakturen mit Beteiligung des Glenoids auf. Häufig sind die Frakturverläufe mehreren Frakturtypen zuzuordnen (Tab. 1).

Tab. 1
Verteilung der Frakturkombinationen

Klassifikation	Anzahl
A1	8
A1, B3	1
A1, C2	1
A1, E	1
A2	13
A2, B2, C1, D1, D3	1
A2, C2	10
A2, C2, D1, D3	1
A2, D2a, D3	1
B3	3
C1	1
C2	8
C2, D1, D3	1
C3b	1

84% der Patienten haben Begleitverletzungen, bei 68% liegen Verletzungen des gleichseitigen Schultergürtels oder Thorax vor. Signifikante Einschränkungen der Beweglichkeit nach konservativ therapierter Scapulafraktur finden sich in allen Bewegungsrichtungen. Sie sind in Abduktions-, Flexions- und Außenrotationsrichtung besonders ausgeprägt, befinden sich aber dennoch in einem Ausmaß, das keine wesentlichen funktionellen Einschränkungen im Alltag zur Folge hat (Abb. 2).

Das funktionelle Gesamtergebnis des Constant-Scores ist im eigenen Patientengut bei 73% der Patienten als gut bis sehr gut zu bewerten, 20% der Patienten zeigen ein befriedigendes Ergebnis, 6% zeigen ein schlechtes Ergebnis. Auf der verletzten Seite wird ein durchschnittlicher Constant-Score von 78,8 ± 4,45 Punkten erreicht. Auf der nicht verletzen Gegenseite werden 94,88 ± 1,77 Punkte erreicht. Die durchschnittliche Seitendifferenz zwischen ipsilateral und kontralateral beträgt 16,08 ± 4,42 Punkte. Die Einschränkung der Schulterfunktion der verletzten Seite entspricht damit einer Reduzierung der Schulterfunktion von „Sehr Gut" auf „Gut". Ein statistischer Zusammenhang zwischen den klassifizierten Frakturtypen, oder der Gelenknähe der Frakturen und den Schulterfunktionen nach Constant kann nicht gezeigt werden (p = 0,17).

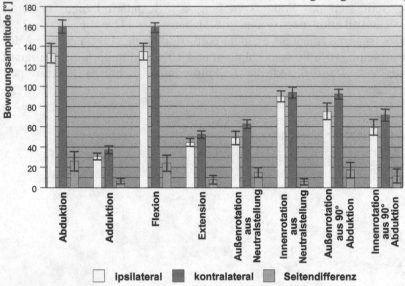

Abb. 2
Durchschnittliche Bewegungsausmaße und Seitendifferenzen der Beweglichkeiten unter Angabe des 95%-Konfidenzintervalls

Die Auswertung der im Behandlungsverlauf durchgeführten physiotherapeutischen Therapieeinheiten deutet darauf hin, dass ein funktionell gutes Heilungsergebnis innerhalb der ersten 30 physiotherapeutischen Behandlungen erreicht wird (p = 0,017). Funktionelle Einschränkungen der betroffenen Schulter, die nach 30 Behandlungseinheiten noch bestehen, werden auch durch eine länger fortgeführte Physiotherapie in aller Regel nicht kompensiert.

Die isokinetische Testung der Schulterfunktionen wird in zwei unterschiedlichen Winkelgeschwindigkeiten durchgeführt. Bei der Winkelgeschwindigkeit von 60°/s resultiert ein harmonischer Drehmoments-verlauf, der einer statischen Maximalkraftmessung (Kraft-Test) nahe kommt. Die höhere Winkelgeschwindigkeit von 180°/s entspricht den funktionellen Belastungen des Schultergelenkes (Leistungs-/ Ausdauer-Tests) [2,4].

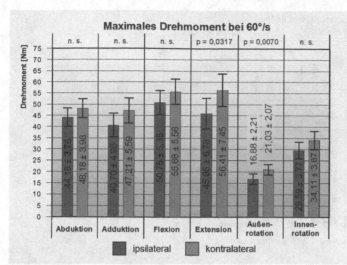

Abb. 3
Mittelwerte der maximal erreichten Drehmomente bei einer
Winkelgeschwindigkeit von 60°/s unter Angabe des 95%-
Konfidenzintervalls und des seitenvergleichenden
Signifikanzniveaus

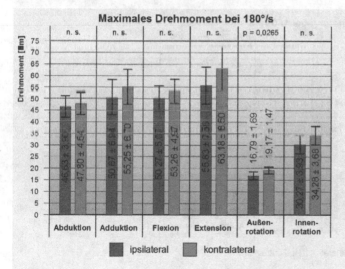

Abb. 4
Mittelwerte der maximal erreichten Drehmomente bei
einer Winkelgeschwindigkeit von 180°/s unter Angabe
des 95%-Konfidenzintervalls und des
seitenvergleichenden Signifikanzniveaus

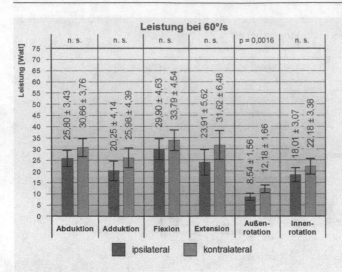

Abb. 5
Mittelwerte der erbrachten Leistung bei einer
Winkelgeschwindigkeit von 60°/s unter Angabe des 95%-
Konfidenzintervalls und des seitenvergleichenden
Signifikanzniveaus

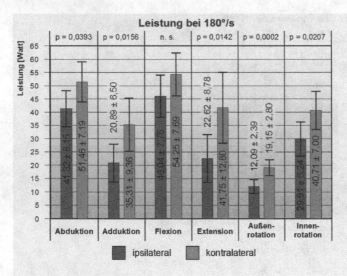

Abb. 6
Mittelwerte der erbrachten Leistung bei einer Winkel-
geschwindigkeit von 180°/s unter Angabe des 95%-
Konfidenzintervalls und des seitenvergleichen
Signifikanzniveaus

Die isokinetischen Messungen zeigen auf der verletzten Seite kleinere Drehmomente und Leistungen in allen Bewegungsrichtungen bei niedriger wie auch hoher Winkelgeschwindigkeit (Abb. 3–6). Die Einschränkungen wirken sich besonders auf die Leistungsfähigkeit bei funktionellen, hohen Winkelgeschwindigkeiten aus, während die maximalen Drehmomente weniger stark eingeschränkt sind.

Ein Zusammenhang zwischen den Frakturtypen und den Einschränkungen der isokinetischen Messwerte ist nicht nachzuweisen (p = 0,067 – 0,4). Ein hochsignifikanter Zusammenhang besteht zwischen der Einschränkung der isokinetischen Leistungseinschränkungen der verletzten Schulter und der Einschränkung des Constant-Scores (p < 0,002). Bei der Auswertung der isokinetischen Messungen zeigt sich, dass bei langsamen, an die statische Maximalkraft angelehnten Bewegungen mit einer Winkelgeschwindigkeit von 60°/s in Abduktion, Adduktion, Flexion, Extension und Innenrotation das Ausmaß der Bewegungseinschränkung mit der Einschränkung der Muskelkraft korreliert (p < 0,02).

Zusammenfassend zeigt sich, dass konservativ therapierte Scapulafrakturen in der Regel mit einem guten funktionellen Ergebnis ausheilen, es verbleiben allerdings statistisch hochsignifikante Einschränkungen der Schulterfunktion. Das Ausmaß der durchschnittlichen posttraumatischen Funktionseinschränkung nach konservativ behandelter Scapulafraktur bewegt sich in einer Größenordnung, die im Alltag keine bedeutsamen Einbussen erwarten lässt. Bei physisch hohen Beanspruchungen der Schulter kommen die posttraumatischen Einschränkungen jedoch deutlicher zum Tragen. Auch durch eine langfristig durchgeführte Physiotherapie kann eine eingeschränkte Schulterfunktion nicht kompensiert werden.

Literatur

1.   Constant CR. Schulterfunktionsbeurteilung. Orthopäde 1991; 20: 289-294
2.   Davies, et al. A Compendium of Isokinetics in Clinical Usage. S. u. S. Publishers 1985
3.   Euler E, Habermeyer P, Medele R, Schweiberer L. Scapula Fractures-Classification, Therapy and results. Hefte zur Unfallheilkunde, Springer Verlag, 1992
4.   Thomas M, Dieball O, Busse M. Normal Values of the Shoulder Strength in Dependency on Age and Gender - Comparison with the Constant, UCLA, ASES Scores and SF36 Health Survey. Z Orthop Ihre Grenzgeb 2003; 141: 160-70

8.2 Instabile Glenoidhalsfrakturen.
Diagnostik, Einschätzung und Versorgung:
Glenoid – Clavicula

Meller R

Einleitung

Die Einschätzung der Stabilität einer Pfannenhalsfraktur der Skapula hat sich aufgrund neuer biomechanischer Studien seit der Einführung des Begriffes der so genannten „floating shoulder" geändert. Verletzungskombinationen, welche früher als instabil eingeschätzt wurden, werden heute durchaus kontrovers beurteilt [18]. Aufgrund der insgesamt geringen Fallzahlen und der sehr unterschiedlichen Patientenkollektive beziehungsweise Therapieverfahren existieren keine allgemeingültigen Therapieempfehlungen [16].

Epidemiologie

Etwa ein Prozent aller Frakturen des Erwachsenen betreffen die Skapula [9]. Die Häufigkeit von Frakturen des Pfannenhalses der Skapula wird mit bis zu 33% angegeben, lediglich zwei Prozent aller Halsfrakturen betreffen den anatomischen Hals [16]. Liegt eine Fraktur des Pfannenhalses vor, ist in 50% der Fälle mit einer Verletzung einer weiteren Struktur an der Schulter zu rechnen [17].

Klassifikation

Gemäß Hardegger et al. wird zwischen den Frakturen des anatomischen Pfannenhalses und den medial davon gelegenen Frakturen des chirurgischen Halses unterschieden [8]. Die seltenen Frakturen des anatomischen Halses entsprechen einer Fraktur lateral der Coracoidbasis, jene des chirurgischen Halses einer Fraktur medial der Coracoidbasis.

Bei Frakturen des anatomischen Halses geht jegliche ligamentäre Verbindung mit der Skapula verloren. Es handelt sich daher nach Ansicht von Arts et al. um einen instabilen Frakturtyp [2,8,16]. Durch Zug der langen Trizepssehne kann es bei diesem Frakturtyp zu einer erheblichen Dislokation kommen. Es wird daher eine operative Intervention im Sinne einer offenen Reposition über einen dorsalen Zugang und eine Schraubenosteosynthese ggf. mit zusätzlicher Abstützplatte empfohlen.

Bei Frakturen des chirurgischen Halses hingegen bleibt das distale Fragment über coracoacromiale Bänder (CA) mit dem proximalen Fragment und über coracoclaviculäre Bänder (CC) mit dem Achsenskelett verbunden [18].

Begleitverletzungen an der Schulter

Für die gleichzeitig zur Pfannenhalsfraktur vorliegende ipsilaterale Ruptur der Ligg. coracoclaviculare (CC) et coracoacromiale (CA) beziehungsweise ipsilaterale Fraktur der Clavicula wurde von Ganz et al. 1975 das Konzept einer „floating shoulder" geprägt [6]. Diese Terminologie wurde in der Literatur übernommen, auch wenn eine „floating shoulder" im engeren Sinne als eine Kombinationsverletzung von Frakturen an Clavicula, Skapula und des proximalen Humerus definiert sein sollte [10].

Eine differenziertere Definition einer „floating shoulder" erfolgte 1993 durch Goss et al. Er beschreibt sie als eine Kontinuitätsunterbrechung des superior shoulder suspensory complex" (SSSC) an mindestens zwei Stellen. Dieser SSSC besteht aus drei Einheiten: 1) Acromion - AC Gelenk - Clavicula 2) Clavicula - coracoclaviculäre Bänder - Coracoid und 3) dem Verbund aus Coracoid - Glenoid - Spina acromialis.(7) Die Kombination aus einer Kontinuitäts-unterbrechung des SSSC an zwei Stellen, einer erheblichen Dislokation an zumindest einer der beiden Stellen und dem Risiko einer Ausbildung einer Pseudarthrose bzw. einer Ausheilung in Fehlstellung stellt für Goss eine instabile Situation dar [7].

Schließlich hat 2001 eine Cadaverstudie von Williams et al. an humanen Schultergelenken ergeben, dass eine ipsilaterale Fraktur des Pfannenhalses und der Clavicula per se keine instabile Situation des distalen Fragmentes der Skapula darstellen [18]. Vielmehr muss bei Vorliegen einer ipsilateralen Fraktur der Clavicula simultan eine Ruptur des Lig. coracoacromiale und der acromioclavikulären (AC) Bänder vorliegen, damit eine Instabilität des distalen Skapulafragmentes gegeben ist.

Stabil – Instabil

Isolierte Frakturen des anatomischen Pfannenhalses werden als potentiell instabil eingeschätzt [2,8]. Isolierte Frakturen des chirurgischen Pfannenhalses gelten hingegen als stabile Verletzungen [17]. In Kombination mit einer Unterbrechung des SSSC an zumindest einer weiteren Stelle gelten die Frakturen des chirurgischen Halses jedoch als potentiell instabil, gemäß der Definition von Goss liegt dann das Verletzungsmuster einer „floating shoulder" vor [7]. Von Williams et al. wurden schließlich weitere Verletzungs-

kombinationen definiert, die ein instabiles distales Skapulafragment zur Folge
haben: eine Fraktur der Coracoidbasis mit einer Ruptur des CC und CA Bandes,
eine Fraktur des Acromion mit einer Ruptur der CA und AC Bänder und die
bereits oben erwähnte Fraktur der Clavicula mit Ruptur der CA und AC Bänder
[18].

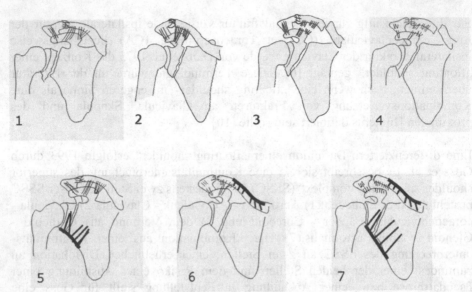

Abb. 1
Frakturen des Pfannenhalses: 1) Die isolierte Fraktur des anatomischen Halses ist
eine instabile Verletzung. 2) Die isolierte Fraktur des chirurgischen Halses (stabil). 3)
Fraktur des chirurgischen Pfannenhalses mit ipsilateraler Fraktur der Clavicula:
dieses Verletzungsmuster ist gemäß Williams bei intakten Ligg. CA und AC als stabil
einzuschätzen [18]. 4) Fraktur des chirurgischen Halses mit ipsilateraler Fraktur der
Clavikula und Ruptur der Ligg. CA und AC, dabei handelt es sich um eine instabile
Verletzung. 5) Versorgung einer Fraktur des anatomischen Halses. 6) Plattenosteosynthese der Clavikula bei instabilem Verletzungsmuster. 7) Optional wird von
einigen Autoren die simultane Osteosynthese der Skapula empfohlen.

Pathophysiologie

Eine isolierte Fraktur des Pfannenhalses führt zu einer Verkürzung in der
Fraktur durch eine Lateralisierung des proximalen Fragmentes, also des Körpers
der Skapula [16]. Dies führt potentiell zu einer Verkürzung des Hebelarmes der
Rotatorenmanschette mit der möglichen Konsequenz einer Abduktionsschwäche
des Armes [16]. Liegt ein instabiles Verletzungsmuster (s.o.) vor, kommt es
durch das Gewicht des Armes in Kombination mit Muskelzug zu einer

erheblichen Dislokation des distalen Skapulafragmentes [8]. Typischerweise tritt eine Verkippung des Glenoids im Sinne einer vermehrten Inklination auf.

Diagnostik

Als sicherer klinischer Hinweis auf eine Instabilität kann eine so genannte „drooping shoulder", bei der die Schulterkontur im Seitenvergleich deutlich tiefer steht, gewertet werden [9]. Bei der klinischen Inspektion kann auch das Bild einer AC Gelenkssprengung als Hinweis auf eine Ruptur der acromioclavikulären Bänder vorliegen, welche in Kombination mit einer Fraktur des Pfannenhalses und weiterer Strukturen ebenso Instabilität bedeuten kann [18].

Frakturen des Pfannenhalses der Skapula sind auf konventionellen Röntgenaufnahmen der Schulter in zwei Ebenen gut erkennbar. Die anteroposteriore Aufnahme ermöglicht die sichere Klassifikation des Frakturtyps (Fraktur des anatomischen bzw. chirurgischen Halses). Zur Bestimmung des Ausmaßes der Dislokation sowie einer pathologischen Angulation des Glenoids wird jedoch die Durchführung einer Computertomographie mit Anfertigung von dreidimensionalen Rekonstruktionen empfohlen [13]. Zur Quantifizierung einer pathologischen Angulation des Glenoids werden der „gleno-polar angle" (GPA) nach Bestard sowie die Glenoidinklination nach der Methode von Churchill bestimmt [3,16]. Als pathologisch gelten Werte < 20° Glenoidinklination [15,17].

Sichere klinische oder bildgebende Kriterien zur Diagnosesicherung des Ausmaßes der Bandverletzung existieren nicht. Es wird jedoch vermutet, dass ein hoher Dislokationsgrad der Frakturen an Skapula bzw. Clavicula gleichsam eine Ruptur des sämtlicher Bänder voraussetzt [18]. Eine MRT kann zum Ausschluss einer begleitenden Läsion der Rotatorenmanschette herangezogen werden, ist jedoch zum Nachweis einer Bandverletzung nicht indiziert [16].

Konservative Therapie

Aufgrund der Seltenheit der Verletzung existieren keine prospektiven Studien über die Therapieoptionen [16]. Bei instabilen Frakturen des Glenoids besteht definitionsgemäß die Indikation zur operativen Therapie. Da bei Patienten mit einer Skapulafraktur jedoch häufig lebensbedrohende Begleitverletzungen vorliegen, muss in jenen Fällen eine konservative Therapie eingeleitet werden. In einer retrospektiven Studie von Edwards erzielten Patienten mit einer Dislokation von weniger als 5mm an Clavicula oder Skapula unter konservativer Therapie funktionell gute Ergebnisse [4]. Gute Ergebnisse wurden in weiteren retrospektiven Studien beschrieben. Typischerweise erfolgt eine Ruhigstellung in einer Schulterbandage und eine Freigabe zur Physiotherapie nach wenigen Tagen bis vier Wochen nach Trauma [4,14,17]. Beschrieben wurden auch Repositionsmanöver durch Zug am Arm sowie eine Ruhigstellung unter Traktion durch das Olecranon [4,8].

Operative Strategien

Die Rationale für ein operatives Vorgehen ist die Wiederherstellung einer normalen Schulterfunktion. Bei instabilen Frakturen des Pfannenhalses besteht die Gefahr der Ausheilung in Fehlstellung bzw. der Ausbildung einer Pseudarthrose [4,14]. Beide Probleme können potentiell eine Kraftminderung bzw. eine Verminderung des Bewegungsumfanges sowie die Ausbildung einer Impingement Symptomatik zur Folge haben [1]. Als Indikation zur Operation wird eine ausgeprägte Fehlstellung mit Dislokation der Fragmente der Skapula über 1cm beziehungsweise eine Verkippung des Glenoids im Sinne einer kaudalen Angulation mit einem GPA < 20° gesehen [16]. Als operative Optionen wird häufig die alleinige Osteosynthese der Clavicula mit einer Kleinfragment Rekonstruktionsplatte empfohlen. Ziel ist dabei die Stabilisierung der Situation und die indirekte Reposition des Glenoidfragmentes, wodurch die Ausbildung einer Pseudarthrose verhindert werden sollte [8,9]. Die Ergebnisse sind mit jenen nach konservativer Therapie vergleichbar [15,16]. Von Leung et al. wird schließlich eine kombinierte Osteosynthese der Clavikulafraktur und der Skapulafraktur für notwendig erachtet [12]. Nach Behandlung von 15 Patienten mit dieser Technik wird mit Ausnahme eines Patienten über gute und sehr gute Ergebnisse berichtet. Gute Ergebnisse nach simultaner Osteosynthese wurden auch von Egol und Labler publiziert [5,11]. Insgesamt wird darauf hingewiesen, dass die bisher vorliegenden Studien derzeit keine Empfehlungen für ein Therapieverfahren zulassen.

Outcome

Insgesamt werden unter konservativer und Operativer Therapie gute bis sehr gute Ergebnisse berichtet. Der Grad der initialen Dislokation und Angulationsfehlstellung korrelieren nach Meinung von van Noort und Romero mit dem funktionellen Ergebnis [14,15,16]. Eine traumatische Läsion des Plexus brachialis mit persistierenden neurologischen Ausfällen prädisponiert zu einem schlechten klinischen Ergebnis [16].

Zusammenfassung

Die Einschätzung der Stabilität einer Pfannenhalsfraktur der Skapula hat sich aufgrund biomechanischer Untersuchungen während der letzten Jahre geändert. Verletzungskombinationen, wie zum Beispiel ein Pfannenhalsbruch mit einer ipsilateralen Fraktur der Clavikula, die so genannte „floating shoulder", werden aufgrund dieser Erkenntnisse nicht mehr per se als instabil beurteilt. Als geeignetes Kriterium zur Einschätzung der Stabilität scheint der Grad der initialen Dislokation an Clavikula und Skapula sinnvoll zu sein. Es existieren keine klaren Therapieempfehlungen, jedoch sollte bei einer starken initialen Dislokation der Frakturen eine Stabilisierung der Clavicula erwogen werden. Der Stellenwert einer simultanen Osteosynthese am Pfannenhals ist noch nicht abschließend zu beurteilen.

Literatur

1.   Ada JR, Miller ME. Scapular fractures. Analysis of 113 cases. Clin Orthop Rel Res 1991; 174-180
2.   Arts V, Louette L. Scapular neck fractures; an update of the concept of floating shoulder. Injury 1999; 30: 146-148
3.   Churchill RS, Brems JJ, Kotschi H. Glenoid size, inclination, and version: an anatomic study. J Shoulder Elbow Surg 2001; 10: 327-332
4.   Edwards SG, Whittle AP, Wood GW. Nonoperative treatment of ipsilateral fractures of the scapula and clavicle. J Bone Joint Surg Am 2000; 82: 774-780
5.   Egol KA, Connor PM, Karunakar MA, Sims SH, Bosse MJ, Kellam JF. The floating shoulder: clinical and functional results. J Bone Joint Surg Am 2001; 83-A: 1188-1194
6.   Ganz R, Noesberger B. Treatment of scapular fractures. Hefte Unfallheilkd 1975; 59-62
7.   Goss TP. Double disruptions of the superior shoulder suspensory complex. J Orthop Trauma 1993; 7: 99-106
8.   Hardegger FH, Simpson LA, WeberBG. The operative treatment of scapular fractures. J Bone Joint Surg Br 1984; 66: 725-731
9.   Herscovici D, Fiennes AG, Allgower M, Ruedi TP. The floating shoulder: ipsilateral clavicle and scapular neck fractures. J Bone Joint Surg Br 1992; 74: 362-364
10. Kumar VP, Satku K. Fractures of clavicle and scapular neck. J Bone Joint Surg Br 1993; 75: 509
11. Labler L, Platz A, Weishaupt D, Trentz O. Clinical and functional results after floating shoulder injuries. J Trauma 2004; 57: 595-602
12. Leung KS, Lam TP. Open reduction and internal fixation of ipsilateral fractures of the scapular neck and clavicle. J Bone Joint Surg Am 1993; 75: 1015-1018
13. McAdams TR, Blevins FT, Martin TP, DeCoster TA. The role of plain films and computed tomography in the evaluation of scapular neck fractures. J Orthop Trauma 2002; 16: 7-11
14. Ramos L, Mencia R, Alonso A, Ferrandez L. Conservative treatment of ipsilateral fractures of the scapula and clavicle. J Trauma 1997; 42: 239-242

15.   van Noort A, te Slaa RL, Marti RK. The floating shoulder. A multicentre study. J
       Bone Joint Surg Br 2001; 83: 795-798
16.   van Noort A. The floating shoulder. Injury 2006; 37: 218-227
17.   van Noort A, van Kampen, A. Fractures of the scapula surgical neck: outcome after
       conservative treatment in 13 cases. Arch Orthop Trauma Surg 2005; 125: 696-700
18.   Williams GR, Naranja J, Klimkiewicz J, Karduna A, Iannotti JP, Ramsey M. The
       floating shoulder: a biomechanical basis for classification and management. J Bone
       Joint Surg Am 2001; 83-A: 1182-1187

9 Claviculafraktur

9.1 Beeinflusst die minimalinvasive Osteosynthese das Behandlungskonzept der Claviculafraktur?

Walz M, Junker T, Reimer R, Kolbow B

Patienten

Im Zeitraum von 5/2003 bis 11/2004 wurden 35 Claviculaschaftfrakturen mittels elastisch-stabiler intramedullärer Nagelung (ESIN) versorgt. Indikationen waren: Dislokation um mehr als Schaftbreite, primäre Diastase oder Verkürzung von mehr als 1.5cm sowie drohende Hautperforation. Im gleichen Zeitraum wurden zehn Frakturen bei Patienten, die keine operative Behandlung wünschten, konservativ-funktionell mittels Rucksackverband für zwei Wochen behandelt. Unter den operativ behandelten Patienten lag das mittlere Alter bei 44.2 (24-81) Jahren, das männliche Geschlecht überwog (68.6%), bezüglich der betroffenen Seite dominierte die linke (68.6%). Die Frakturen waren zu 80.0% im mittleren Drittel der Clavicula lokalisiert. Die Indikation zur operativen Versorgung bestand 31mal aufgrund einer Dislokation von mehr als Schlüsselbeinschaftbreite (88.6%), unter diesen 16mal eine Verkürzung von mehr als 1.5cm (45.7%) und 8mal eine Diastase von mehr als 1.5cm (22.9%). In 13/35 (37.1%) der Fälle lag eine isolierte Claviculafraktur vor, während 22/35 (62.9%) der Patienten insgesamt 27 Begleitverletzungen, davon 15 Frakturen aufwiesen. Als ‚isolierte Claviculafraktur werden im Folgenden die Schlüsselbeinbrüche ohne begleitende Frakturen des Schultergürtels oder Rippenfrakturen bezeichnet.

Methode

Der postoperative Verlauf wurde über drei Monate hinsichtlich Fraktur-konsolidierung, Schmerzprofil, Funktionswiederherstellung und Komplikations-rate ausgewertet.

Ergebnisse

Die mittlere OP-Dauer (Schnitt-Naht) betrug 18 (11-48) Minuten. Bei geschlossenem Vorgehen (n = 26) 14 (11-33) Minuten, bei offenem Vorgehen (n = 9) 30 (22-48) Minuten. Die offene Stabilisierung war in 7/9 Fällen bei Frakturen im lateralen Drittel aufgrund des sich hier verengenden Markraumes und zweimal wegen eines Fragmentes, das den Eingang in die laterale Clavicula verlegte, erforderlich. 24-mal wurde ein 2.5mm, 6-mal ein 3.0mm und 5-mal 2.0mm starker Titan-Nagel verwandt. Die mittlere Verweildauer betrug 5.3 (2-8) Tage, bei isolierter Claviculafraktur 3.4 (2-5) Tage. Längere Verweildauern ergaben sich bei Patienten mit Thoraxdrainagen sowie knöchernen Begleitverletzungen.

Frakturkonsolidierung
Alle 35 Frakturen konsolidierten innerhalb des Beobachtungszeitraumes. Nach drei Wochen war bei 19/35 Patienten (54.3%) bereits eine eindeutige Kallusbildung zu verzeichnen, nach sechs Wochen bei allen Patienten. Unterschiede bezüglich der zeitlichen Durchbauung in Abhängigkeit von offenem oder geschlossenem operativen Vorgehen konnten nicht festgestellt werden. Änderungen der intraoperativen Frakturstellung waren unter primär funktioneller Nachbehandlung nicht zu beobachten. Anhand von Panoramaaufnahmen des Schultergürtels wurde die Schlüsselbeinlänge im Vergleich zur Gegenseite am Unfalltag sowie nach drei Monaten bestimmt. Bei 29/35 (82.9%) Patienten war auf den Unfallaufnahmen eine Längendifferenz nachweisbar; 11mal eine Verlängerung um durchschnittlich 14mm, 18mal eine Verkürzung um durchschnittlich 17mm. Nach drei Monaten zeigte sich anhand der Längenmessung eine weitgehend anatomiegerechte Wiederherstellung der Länge. Bei 19/35 Patienten (54.3%) war die Schlüsselbeinlänge seitengleich; unter den übrigen 16/35 Patienten (45.7%) bestand 5mal eine mittlere Verlängerung um 3mm und 11mal eine mittlere Verkürzung um 4mm. Im Vergleich zu den konservativ behandelten Frakturen zeigt sich eine deutlich bessere Längenrekonstruktion unter Vermeidung funktionell relevanter Längendifferenzen ≥10mm. Nach konservativer Therapie bestand nur bei 2/10 Patienten nach drei Monaten eine seitenidentische Schlüsselbeinlänge; die durchschnittliche Verkürzung betrug 15mm (maximal 22mm).

Schmerzprofil
Die Schmerzintensität wurde anhand einer VAS (1-10 Punkte) eingeschätzt. Während unter konservativer Behandlung erst nach drei Wochen ein nennenswertes Absinken der Schmerzintensität zu verzeichnen war, trat nach der operativen Stabilisierung bereits am ersten Tag nach OP eine erhebliche Schmerzreduktion von 8.4 auf 2.4 Punkte ein (Abb. 1). Im Vergleich aller 35 operierten Patienten mit denen, die eine isolierte Claviculafraktur aufwiesen (n=26), zeigte sich ein annähernd identischer Verlauf. Das Schmerzniveau der Patienten mit isolierter Claviculafraktur lag erwartungsgemäß etwas unter dem aller Patienten. Die ersten Patienten gaben bereits am dritten postoperativen Tag Schmerzfreiheit an. Nach drei Wochen waren nahezu alle Patienten schmerzfrei (Abb. 1).

Funktionswiederherstellung
Analog der Schmerzbesserung zeigte sich eine rasche Wiederherstellung der
Schulterfunktion, die bei den Patienten mit isolierter Claviculafraktur noch
deutlicher als bei denen mit Begleitverletzungen des Schultersgürtels war.
Während unter den operierten Patienten am dritten postoperativen Tag nur noch
eine endgradige Bewegungseinschränkung bestand, war zu diesem Zeitpunkt
unter den zehn konservativ behandelten Patienten analog des Schmerzniveaus
noch kein wesentlicher Rückgang der Funktionseinbuße festzustellen. Alle
Patienten mit isolierter Claviculafraktur wiesen nach drei Wochen eine freie
Funktion auf, bedingt durch Begleitverletzungen war dieses im Gesamtkollektiv
erst nach sechs Wochen der Fall. Bei vier von zehn konservativ behandelten
Patienten war auch drei Monate nach dem Unfall noch eine endgradige
Bewegungseinschränkung zu verzeichnen (Abb. 2). Der Constant-Score betrug
nach sechs Wochen im Mittel 95.6 (91-100), nach drei Monaten 98.1 (95-100)
von maximal möglichen 100 Punkten.

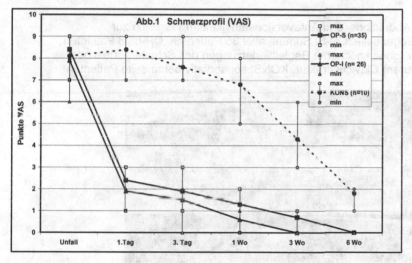

Abb. 1
Verlauf des Schmerzprofiles anhand visueller Analogskala (VAS).
Gegenüberstellung aller 35 Patienten (OP-S), 26 Patienten mit isolierter
(ohne knöcherne Begleitverletzungen des Schultergürtels oder
Ripenfrakturen) Claviculafraktur (OP-I) und konservativ behandelter
Patienten (KONS)

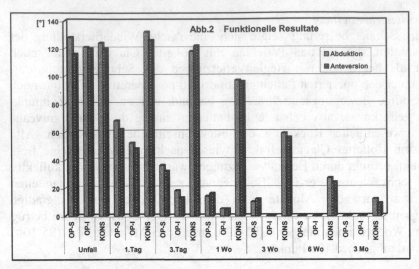

Abb. 2
Verlauf der Abduktions- und Anteversionsfähigkeit im Vergleich zur
gesunden Gegenseite. OP-S: Summe aller 35 Patienten, OP-I: 26 Patienten
mit isolierter (ohne knöcherne Begleitverletzungen des Schultergürtels oder
Rippenfrakturen) Claviculafraktur, KONS: konservativ behandelte Patienten

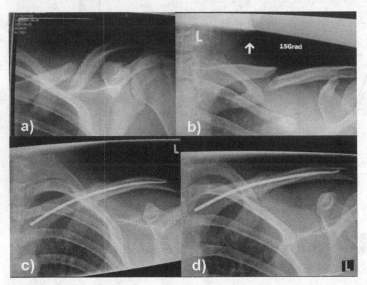

Abb. 3
Fallbeispiel: 20jähriger Patient, Unfall als Motorradfahrer,
dislozierte Claviculafraktur (a, b), OP am Unfalltag,
Ausheilungsbild vor Materialentfernung 14 Wochen nach OP
(c, d)

Komplikationen

Bei einem Patienten (2.9%) war eine dorsale Perforation des Nagels von etwa einem Zentimeter im Bereich des lateralen Claviculaendes intraoperativ nicht erkannt worden; bei gegebener Durchbauung erfolgte die Metallentfernung nach drei Monaten. Lokale Beschwerden über dem tastbaren Nagelende in der Fossa jugularis, die von fünf Patienten (14.3%) angegeben wurden, hatten außer der Metallentfernung nach drei Monaten keine weitere Konsequenz. Weitere Probleme wie Hautirritationen, Infekte, Implantatlockerungen, -wanderungen oder -brüche, sekundäre Frakturdislokationen oder Frakturheilungsstörungen wurden nicht beobachtet. Ein Fallbeispiel ist in der Abb. 3 dargestellt.

Diskussion

Die Ergebnisse nach konservativer Therapie von Schlüsselbeinbrüchen werden in der neueren Literatur kritischer beurteilt und Kraftverlust, Schmerzen, Funktionseinschränkungen, Pseudarthrosen sowie kosmetisch unbefriedigende Resultate als ursächlich genannt [1,4,8,10]. Eine initiale Verkürzung oder Diastase von ≥2cm disponieren zur Pseudarthrosenbildung [4,10]. Die Ausheilung mit Verkürzung von 0.5-1cm wird bereits als funktionell relevant herausgestellt und für Beschwerden und Funktionseinschränkungen verantwortlich gemacht [4,5,7]. Die anatomische Rekonstruktion dislozierter Claviculaschaftfrakturen ist vor dem Hintergrund dieser Untersuchungen durchaus erstrebenswert. Verschiedene Techniken der intramedullären Stabilisierung (offen, geschlosssen, medialer/lateraler Insertionspunkt, antero-/retrograd, inside-out-Technik) unter Verwendung unterschiedlicher Implantate (Knowels-Pin, Schanz-Schraube, Kirschner-Draht, Küntscher-Nagel, Steinmann-Nagel, Rush-Pin) auch in der aktuelleren Literatur beschrieben [2,3,9] konnten sich jedoch aufgrund implantatassoziierter Komplikationen wie Implantatversagen mit ausbleibender Konsolidierung, Implantatbrüche und – wanderungen nicht etablieren [1,9]. Die verwendeten Titan-Nägel vereinigen notwendige Flexibilität mit ausreichender Stabilität, ermöglichen die ausreichend langstreckige Fixation in beiden Fragmenten, entbehren der sonst typischen Komplikationen der intramedullären Schienung von Clavicula-frakturen, lassen sich in der Mehrzahl minimal-invasiv einbringen und führen zur sicheren Konsolidierung. Im Wesentlichen sind unsere Ergebnisse mit denen der Arbeitsgruppe um Jubel [5,6] vergleichbar.

Die minimalinvasive Stabilisierung von Claviculaschaftfrakturen mittels ESIN ist ein komplikationsarmes Verfahren und führt zur schnellen Besserung der Schmerzsymptomatik, Erhalt der Schulterfunktion und raschen Frakturheilung. Das operative Risikopotential liegt deutlich unter dem der konventionellen Plattenosteosynthese sowie alternativer Verfahren der intramedullären

Stabilisierung, während die primäre Übungsstabilität ebenso erreicht wird. Gegenüber der konservativ-funktionellen Behandlung sind Schmerzreduktion und Funktionserhalt der Schulter sowie die Vermeidung funktionell und kosmetisch relevanter Längenveränderungen im Rahmen der Frakturheilung als Vorteile zu nennen. Aufgrund unserer Erfahrungen ist die ESIN eine empfehlenswerte Alternative zur konservativen Behandlung von Claviculaschaftfrakturen.

Literatur

1.	Blömer J, Muhr G, Tscherne H. Ergebnisse konservativ und operativ behandelter Schlüsselbeinbrüche. Unfallheilkunde 1977; 80: 237-242
2.	Fann CY, Chiu FY, Chuang TY, Chen CM, Chen TH. Transacromial Knowels pin in the treatment of Neer type 2 distal clavicle fractures. A prospective evaluation of 32 cases. J Trauma 2004; 56: 1102-1106
3.	Grassi FA, Tajana MS, D'Angelo. Management of midclavicular fractures: comparison between nonoperative treatment and open intramedullary fixation in 80 patients. J Trauma 2001; 50: 1096-1100
4.	Hill JM, McGuire MH, Crosby LA. Closed treatment of displaced middle-third fractures of the clavicle gives poor results. J Bone Joint Surg 1997; 79-B: 537-539
5.	Jubel A, Andermahr J, Faymonville C, Binnebosel M, Prokop A, Rehm KE. Wiederherstellung der Symmetrie des Schultergürtels bei Klavikulafrakturen. Chirurg 2002; 73: 978-981
6.	Jubel A, Andermahr J, Schiffer G, Rehm KE. Die Technik der intramedullären Osteosynthese der Klavikula mit elastischen Titannägeln. Unfallchirurg 2002; 105: 511-516
7.	Matis N, Kwasny O, Gaebler C, Vescei V. Auswirkung der Schlüsselbeinverkürzung auf das Behandlungsergebnis nach Schlüsselbeinfraktur. Hefte Unfallchirurg 1999; 275: 314-315
8.	Robinson CM, Court-Brown CM, McQueen MM, Wakefield AE. Estimating the risk of nonunion following nonoperative treatment of a clavicular fracture. J Bone Joint Surg 2004, 86-A: 1359-1365
9.	Schwarz N, Leixnering M. Die Misserfolge der Klavikulamarkdrahtung und ihre Ursachen. Aktuelle Traumatol 1984; 14: 159-163
10.	Wick M, Müller EJ, Kollig E, Muhr G. Midshaft fractures of the clavicle with a shortening of more than 2 cm predispose to nonunion. Arch Orthop Trauma Surg 2001; 121: 207-211

10   AC-Gelenksverletzung

10.1 Ergebnisse der Schultereckgelenkrekontruktion
- Vergleich zeitnaher und verzögerter Versorgungen

Hann von Weyhern A, Rolf O, Böhm TD, Gohlke F

Ziel dieser retrospektiven Untersuchung war es, festzustellen, inwieweit sich die klinischen und radiologischen Resultate nach operativer Behandlung einer AC-Gelenkssprengung in Abhängigkeit vom Versorgungszeitpunkt bei 2 ähnlichen OP-Techniken (offene Reposition mit temporärer K-Drahtfixation, PDS-Kordel und, in chronischen Fällen, einer Transposition des Lig. coracoacromiale) unterscheiden.

Patienten und Methode

Im Rahmen dieser Arbeit wurden insgesamt 49 Patienten, davon 4 (8,16%) Frauen und 45 (91,84%) Männer untersucht, die im Zeitraum von Februar 1992 bis Juli 2004 operativ nach Verletzung des Akromioklavikulargelenkes, entweder frühzeitig oder nach längerer Latenz, bei chronischer ACG-Instabilität versorgt worden waren. Zum einen wurden 29 Patienten (2 Frauen, 27 Männer) (G1) nachuntersucht die im Durchschnitt 10,24 Tage (min: 2 Tage, max: 40 Tage) nach erlittenem Trauma operiert wurden. Die 2. Gruppe (G2) bestand aus 20 Patienten (2 Frauen, 18 Männer), bei denen die operative Versorgung im Mittel 215,3 Tage (min: 3 Tage, max: 900 Tage) posttraumatisch, in vergleichbarer OP-Technik unter zusätzlicher Transposition des Ligamentum coracoacromiale vom Akromion auf die laterale Klavikula nach Weaver-Dunn und Resektion der lateralen Klavikula, durchgeführt worden war. Das Lebensalter zum Zeitpunkt der Operation erstreckte sich von 14 bis 65 Jahren und betrug im Mittel 40,6 Jahre (G1: 37,03 Jahre; G2: 45,75 Jahre). In insgesamt 48 Fällen handelte es sich um eine Verletzung des AC-Gelenkes nach Tossy Grad III (Rockwood 3 oder höher). In nur einem Fall von G1 wurde präoperativ eine Tossy II Verletzung beschrieben. Zu den Verletzungen im Bereich des AC-Gelenkes kam es vor allem durch Stürze während sportlicher Betätigung (Radfahren, Skifahren etc.).

Bei den Patienten, welche eine frische AC-Gelenksverletzung hatten, erfolgte eine offene Reposition des Schultereckgelenkes. Es wurde eine Rekonstruktion/Naht sowohl des akromioklavikulären als auch des coracoklavikulären Bandapparates durchgeführt. Zusätzlich wurde zur

Augmentation des letzteren eine PDS-Kordel, welche zunächst um die Basis der Proc. Coracoideus, dann, nach Anfertigung von Bohrlöchern, transossär durch die Klavikula gezogen und fixiert. Zudem wurde die deltotrapezoidale Faszie, sofern möglich, rekonstruiert und abschließend ein singulärer K-Draht zur Fixation des Akromions und der Klavikula eingebracht. Bei Versorgung der chronischen ACG-Instabilitäten wurde zusätzlich nach Resektion der lateralen Klavikula eine Transposition des Lig. coracoacromiale auf die laterale Klavikula durchgeführt. Bei 15 von 20 Fällen (75%) wurde ebenfalls ein K-Draht zur Transfixation eingebracht, währenddessen bei 5 Patienten darauf verzichtet worden war.

Die Standardnachbehandlung nach eingebrachtem Draht sah eine sechswöchige Lagerung im Gilchristverband vor. Während dieser Zeit erfolgte die Beübung passiv mit Limitierung der Flexion und Abduktion auf max. 70°, bei freier Rotation aus Neutralstellung. Sechs Wochen postoperativ dann Entfernung des Drahtes und zunehmend funktionelle Beübung.

Ergebnisse

In G1 betrug der durchschnittliche postoperative Constant Score 87,17 Punkte. In G2 blieb dieser mit 78,1 Punkten signifikant (p=0,019 < 0,05) darunter. Subjektiv fand sich in G1 vor allem postoperativ bessere Schmerzwerte (G1: 14,45 Punkte; G2: 12,95 Punkte) zum Zeitpunkt der Nachuntersuchung. Weniger eingeschränkt, bei der Verrichtung von alltäglichen und beruflichen Aktivitäten, fühlten sich ebenfalls die Patienten in G1 (G1: 18,97 Punkte; G2: 16,80 Punkte). Objektive Bestimmungen der Bewegungsumfänge ergaben in geringem Ausmaß bessere Werte postoperativ in G1 (38,52 Punkte) gegenüber G2. Gleiches zeigte auch die Kraftmessung (G1: 15,21 Punkte; G2: 12,15 Punkte). Röntgenologisch wurde auf den angefertigten Panoramaaufnahmen die Distanz zwischen Oberrand des Proc. coracoideus und dem Unterrand der Klavikula gemessen.

Im Kollektiv der frisch versorgten ACG-Sprengungen betrug postoperativ der Mittelwert der korakoklavikulären Distanz 1,27 cm. In Relation zum Durchschnittswert der nicht operierten Seite (0,97 cm) ergibt das ein radiologisches Höhertreten der Klavikula um ca. 34%. In G2 liegen die Werte höher. So beträgt hier der Mittelwert 1,45 cm auf der operierten und 0,94 cm auf der gesunden Seite, was einer relativen Zunahme des Abstands von ca. 58% entspricht. Bei 9 Patienten in Gruppe (31%) und bei 3 Patienten in G2 (15%) zeigte sich radiologisch eine exakte anatomische Rekonstruktion. Radiologisch nachgewiesen wurden auch aufgetretene Ossifikationen im Verlauf der Korakoklavikulären Ligamente. Hier wurde ausschließlich der Existenz, nicht jedoch dem Ausmaß bzw. der exakten Lokalisation (Lig. conoideum und/oder Lig trapezoideum) Rechnung getragen. Bezogen auf das Gesamtkollektiv (n=49) wurden diese in knapp 60% (29 von 49 Fällen) beobachtet. Eine etwas höhere Rate wies hier G2 (ca. 65%; 13/20) gegenüber G1 (ca. 55%; 16/29) auf.

Somit stellte sich die Frage, ob diese denn auch einen Einfluss auf das Ergebnis und somit auf den Constant Score hatten. In Gruppe 1 kam es zu keiner wesentlichen Veränderung des Scores (CS 86,7 Punkte ohne, CS 87,6 Punkte mit Ossifikationen). Hingegen unterschieden sich die Werte in G2 mit 74,4 Punkten (mit) und 85,0 Punkten (ohne) doch deutlich. Aufgrund der geringen Fallzahl konnte jedoch keine Signifikanz nachgewiesen werden. In G1 zeigten sich subjektiv fast 90% zufrieden oder sehr zufrieden mit dem Ergebnis, wohingegen in G2 bei 55% die Erwartung nicht erfüllt wurde.

Insgesamt trat eine Dislokation des eingebrachten Kirschnerdrahtes in G1 in 3 Fällen (10,3%) und in G2 in 1 Fall (5%) auf und war damit die am häufigsten aufgetretene Komplikation. In Gruppe 2 kam es zudem in 2 Fällen (10%) zu Wundheilungsstörungen, die jedoch ohne Zweiteingriff sekundär folgenlos ausheilten und in einem weiteren Fall (5%) zu einer sekundären Schultersteife. Dies ergab bezogen auf das Gesamtkollektiv eine Komplikationsrate von 14,3%.

Diskussion

Sowohl objektive (Bewegungsumfang, Kraft, Röntgendiagnostik) als auch subjektive Größen (Schmerz, Aktivität, Zufriedenheit) sprechen für eine möglichst frühzeitige Versorgung nach höhergradiger Verletzung des AC-Gelenkes. Am deutlichsten zeigte sich dies in der Schmerzsymptomatik, da sich diese im Funktionsscore indirekt auch auf die Faktoren Aktivität als auch Mobilität auswirkte. Der Unterschied liegt unserer Meinung darin, dass bei zeitnaher Versorgung eine weitgehend stabile Heilung der Korakoklavikulären /Akromioklavikulären Bänder als auch der deltotrapezoidalen Faszie in der Regel eher zu erreichen ist und der Ersatz durch das Lig. coracoacromiale wohl keine ausreichend anatomische Rekonstruktion darstellt. Ein ungünstiger Einfluss von heterotopen Ossifikationen auf das klinische Ergebnis konnte nicht eindeutig geklärt werden. Tendenziell war dieser jedoch eher bei chronischen Fällen nach ACG-Verletzung zu beobachten.

Unsere Daten weisen darauf hin, dass bei der Diskussion über die Behandlung von Schultereckgelenkverletzungen neben den Alternativen einer konservativen vs. operativen Behandlung und der bevorzugten OP-Technik, auch der zeitliche Faktor mit einfließen sollte, d.h. dass eine verzögerte Rekonstruktion zu ungünstigeren funktionellen Resultaten führt.

Literatur

1.   Allman FL. Fractures and Ligamentous Injuries of the Clavicle and its Articulation, J Bone Joint Surg 1967; 49: 774-783
2.   BlatterG, Meier G. Augmentation der korakoklavikulären Bandnaht, Unfallchirurg 1990; 93: 334-338
3.   Constant CR, Murley AH. A clinical method of functional assessment of the shoulder, Clin Orthop 1987; 214: 160-164
4.   Dumontier C, Sautet A, Man M, Apoil A. Acromioclavicular dislocations: Treatment by coracoacromial ligamentoplasty. J Shoulder Elbow Surg 1995; 4: 130-134
5.   Folwaczny EK, Yakisan D, Stürmer KM. Die Balser-Platte mit Bandnaht – Eine zuverlässige Stabilisierungsmethode des Akromioklavikulargelenks. Unfallchirurg 2000; 103: 731-740
6.   Fremerey RW, Lobenhoffer P, Bosch U, Freudenberg E, Tscherne H. Die operative Behandlung der akuten, kompletten AC-Gelenksprengung. Unfallchirurg 1996; 99: 341-345
7.   Freudenschuß B, Boszotta H, Helperstorfer W. Ergebnisse nach operativer Stabilisierung des zerrissenen Schultergelenkes – Kombinationsverfahren versus Bosworth-Schraube. Unfallchirurg 1991; 94: 95-98
8.   Fukuda K, Craig EV, An KN, Cofield RH, Chao E. Biochemical Study of the Ligamentous System of the Acromioclavicular Joint. J Bone Joint Surg 1986; 68: 434-439
9.   Gohlke F, Hedtmann A. Orthopädie und Orthopädische Chirurgie. Schulter, Georg-Thieme Verlag, Stuttgart 2002
10.   Hessmann M, Gotzen L, Gehling H, Ruschenpohler D. Ergebnisse nach Rekonstruktion der Schultereckgelenksprengung unter Verwendung von PDS-Bändern. Unfallchirurg 1997; 100: 193-197
11.   Hessmann M, Gotzen L, Gehling H. Akromioclavicular Reconstruktion augmented with Polydioxanonsulphate Bands. Am J Sports Med 1995; 23: 552-556
12.   Hedtmann A, Fett H, Ludwig J. Die Behandlung veralteter, posttraumatischer Akromioklavikulargelenkinstabilitäten und –arthrosen. Orthopäde 1998; 27: 556-566
13.   Klonz A, Loitz D. Das Akromioklavikulargelenk. Unfallchirurg 2005; 108: 1049-1060
14.   Klonz A, Loitz D. Chronische Instabilität des Akromioklavikulargelenks – OP-Technik. Unfallchirurg 2005; 108: 1061-1064
15.   Krüger-Franke M, Maurer T, Rosemeyer D. Ergebnisse eines kombinierten Operationsverfahrens bei der kompletten AC-Geleksluxation Tossy III. Unfallchirurg 1993; 96: 1-5
16.   Mayr E, Braun W, Eber W, Rüter A. Versorgung von ACG-Sprengungen – Zentraler Kirschner Draht und PDS-Kordel. Unfallchirurg 1999; 102: 278-286
17.   Nachtkamp J, Magin M, Paar O. Die operative Behandlung der ACG-Sprengung. Akt Traumatol 1996; 26: 42-47
18.   Pavlik A, Csepai D, Hidas A. Surgical treatment of chronic acromioclavicular joint dislocation by modified Weaver-Dunn procedure. Knee Surg Sports Traumatol Arthrosc 2001; 9: 307-12
19.   Pfahler M, Krödel A, Refior HJ. Surgical treatment of acromioclavicular dislocation. Arch Orthop Trauma Surg 1994; 113: 308-311
20.   Taft TN, Wilson FC, Oglesby JW. Dislocation of the acromioclavicular joint. An end result study. J Bone Joint Surg 1987; 69: 1045-1051

21. Ulitzka R, Wenda K, Löw P, Runkel M. Ergebnisse der Bohrdrahtfixation bei Schultereckgelenksprengungen (Typ Tossy III) mit oder ohne Naht der coraco- und acromioclaviculären Bandstrukturen. Akt Traumatol 1996; 26: 146-150

22. Warren-Smith CD, Ward MW. Operation for acromioclavicular dislocation. J Bone Joint Surg 1987; 69B: 715-718

23. Weaver JK, Dunn HK. Treatment of akromioclavicular injuries, especially complete acromioclavicular separation. J Bone Joint Surg 1972; 54A: 1187-1194

24. Winkler H, Schlamp D, Wentzensen A. Die Behandlung der Akromioklavikulargelenksverrenkung durch Zuggurtung und Bandnaht. Akt Traumatol 1994; 24: 133-139

10.2 Operative Stabilisierung des AC Gelenkes bei Rockwood III und V mit Fadenanker: Op Technik und erste Ergebnisse

Nadjar R, Brunner UH

Fragestellung

Die Verletzung des Schultereckgelenkes ist eine häufige Verletzung des Sportlers, wobei überwiegend Männer betroffen sind. Typisch ist der direkte Sturz auf die Schulter bei adduziertem Arm. Dabei kommt es je nach Impulsrichtung und Intensität zunächst zu einer Verletzung der AC-Bänder im weitern Verlauf auch der CC Bänder und der deltotrapezoid Faszie. Urist et al. [1] zeigten dass die AC Bänder v.a. die horizontale, die CC-Bänder die vertikale Stabilität sichern.

Die AC-Verletzungen werden nach der Klassifikation nach Rockwood eingeteilt. Die Typ I und II Verletzungen können mit guten Ergebnissen konservativ behandelt werden, wobei die Typ II Verletzungen häufiger symptomatische AC Arthrosen entwickeln da sich die Gelenkpartner partiell berühren. Bei den Typ III Verletzungen wird nach der Veröffentlichung zahlreichen Studien [2,3,4] auch ein konservatives vorgehen propagiert. Allerdings stellen diese Verletzungen eine heterogene Gruppe dar und sollten differenziert behandelt werden, da die Ergebnisse nach sekundärer Stabilisierung bei fehlgeschlagener konservativer Therapie schlechter sind als die primär Versorgten [4].

Zur operativen Therapie stehen zahlreiche Verfahren zur Verfügung wobei am häufigsten die Stabilisierung mit PDS-Cerclage oder Bosworth-Schraube durchgeführt wird. Eine neue Operationsmethode stellt die Stabilisierung mittels Fadenanker dar. Ziel der Arbeit war es zu klären ob die Technik der Fadenankerstabilisierung sicher durchgeführt werden kann und welche Ergebnisse erwartet werden können.

Methodik

Im Zeitraum von 01.01.2004 - 31.01.2006 wurden 24 Patienten mit der Faden-ankertechnik operiert. 19 von ihnen konnten nach einem durchschnittlichen Follow up von 11 Monaten (5-17) nachuntersucht werden. Dabei handelte es ausschließlich um Männer mit einem Durchschnittsalter von 31 Jahren (21-65J).

Bei der klinisch radiologischen Nachuntersuchung wurde der CC Abstand anhand der belasteten Panoramaaufnahme, der Constant-(CS) und ASES-Score ermittelt.

OP-Technik: Die Patienten wurden in Beachchair gelagert, der Arm fei beweglich abgedeckt. Nach Markierung der üblichen Landmarken erfolgte ein 8cm langer Säbelhiebzugang zwischen AC Gelenk und Coracoid. Die Deltatrapeziodfaszie wurde längs gespalten, der Proc. Coracoideus transdeltoidal von ventral dargestellt um eine weitere Ablösung der Deltatrapezoidfaszie zu vermeiden. Vorbohren und Einbringen einer Corkscrew 5.0 mit fibre wire in die Coracoidbasis. Anlegen der Bohrkanäle in die Clavicula gemäß einer Anatomischen Studie von Mazzocca [6] d.h. Durchzugpunkt für die Trapezoidrekonstruktion ventrales Clavicula 1/3, Conoidrekonstruktion dorsales Clavicula 1/3. Im Anschluss daran Reposition und temporäre AC Arthrodese mit 2 x 1,6 KD für 6 Wo. Transossäre Naht der AC-Bänder und sorgfältige Rekonstruktion der Deltatrapezoidfaszie.

Nachbehandlung: 2 Wochen Gilchrist, passive Abduktion/Elevation bis 80° für 3 Wo, aktive Abduktion Elevation ab der 4 Wo, ME in LA 6 Wochen post Op.

Ergebnisse

Nach einem durchschnittlichen Follow up von 11 Monaten wurde ein relativen CS von 89,2 ermittelt. Im ASES Score wurden 95 erreicht. Bei 2 Patienten zeigte sich klinische eine vertikale Instabilität ohne dass die Patienten Beschwerden angaben. Radiologisch zeigte sich ein sekundärer Repositionsverlust von durchschnittliche 2 mm (0-4mm) im Seitenvergleich. Alle Patienten erreichten ihr sportliches Vorniveau. Alle Patienten würden sich noch mal mit dieser Methode operieren lassen. An Komplikationen war bei einem Patient ein Repositionsverlust von 4mm durch Herauswandern der Kirschnerdrähte in der 3. Post Op Woche zu verzeichnen, auf eine Re-OP wurde auf Wunsch des Patienten verzichtet. Wundinfektionen oder neurologische Komplikationen wurden nicht beobachtet.

Diskussion

Zur operativen Stabilisierung des AC Gelenks wurden zahlreiche Operationsmethoden in der Literatur beschrieben. Dabei kommt besonders häufig die Stabilisierung mittel PDS-Cerclage oder Bosworth-Schraube zur Anwendung obwohl diese Verfahren mit einigen systemimmanenten Komplikationen behaftet sind. Bei der Zügelung mittels PDS Cerclage kann es zu einer Subluxation der Clavicula nach ventral kommen wenn die Cerclage um

die Clavikula herumgeführt wird. Eine anatomische Reposition ist dann nicht
möglich [7]. Des Weiteren wurden in der Literatur gehäuft aseptischen
Fremdkörperreaktionen auf das Nahtmaterial beschrieben. Bei der Fixierung
mittels Bosworth-Schraube kommt es aufgrund der zu rigiden Fixierung gehäuft
zu Schraubenbrüchen, auch erlaubt die geschlossene Technik keine
Rekonstruktion des verletzten Bandapparates und der Faszie.

Bei der von uns beschriebenen Technik handelt es sich um ein komplikationsarmes Verfahren das es gestattet die zerrissenen Bandstrukturen und die Faszie
anatomisch zu Rekonstruieren. Eine aufwendige Präparation unterhalb des Proc.
Coracoideus mit großzügiger Ablösung der Faszie wird vermieden.

Um die Rotation der Clavicula um die Längsachse auszuschalten um damit ein
durchschneiden der Fäden durch den Knochen zu vermeiden führen wir eine
temporäre KD Arthrodese für 6 Wochen durch. Die eingebrachten Kirschner-
Drähte können in LA ohne großen Aufwand entfernt werden.

Unsere Ergebnisse zeigen dass die Fadenankertechnik eine gute Alternative zu
den bereits etablierten OP Techniken darstellt. Insbesondere überzeugt die
geringe Komplikationsrate die sicher durch die weichteilschonende Operationstechnik bedingt ist.

Literatur

1.   Urist MR. Complete dislocation of the acromio-clavicular joint. The nature of the
        traumatic lesion and effective methods of treatment with analysis of 41 cases. J Bone
        Joint Surg 1946; 28: 813
2.   Bjerneld H, Hovelius L, Thorling J. Acromiocalvicular separations treated
        conservatively: A 5 year follow up study. Acta Orthop Scand 1983: 54: 743-745
3.   Dias JJ, Gregg PJ. Acromioclavicular joint injuries in sport: Recommendations for
        treatment. Sport Med 1991; 11: 125-132
4.   Rawes ML, Dias JJ. Long term results of conservative treatment for acromioclavicular
        dislocation. J Bone Joint Surg 1996; 78B: 410-412
5.   Hänsel L, Seebauer L. Ergebnisse der primär operativ Versorgung nach ACG-
        Luxation (Rockwood III-V) verglichen mit der operativen Versorgung chronischer
        Instabilitäten nach erfolglosem konservativen Vorgehen. A9-236 DGU Berlin, 2005
6.   Mazzocca AD, et al. The anatomic coracoclavicular ligament reconstruction. Oper
        Tech Sports Med 2004; 12: 56-61
7.   Morrison DS Lemos MJ. Acromioclavicular separation. Reconstruction using
        synthetic loop augmentation, Am J Sports Med 1995; 23: 105-110

11 Scapuladyskinesie

11.1 The Management of Muscle patterning Shoulder Instability

Jaggi A

Conventional non-operative management of shoulder instability has concentrated on strengthening exercises of the rotator cuff and scapula stabilizers, with varying degrees of success [1,3,9]. The fundamental principle in treating muscle patterning shoulder instability is relearning normal motor patterns with appropriate feedback. Re-establishing neuromuscular control must integrate peripheral somatosensory, visual and vestibular afferent input and improve motor control through spinal reflex, brain stem and cognitive programming [11,17].

Early Stage – Relocation of the GHJ with limb unloaded

Initial management includes explanation and reassurance to the patient. Compliance is paramount to any successful program. The patient is encouraged to refrain from voluntarily subluxing the shoulder in order not to reinforce abnormal patterning.

Inhibition of overactive muscles can be taught via the use of biofeedback techniques. Normal patterns of movement can be facilitated via tactile feedback from the therapist [24], visual feedback via mirrors, surface EMG or videos. Motor learning can be enhanced with the methods described and such biofeedback techniques have been shown to be more effective in regaining normal stability and control than strengthening exercises alone [2,15,19,21]. Biofeedback training appears to use the feed forward learning process [8] at a cortical level this may help to achieve efficient motor patterns based on appropriate afferent feedback.

Although there is abnormal increased tone in the upper limb there is often associated generalised low tone in the trunk. Enhancing postural stability and balance with the use of gym balls and wobble boards may help to activate deeper stabilisers and decrease fixation of the superficial torque muscles e.g. Latissimus Dorsi influencing the shoulder girdle [10]. Postural exercises will also enhance motor function at the brain stem level [11].

Tape can be very useful in the early stage to help provide feedback for posture and position sense of the shoulder girdle. The use of tape and various shoulder supports appear to help provide stability, aid in joint position sense and are useful adjuncts in training proprioception [5,6,13,20,25].

Intermediate Phase – Stability through range with limb loaded

Once the patient is able to inhibit inappropriate muscle activity then control with gentle resistance or limb loading can be applied. The patient can start rotator cuff strengthening exercises whilst monitoring for abnormal muscle activity. Weight bearing exercises enhance joint stability, stimulate muscular co-activation and facilitate proprioception [7,14,16,18,27,28]. Initial weight bearing exercises can be done with the upper limb stabilising on a fixed base of support, to then stabilising on a ball or wobble board, enhancing neuromuscular control at a reflex level. Exercises must be continually checked for abnormal movement faults and over activity in inappropriate muscle groups.

Advanced Phase – Functional Patterns/ Endurance & Speed

End stage rehabilitation must be about retraining patterns of movement biased towards functional tasks. Functional exercises such as throwing, require co-ordination among multiple muscle groups and are recommended for retraining normal patterns of muscle activity [7].The position of instability should be challenged functionally to provoke reflexive muscular activity to prevent recurrence of instability [12]. Normal patterns must be restored in daily tasks; work or sport before the patient is allowed to return to such activities. Repetition is encouraged over increasing strength in order to improve neuromuscular control and feed forward processing; such repetition allows the motor cortex to determine the most effective pattern for that task [11]. PNF exercises [26] are useful to gain stability and control into functional patterns of movement, strengthening the rotator cuff and scapula stabilisers in sequence through range.

Frequency of Exercise and duration of treatment

The key is to give two or three patterns of movement to practice and to build on sequentially. Patients are then encouraged to practice for short duration (10-15minutes) several times in a day, guided by fatigue and pain. They must refrain if they feel they are tiring as fatigue may decrease joint position sense and kinaesthesia and encourage abnormal movements [4]. During the course of treatment patients are encouraged to exercise but to refrain from activities that reinforce abnormal patterns of movement, in order to maintain stability and control within other joints. The duration of treatment will vary between individuals, dependent on compliance and understanding. Correcting a movement fault itself could almost occur immediately but it is the learning of this new pattern from conscious to unconscious control that takes time. Experience has shown this takes a minimum of three months and up to two years. Relapses may occur if the patient experiences growth spurts or takes on a new task with an inability to adapt motor responses [23].

Conclusion

Abnormal muscle activity must be inhibited prior to or during any strengthening work and should be trained to work in a sequence of movement rather than isolated groups. Biofeedback techniques can prove more successful when re-training muscle sequencing and activation.

References

1.   Aronen JG, Regan K. Decreasing the incidence of recurrence of first time anterior shoulder dislocations with rehabilitation. Am J Sports Med 1984; 12: 283-291
2.   Beall MS, Diefenbach G, Allen A. Electromyographic biofeedback in the treatment of voluntary posterior instability of the shoulder. Am J Sports Med 1987; 15: 175-178.
3.   Burkhead WZ, Rockwood CA. Treatment of Instability of the Shoulder with an exercise program. J Bone Joint Surg 1992; 74: 890-6
4.   Carpenter JE, Blasier RB, Pellizzon GG. The Effects of Muscle Fatigue on Shoulder Joint Position Sense. Am J Sports Med 1998; 26: 262-265
5.   Chu JC, Kane EJ, Brent AL, Gansneder BM. The Effect of a Neoprene Shoulder Stabilizer on Active Joint-Reposition Sense in Subjects With Stable and Unstable Shoulders. J Athlet Train 2002; 37: 141-145
6.   DeCarlo M, Malone K, Gerig B, Hunker M. Evaluation of Shoulder instability braces. J Sports Rehab 1996; 5: 143-150
7.   Dines DM, Levinson M. The Conservative Management of the Unstable Shoulder including Rehabilitation. Clin Sports Med 1995; 14: 797-816
8.   Dunn TG, Gillig SE, Ponsor SE, Weil N. The Learning process in biofeedback: Is it Feed-forward or Feedback? Biofeed Self Reg 1986; 11: 143-156
9.   Gibson JC. Mini-Symposium: Shoulder Instability (iii) Rehabilitation after shoulder instability surgery. Curr Orthop 2004; 18: 197-209
10.   Gibson K, Growse A, Korda L, Wray E, MacDermaid JC. The effectiveness of Rehabilitation for Nonoperative Management of Shoulder Instability: A Systematic Review. J Hand Ther 2004; 17: 229-242
11.   Griffin E, Letha Y. Neuromuscular Training and Injury Prevention in Sports. Clin Orthop Rel Res 2003; 409: 53-60
12.   Hayes K, Callanan M, Walton J, Paxinos A, Murrell GAC. Shoulder Instability: Management and Rehabilitaion. J Orthop Sports Phys Ther 2002; 32: 497-509
13.   Ide J, Maeda S, Yamaga M, Morisawa K, Takagi K. Shoulder Strengthening exercise with an orthosis for multidirectional shoulder instability: Quantitive evaluation of rotational shoulder strength before and after the exercise program. J Should Elbow Surg 2003; 12: 342-345

14.   Kibler WB. Closed Kinetic Chain Rehabilitation for Sports Injuries. Physical Medicine and Rehabilitation. Clin North Am 2000; 11: 369-384
15.   Kiss J, Damrel D, Mackie A, Neumann L, Wallace WA. Non-Operative treatment of multidirectional shoulder instability. Intern Orthop (SICOT) 2001; 24: 354-357
16.   Lephart SM, Henry TJ. Restoration of proprioception and neuromuscular control of the unstable shoulder. In Lephart SM, Fu FH (eds) Proprioception and Neuromuscular Control in Joint Stability, Human Kinetics 2000; 36 p405-413.
17.   Lephart SM, Pincivero DM, Giraldo JL, Fu FH. The Role of Proprioception in the Management and Rehabilitation of Athletic Injuries. Am J Sports Med1997; 25: 130-137
18.   Lephart SM, Henry TJ. The Physiological basis for open and closed kinetic chain rehabilitation for the upper extremity. J Sports Rehab 1996; 5: 71-87
19.   Magarey ME, Jones MA; Dynamic evaluation and early management of altered motor control around the shoulder complex. Manual Ther 2003; 8:195-206
20.   Mottram SL. Dynamic Stability of the Scapula. Manual Ther 1997; 2: 123-131
21.   Reid DC, Saboe LA, Chepeha JC. Anterior Shoulder Instability in Athletes: Comparison of Isokinetic Resistance Exercises and an Electromyographic Biofeedback Re-education Program – A Pilot Program. Physiotherapy Canada Fall 1996: 251-256
22.   Rozzi S, Yuktanandana P, Pincivero D, Lephart SM. Role of Fatigue on Proprioception and Neuromuscular Control. In Lephart SM, Fu FH (eds) Proprioception and Neuromuscular Control in Joint Stability, Human Kinetics 2000 Ch 33: 375-383
23.   Shumway-Cook A, Woollacott MH. Abnormal Postural Control In: Motor Control Theory and Practical Applications 2nd edn. Lippincott Williams & Wilkins, Philadelphia 2001
24.   Takwale VJ, Calvert P, Rattue H. Involuntary positional instability of the shoulder in adolescents and young adults. J Bone Joint Surg 2000; 82B: 719-23
25.   Ulkar B, Kunduracioglu B, Cetin C, Guner RS. Effect of positioning and bracing on passive position sense of shoulder joint. Br J Sports Med 2004; 38:549
26.   Voss DE,. Knott M, Kabat M. Application of Neuromuscular Facilitation in the Treatment of Shoulder Disabilities. Phys Ther Rev 1953; 33: 536-541
27.   Wilk KE, Arrigo C. Current Concepts in the Rehabilitation of the Athletic Shoulder. J Orthop Sport Phys Ther 1993; 18: 365-378
28.   Wilk KE, Arrigo CA, Andrews JR. Closed and Open Kinetic Chain Exercise for the Upper Extremity. J Sport Rehab 1996; 5: 88-102

12 Schulterinstabilität

12.1 Concepts of shoulder instability, pathological muscle patterning and scapular dyskinesia.
A new light through old windows

Bayley I

Shoulder instability has been a long recognised problem. Papyrus reported a case of shoulder dislocation in 3000-2500BC. Hippocrates in 460BC described the reduction of a dislocated shoulder using the heel of the foot in the axilla and applying traction to the affected arm. He also described the use of a red-hot iron inserted into the axilla to cause scarring in the lower part of the joint to deal with the instability which can follow an acute dislocation [1].

In the first half of the 1900s many non-anatomical procedures were described for the treatment of the unstable shoulder but these procedures resulted in unacceptably high recurrence rates and it was not until the work of Bankart, Putti, Platt and Bristow that the management of shoulder instability became at all successful or uniform. However there remained in clinical practice a tolerance of limited mobility as a price worth paying in order to achieve stability. In the search for mobility with stability, improved biomechanical studies, imaging techniques and the introduction of arthroscopy have refocused minds back to the precise pathologies underlying shoulder instability. In doing so they have revealed complex pathologies which create such a variety of clinical presentations as to compound confusion. All of these often require very different management techniques and without an adequate classification system to make sense of the pathologies, rational treatment becomes impossible and success rates diminish – witness the early experience of arthroscopic repair. Matters are not improved by the continuing confusion in literature and practise over such basic matters as the definition of the commonly used term multidirectional instability (MDI), the difficulties of differentiation between voluntary and involuntary instability and even the differentiation between instability and laxity.

Many classification systems have been proposed over the years all of which have their proponents but none of which has gained universal acceptance which makes it difficult to compare published results from different series. In 1989, Thomas and Matsen introduced a classification system based on the acronyms TUBS and AMBRI [6]. The former was characterised by a traumatic unidirectional instability with a Bankart lesion well treated with surgical repair. The latter denoted an atraumatic multidirectional instability often bilateral, which should be treated with rehabilitation and if surgery was required should incorporate an inferior capsular shift. A second 'I' was later added to denote closure of the rotator interval. This classification system became popular because it was not only easy to remember and simple to apply in the clinic, but it also contained within it a management algorhythm based on likely pathology. However the system pushes "voluntary" instability to one side and does not assist the clinician in teasing out the boundary between the AMBRII and the voluntary groups. There is therefore a real chance of including some muscle patterning cases in the AMBRII category and ultimately, wrongly, operating on them. In 1998 Schneeberger and Gerber [5] produced a system of classification which was a further refinement on Rockwood's 1979 classification and on Thomas and Matsen's concepts [4]. The system however again leaves to one side the question of voluntary – or as we prefer muscle patterning – instability and therefore ignores the difficult boundary of defining on the one hand a structural atraumatic instability and on the other a muscle patterning problem. In failing to illuminate this boundary, like the systems before it, there is a failure to understand that dual pathologies can occur in the same shoulder and also failure to consider that instability can be a dynamic process that can change over time. A patient may initially present as a traumatic instability but with neglect can develop a secondary muscle patterning disorder. Conversely a patient who initially presents with a purely muscle patterning disorder can later develop a structural problem. Kuroda and his co-workers also observed this phenomenon. Reporting on 573 shoulders presenting with atraumatic instability they observed a shift in pathology in 8.7% of the cases [2].

At Stanmore, over the past 20 years we have evolved a system of classification that challenges these perceived inadequacies of previous classifications and hopefully throws new light on the subject [3].

The Stanmore system seeks to include all aetiologies within a simple clinically useful framework. The system keeps all types of instabilities in the mind's eye allowing for different presentations from pure muscle patterning problems to uncomplicated traumatic cases – and everything in between. It also allows for anterior and posterior directional instability which may be subluxing or dislocating. The system takes the form of a triangle with three polar groups at each corner (Fig. 1, Tab. 1). It allows an incorporation of gradations of trauma from the top to the bottom of the triangle and gradations of muscle patterning from the left hand corner where pure muscle patterning cases occur across to the right hand side of the triangle where cases are all of a structural nature with no muscle patterning component. Pure polar groups are characterised as type I analogous to the Thomas and Matsen TUBS group, type II analogous to the AMBRI group or type III pure muscle patterning /habitual non-structural instabilities. Having developed this system it was tested initially on some 200 patients as a pilot study and has since been validated on over 1000 patients, referred to our shoulder unit.

By utilising a triangle it is possible to represent the existence of sub-groups falling between pure polar groups. Along each axis there are two sub-groups. Patients are placed within the classification on the basis of history, clinical examination and investigations that include variously imaging, EUA, arthroscopy and dynamic EMG analysis. In sub-group I(II) patients sustained a dislocation as a result of an injury which was short of the degree of trauma required to dislocate a normal shoulder and which did not require formal reduction. Thereafter they developed clear episodes of mechanical instability and at arthroscopic assessment there was clear structural damage to the articular surfaces with attrition of the glenoid rim and/or a humeral head cleavage defect. In sub-group II(I) patients sustained a much less severe injury with a history of a mechanical event but no documented complete dislocation. They then went on to complain of pain but as in subgroup I(II) there was clear cut arthroscopic evidence of a structural instability with glenoid attrition and/or a humeral head defect. None of these patients on this axis demonstrate any abnormal muscle patterning.

In sub-group I(III) patients also suffered a traumatic episode comparable with sub-group I(II) and at arthroscopic assessment there was evidence of similar structural damage. However these patients also demonstrated a muscle patterning disorder. In sub-group III(I) the patients had a non-specific minor injury but at arthroscopy there was no structural damage to the glenoid rim or humeral head. The over-riding problem in these patients was the predominant muscle patterning disorder.

In sub-groups III(II) and II(III) all patients developed their instability atraumatically and all showed some evidence of articular surface damage but in patients in sub-group III(II) there was a clinically apparent muscle patterning disorder. This was not so in sub-group II(III) where the muscle patterning problem was only apparent on dynamic wire EMG studies. In clinical practice therefore this group is likely to be confused with polar group II patients and require a high index of suspicion to request EMG studies prior to considering any surgical treatment. The presence or absence of developmental capsulo-labral anomalies such as an absent inferior gleno-humeral ligament or a developmental Bankart reflection is not a determinant between a type II and a type III polar instability or of the sub-groups in between. The incidence of developmental capsulo-labral anomalies in polar I instabilities is the same as within the general

population but, whereas it is true that the incidence of these anomalies is increased in atraumatic structural instability (polar II), so it is to the same degree in muscle patterning (polar III) instabilities. Operating on a shoulder simply because it has a capsulo-labral anomaly runs the risk of operating on a muscle patterning problem. In our unit the gold standard evidence of a structural component is taken to be attrition of the glenoid rim and/or the presence of a humeral head cleavage defect. The absence of such articular damage is taken to suggest the presence of a muscle patterning disorder until absolutely refuted either clinically or by dynamic EMG studies. In addition the presence or absence of scapular dysfunction, although not an absolute indication of a muscle patterning problem should raise the possibility that one might indeed be present.
We feel the benefits of the Stanmore classification are that the triangle does provide a means of classifying all types of presentations into a unifying system which is simple to implement and easy to remember and which allows for a recognition of dual pathomechanics and an understanding that these can shift with time. Most importantly it provides a route for treatment of all the varieties of instability and a better means for comparing like with like between published series.

References

1.   Adams F. The genuine works of Hippocrates: Vol 1 and 2; 1886, New York
2.   Kuroda S. The natural course of atraumatic shoulder instability. J Shoulder Elbow Surg 2001, 10; 100-104
3.   Lewis AD. The classification of shoulder instability: New light through old windows. Current Orthopaedics 2004
4.   Rockwood C. Subluxation of the shoulder: the classification diagnosis and treatment. Ortho Trans 1979, 4; 306
5.   Schneeberger A. Classification and therapy of the unstable shoulder. Ther Umsch 1998, 55; 187-191
6.   Thomas S. An approach to the repair of avulsion of the glenohumeral ligaments in the management of traumatic anterior glenohumeral instability. J Bone Joint Surg 1989, 71A; 141-142

12.2 Atraumatische vordere Schulterinstabilität

Hoffmann F

Bei der atraumatischen vorderen Schulterinstabilität lässt sich in der Anamnese kein adäquates Trauma nachweisen. Es bestehen in der Regel eine erhebliche Kapselerweiterung und eine konstitutionelle Laxität mit positivem Sulcuszeichen. Eine Hill-Sachs-Delle oder eine Bankart-Läsion liegen in der Regel nicht vor.

Die Therapie der atraumatischen Instabilität ist primär konservativ und sollte sich über eine Dauer von 3 bis 6 Monaten erstrecken. Durch die Physiotherapie soll in erster Linie eine Verbesserung der dynamischen Stabilisierung eintreten. Die Übungen bewirken eine Kräftigung der Scapulamuskulatur und die Erhöhung der kopfzentrierenden Kräfte, die insbesondere von der Rotatorenmanschette ausgeübt werden. Als ergänzende Maßnahme wird eine Verbesserung der neuromuskulären Kontrolle angestrebt [3]. Nach 3 bis 6 Monaten konsequenten Trainings kann dann beurteilt werden, ob durch diese konservative Behandlung eine Besserung eingetreten ist. Wenn nicht, ist eine operative Behandlung zu überlegen.

Die operative Therapie sollte eine Beseitigung der zu Grunde liegenden pathologischen Veränderungen anstreben. Da in den meisten Fällen eine Insuffizienz der kapsulo-ligamentären Strukturen vorliegt, beinhaltet die operative Korrektur eine Verkleinerung des Kapselvolumens und den Verschluss des Rotatorenmanschettenintervalles. Dies geschieht in der Regel durch eine T-shift-Kapselraffung. Die Verfahren der konzentrischen Raffung wurden mit der Beschreibung des *inferior capsular shift* von Neer und Foster populär [7]. Während Neer die vertikale Verschiebung der Kapsellappen am Humerus durchführte, bevorzugte Warren den glenoidseitigen Shift [9]. Jobe verwendet keine T-förmige Inzision, sondern lediglich eine horizontale Durchtrennung der Kapsel. Der caudale Anteil der Kapsel wird nach cranial gezogen und am angefrischten Glenoidrand mittels Fadenanker refixiert. Der superiore Kapsellappen wird über den inferioren gezogen und damit eine Doppelverstärkung erreicht [4]. Im Gegensatz zu den T-shift-Verfahren hat diese Methode den Vorteil, die Kapsel in Verbindung mit dem Periost zu lassen, so dass die Vaskularisation der Kapsellappen besser ist. Die Gefahr einer zu starken Verkürzung der vorderen Gelenkkapsel und damit einer Einschränkung der Außenrotation ist geringer als in der Modifikation nach Neer oder Warren. Der antero-inferiore Kapselschift führt zu einer Reduktion des Gelenkvolumens, einer Verkürzung der ligamentären Verstärkungen und einer Doppelung der geschwächten vorderen Kapsel.

Die bekannteste Variante der T-Shift-Kapselraffung ist die Technik nach Neer. Über einen antero-inferioren, vertikal verlaufenden Hautschnitt unter Ablösung der cranialen 2/3 des Musculus subscapularis von der ventralen Kapsel wird eine T-förmige Inzision der Gelenkkapsel angelegt. Als Argument für die Anlage des vertikalen Schenkels am Humerus wird die gegenüber einem Verlauf am Glenoid längere Insertionsfläche angeführt. Sie bedeutet eine bessere Reserve für eine Verschiebung der Kapsellappen. Der inferiore Kapsellappen wird nach cranial hochgezogen und dort entweder an dem verbliebenen Kapselsaum oder nach Anfrischen des Knochens mittels Fadenanker refixiert. Der axilläre Rezessus wird dadurch verkleinert. Der obere Kapsellappen wird darübergeschlagen und unten vernäht. Um den Grad der Kapselraffung zu dosieren, sollte die Refixierung der beiden Kapsellappen in unterschiedlichen Gelenkpositionen erfolgen (selectiv capsular shift) [8]. Die vorgelegten Fäden für den inferioren Kapsellappen werden in einer Position des Armes von 50° Abduktion, 50° Außenrotation und 10° Flexion geknüpft und der craniale Kapsellappen in 10° Abduktion und 40° Außenrotation.

Es gibt eine ganze Reihe biomechanischer Untersuchungen, die eine Überlegenheit des anterior-inferioren Kapselshifts gegenüber einer unidirektionalen anterioren Straffung der Kapsel (Putti-Platt oder Magnuson-Stack) beweisen. Letztere führen zu einem Verlust der Außenrotation und der Elevation. Es entsteht eine abnormale posterior-inferiore Subluxation des Humeruskopfes mit vergrößerter Krafteinleitung im posterioren Gelenkabschnitt. Dies ist wohl der Grund für die Entstehung einer Omarthrose im Langzeitverlauf. Der anterior-inferiore Kapselshift verringert zwar die Translationsbewegungen des Humeruskopfes, führt aber nur zu einer minimalen Einschränkung der Rotation und Elevation. Der Kapselshift führt also zu einer Kinematik, die dem normalen Gelenk näher kommt [2]. Mit dem humeralen T-shift lässt sich eine Reduktion des Kapselvolumens von 50 %, mit dem glenoidalen T-shift von 37% und beim alleinigen vertikalen Shift von 40 % erreichen [6]. Mit dem humeralen Kapselshift kann man die größte Reduktion des Kapselvolumens erreichen und sollte deshalb bei Patienten mit ausgedehnter Kapselerweiterung angewendet werden.

In den letzten 15 Jahren hat sich die arthroskopische Stabilisation auch bei den atraumatischen und multidirektionalen Instabilitäten immer mehr entwickelt. Es wurden zunächst transglenoidale Nahttechniken angewendet, die nach Einführung der Nahtanker wieder verlassen wurden. Eine technisch relativ einfache Methode war die thermische Kapselschrumpfung, die am Beginn mit dem Laser und später elektrothermisch durchgeführt wurde. Während mit dem offenen Kapselshift eine Verringerung des Kapselvolumens um 50% zu erreichen ist, führt die arthroskopische Kapselschrumpfung zu einer Reduktion des Kapselvolumens von etwa 30% [5]. Wegen der höheren Rezidivrate und den möglichen Komplikationen wird die thermische Kapselschrumpfung heute weniger angewendet.

Mit der arthroskopischen Reduktion des Kapselvolumens durch Kapseldoppelung, Kapselstraffung nach kranial und Verschluss des Rotatorenmanschettenintervalls lassen sich heute in der Hand des Geübten ähnlich gute Ergebnisse erzielen wie mit dem offenen Kapselschift [1].

Literatur

1. Abrams JS, Savoie III FH, Tauro CT, Bradley JP. Recent advances in the evaluation and treatment of shoulder instability: Anterior, posterior, and multidirectional. Arthroscopy 2002; 18: 1-13
2. Ahmad CS, Wang VM, Sugalski MT, Levine WN, Bigliani LU. Biomechanics of shoulder capsulorrhaphy procedures. J Shoulder Elbow Surg 2005;14: 12-18
3. Dines DM, Levinson M. The conservative management of the unstable shoulder including rehabilitation. Clin Sports Med 1995; 14: 797-816
4. Jobe FW, Glousman RE; Anterior capsulolabral reconstruction. Techniques in Orthop 1989; 3: 29-35
5. Luke TA, Rovner AD, Karas SG, Hawkins RJ, Plancher KD. Volumetric change in the shoulder capsule after open inferior capsular shift versus arthroscopic thermal capsular shrinkage: A cadaveric model. J Shoulder Elbow Surg 2004; 13
6. Miller MD, Larsen KM, Luke T, Leis HT, Plancher KD. Anterior capsular shift volume reduction: An in vitro comparison of 3 techniques. J Shoulder Elbow Surg 2003; 12: 350-354
7. Neer CS II, Foster CR. Inferior capsular shift for involuntary inferior and multidirectional instability of the shoulder: a preliminary report. J Bone Joint Surg 1980; 62-A: 897-908
8. Warner JJP, Johnson D, Miller M, Caborn DNM. A technique for selecting capsular tightness in repair of antero-inferior shoulder instability. J Shoulder Elbow Surg 1995; 5: 352-364
9. Warren RF. Instability of shoulder in throwing sports. In Pettone F (Hrsg.). AAOS Symposium on upper extremity injuries in athletes. Mosby, St. Louis, 1986: 337-348

12.3 Strategie bei hinterer Schulterinstabilität

Steinbeck J, Witt KA

Einleitung

Die hintere Schulterinstabilität ist im Vergleich zur vorderen Instabilität sehr selten. Bevor der Versuch einer Therapie unternommen wird, sollten Umstände und Richtungen der Instabilität sorgfältig untersucht werden. Vor allem müssen Begleiterkrankungen wie neuromuskuläre Pathologien, willkürliche Komponenten der Instabilität oder veränderte Geometrie des Glenoids ausgeschlossen werden.

Grundsätzlich müssen zwei Hauptgruppen der Instabilität unterschieden werden. Die erste Gruppe sind die traumatischen Luxationen und Subluxationen, die weiter in primäre, rezidivierende und verhakte Luxationen unterteilt werden können. Die primäre hintere Luxation wird in der Regel durch ein massives Trauma oder einen epileptischen Anfall ausgelöst. Knöcherne Verletzungen sind bei dieser Verletzungsform regelmäßig zu sehen. Die rezidivierende hintere Luxation ist selten. Ein Sonderfall ist die traumatisch dorsal verhakte Luxation, die Hauptgefahr besteht hier die Situation falsch einzuschätzen. Die dorsal verhakte Luxation wird bei mehr als 50% aller Patienten übersehen [1].

Die andere Gruppe sind die atraumatischen dorsalen Instabilitäten. Diese Gruppe der hinteren Schulterinstabilität ist sehr inhomogen. Die Genese ist im Allgemeinen atraumatisch, wobei jedoch ein nicht seltener initiales Trauma in der Anamnese zu finden ist. Dieser Gruppe müssen die multidirektionalen Instabilitäten mit posteriorer Hauptkomponente und begleitender Hyperlaxität, von denen mikrotraumatisch unidirektionalen Instabilitäten unterschieden werden. Eine isolierte dorsale Schulterinstabilität darf erst nach Ausschluss von multidirektionalen Instabilitätsformen angenommen werden [2].

Therapie der posttraumatischen unidirektionalen hinteren Instabilität

Pathomorphologisches Korrelat ist die hintere Kapsel-Labrum-Läsion, ggf. mit einer anteromedialen Impressionsfraktur der Humeruskopfes und einer Glenoidfraktur. Analog zu den ventralen Stabilisierungsverfahren ist die arthroskopische Versorgung in der Faden-Anker-Technik für uns die Behandlungsmethode der Wahl. Wir verwenden zwei bis drei Fadenanker zur posterioren Labrumrekonstruktion. Liegt zudem eine überweite Kapsel vor, erfolgt zusätzlich ein arthroskopischer posteroinferiorer Kapselshift mittels Kapselplikaturen. Die kurzfristigen Ergebnisse sind ermutigend und denen offener Verfahren ebenbürtig [3]. Offene posteroinferiore Kapselshifttechniken sind etabliert und gut validiert [4,5]. Wir setzen ein offenes Verfahren nach fehlgeschlagener arthroskopischer Versorgung ein.

Therapie einer verhakten hinteren Luxation

Die Reposition sollte in Sedierung bzw. Allgemeinanästhesie durchgeführt werden. Nach Reposition wird der Arm in Außenrotation an den Körper angelegt. Besteht eine stabile Situation sind keine weiteren operativen Maßnahmen indiziert. Gegebenfalls kann eine Behandlung in 20° Außenrotation in einer Orthese für 4 Wochen erfolgen. Sollte eine Instabilität verbleiben, ist die gewählte Operationsmethode abhängig von der Größe der Reversed Hill-Sachs-Läsion. Bei betroffener unter 20% der Gelenkfläche ist in der Regel eine Reposition mit konservativer Therapie ausreichend, sofern keine Reluxation stattfindet. Verbleibt eine Instabilität gehen wir wie oben beschrieben vor.

Beim Vorgehen für Reversed Hill-Sachs-Läsion mittlerer Größe (bis 40% der Gelenkfläche) sind anatomische von palliativen Operationsverfahren zu unterscheiden. Als anatomisches Operationsverfahren steht im akuten Fall die Hebung der Impression und die Unterfütterung mit Spongiosa zur Verfügung. Dies kann auch unter arthroskopischer Sicht durchgeführt werden, beim chronischen Fall ist die Auffüllung mit einem passenden Beckenkammspan zu empfehlen [6]. Bei den palliativen Verfahren ist aus unserer Sicht die modifizierte Operation nach McLaughlin mit Auffüllen des Defektes durch versetzen des Tuberkulum minus [7]. Die umgekehrte Rotationsosteotomie mit Außenrotation des Humeruskopfes gegenüber dem Schaft führen wir nicht durch. Wenn mehr als 40% der Gelenkfläche betroffen sind bleibt in der Regel nur der endoprothetische Ersatz. Hier muss von der individuellen Situation abhängig gemacht werden ob ein Ersatz des Humeruskopfes oder eine Totalendoprothese gewählt wird, zu achten ist hier besonders auf die Einstellung der Retroversion.

Therapie der atraumatische dorsalen Instabilität

Atraumatische Schulterinstabilitäten zeigen eine ausgedehnte posterior und posteriore Kapsel und selten knöcherne Anomalien wie vermehrte Retroversion des Glenoids bzw. Retrotorsion des Oberarmkopfes oder Glenoidhypoplasien. Die Behandlung ist zunächst immer konservativ. Empfohlen wird ein kontrolliertes, gezieltes Rehabilitationsprogramm über die Dauer von mindestens 6 Monaten. Ziel ist die Verbesserung der Koordination der

Glenohumeralgelenk und Scapula stabilisierenden Muskulatur. Weiter muss eine entsprechende Kräftigung der Rotatorenmanschette durchgeführt werden, hier sollten insbesondere die Außenrotatoren trainiert werden. Parallel sollten alle Maßnahmen zur Schmerz und Entzündungsreduktion durchgeführt werden. Ziel ist die Schmerzreduktion und die für Alltagsaktivitäten stabile Schulter [8].

Scheitert die konservative Therapie, ist die arthroskopische Kapselverkleinerung Therapie der Wahl. Ziel ist die Verminderung der Kapselweite, die Verstärkung der hinteren Kapsel und die Wiederherstellung der ursprünglichen Länge der posterioren Anteile der glenohumeralen Bänder. Vorrausetzung ist die Abwesenheit von knöchernen Veränderungen und einer hinteren Kapsel-Labrum-Läsion sowie das Vorliegen einer überweiten Kapsel. Es wird zunächst ein Verkleinerung posteroinferior durch Kaspelplikaturen durchgeführt, meist in der Technik nach Wolf [9]. Liegt eine multidirektionale Komponente vor, wird die Kapsel entsprechend anteroinferior verkleinert. Ist klinisch oder arthroskopisch eine Erweiterung des Rotatorenintervalls nachweisbar, erfolgt ein Intervallverschluss. Bei richtiger Indikationsstellung sind die Erfolgsraten hoch [10]. Alternativ sind die offenen posteroinferioren Kapselshifttechniken zu wählen, z.B. die Kapselplastik nach Neer [11].

Liegt eine knöcherne Veränderung wie eine Retroversion des Glenoids oder ein Pfannendefekt vor, ist es schwer eine Therapieempfehlung zu geben. Die Knochenspan-Operationen in Techniken nach Neer oder Resch können zur verfrühten Omarthrose führen, zudem gibt es in der Literatur keine Langzeitergebnisse. Eine wichtige Therapieoption ist für uns die Open-Wedge-Aufrichtungsosteotomie nach Scott, bei der ein Knochenspan interponiert wird [12]. Dieser Eingriff ist technisch anspruchvoll, die Höhe der Aufrichtung muss richtig gewählt werden, potentielle Gefahren sind die sekundäre Omarthrose und ein schmerzhaftes Coracoid-Impingement.

Zusammenfassung

Die hinteren Schulterinstabilitäten sind selten, werden aber zunehmend häufiger diagnostiziert. Nicht anatomische Operationsverfahren haben zu schlechten Ergebnissen mit hohen Rezidivraten geführt. Die Entwicklung von Operationsverfahren, die das pathomorphologische Korrelat der Instabilität adressieren, haben die Ergebnisse verbessert, insbesondere wenn diese arthroskopisch durchgeführt werden [13].

Literatur

1. Hawkins RJ, Neer II CS, Pinta RM, Mendoza FX. Locked posterior dislocation of the shoulder. J Bone Joint Surg 1987; 69-A: 9-18
2. Wiedemann E. Offene Stabilisierungsverfahren bei der Schulterinstabilität. In: Habermeyer P (Hrsg) Schulterchirurgie. Urban & Fischer, München, 2002: 375-402
3. Kim SH, Ha KI, Kim YM, Lee YS, Lee JY, Yoo JC. Arthroscopic posterior labral repair and capsular shift for traumatic unidirectional recurrent posterior subluxation of the shoulder. J Bone Joint Surg 2003; 85-A: 1478-1487
4. Hawkins RJ, Koppert G, Johnson G. Recurrent posterior instability of the shoulder. J Bone Joint Surg 1984; 66-A: 169-174
5. Misamore GW, Facibene WA. Posterior capsulorraphy for treatment of traumatic recurrent posterior subluxations of the shoulder in athletes. J Shoulder Elbow Surg 2000; 9: 403-408
6. Gerber C. Chronic, locked anterior and posterior dislocations. In: Warner JJP, Ianotti JP, Gerber C (Hrsg) Complex and revision problems in shoulder surgery. Lippincott-Raven, Philadelphia, 1997: 99-113
7. McLaughlin HL. Posterior dislocation of the shoulder. J Bone Joint Surg 1952; 34-A: 584-590
8. Magosch P, Habermeyer P, Lichtenberg S. Konservative Therapie der Schulterinstabilität. Arthroskopie 2004; 17: 146-154
9. Wolf EM, Eakin CL. Arthroscopic capsular plication for posterior shoulder instability. Arthroscopy 1998; 14: 153-160
10. McIntyre LF, Caspari RB, Savoie III FH. The arthroscopic treatment of posterior shoulder instability: 2-year results of a multiple suture technique. Arthroscopy 1997; 13: 426-432
11. Neer CS II. Shoulder reconstruction. WB Saunders, Philadelphia, 1990
12. Scott DJ. Treatment of recurrent posterior dislocations of the shoulder by glenoplasty. J Bone Joint Surg 1967; 49-A: 471-476
13. Robinson CM, Aderinto J. Recurrent posterior shoulder instability. J Bone Joint Surg 2005; 87-A: 883-892

12.4 Obligate Translationen des Glenohumeralgelenkes: Auswirkung von Kapselreduktionen

Werner CML, Nyffeler RW, Jacob HAC, Gerber C

Hintergrund

Das Anspannen der Schultergelenkskapsel am Ende einer Bewegung führt zu Translationen des Humeruskopfes gegenüber dem Glenoid. Veränderungen dieses Translationsmusters, ob durch chirurgische Eingriffe oder Adhäsive Capsulitis hervorgerufen, können Instabilität und/oder Omarthrose zur Folge haben.

Methodik

Anhand einer Kadaverstudie wurden zwei Sachverhalte untersucht: Erstens, die Position des Humeruskopfes gegenüber dem Glenoid vor und nach acht verschiedenen passiven Schulterbewegungen (Translationsmuster), zweitens der Einfluss verschiedener selektiver Kapselplikaturen auf dieses Translationsmuster.

Resultate

Bei unversehrter Schulterkapsel wurden folgende Translationen des Humeruskopfes beobachtet: 3.8mm nach superior nach Abduktion, 7.3 mm nach antero-superior nach Flexion, 6.1, 8 und 12mm nach antero-inferior während Innenrotation (in Abduktiongraden von 0°, 45° und 90° respektive), 0.9 mm nach antero-inferior bei Aussenrotation mit anliegendem Arm und 4.3 und 5.6mm nach postero-inferior bei Aussenrotation in verschiedenen Abduktionsgraden (45° und 90°) (Abb. 1). Plikaturen der anterioren Kapsel führten führten zu signifikanten und reproduzierbaren Veränderungen des Translationsmusters nach Flexion (bis zu 5.9mm nach anterior und bis 3.8mm nach inferior), Aussenrotation (bis 2.9mm nach nach posterior und 1mm nach inferior) und Innenrotation (von 5.5mm nach posterior bis zu 2mm nach anterior und bis zu 2.2mm nach superior). Plikaturen der hinteren Kapselanteile hatten im Gegensatz dazu nur wenig Auswirkung auf das translationsmuster (mehrheitlich Verringerung der anterioren Translation nach Flexion).

Klinische Relevanz

Sogenannte ‚obligate' Translationen des Glenohumeralgelenkes, welche jeweils am Ende des Bewegungsumfanges auftreten, werden reproduzierbar durch selektive Plikaturen der Schultergelenkskapsel – wie bei den meisten Instabilitätsoperationen durchgeführt – verändert. Die veränderte Kinematik des Gelenkes könnte Grund für das Auftreten von verfrühten Omarthrosen oder Instabilitäten nach zu straffer Raffung der Schulterkapsel sein.

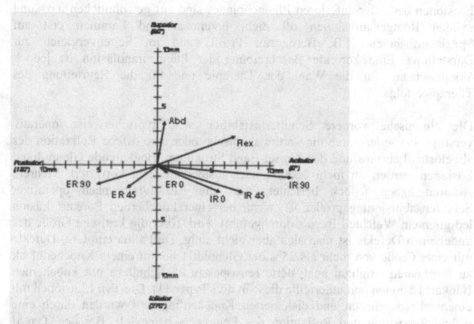

Abb. 1
Obligate Translationen bei unversehrter Schulterkapsel
(Aufsicht auf ein rechtes Glenoid)

12.5 Die knöcherne Bankart Läsion und Instabilität

Nyffeler RW

Die Inzidenz knöcherner Pfannenrandläsionen bei chronischer vorderer Schulterinstabilität liegt gemäß Literatur zwischen 11% und 90%. 1,2 Diese unterschiedlichen Angaben beruhen auf unterschiedlichen Untersuchungstechniken und unterschiedlichen Klassifikationen. Kleine Absprengungen oder Erosionen des anteroinferioren Pfannenrandes sind auf gewöhnlichen a.p.- und axialen Röntgenaufnahmen oft nicht erkennbar und kommen erst auf Spezialaufnahmen (z.B. Bernageau Profil) und im Seitenvergleich zur Darstellung. Eine korrekte Beschreibung der Pfannenrandläsion ist jedoch Voraussetzung für die Wahl der Therapie und für die Beurteilung des Therapieerfolgs.

Die chronische vordere Schulterinstabilität wird typischerweise operativ versorgt, entweder durch eine arthroskopische oder eine offene Refixation des abgelösten Labrums und der Kapsel-Band Strukturen. Begleitende Glenoidrand Läsionen werden oft nicht erkannt oder absichtlich nicht korrigiert. Mehrere Autoren haben jedoch berichtet, dass die Rezidivrate nach operativer Schulterstabilisierung größer ist, wenn bei einer knöchernen Bankart Läsion lediglich ein Weichteil Repair durchgeführt wird. Über die kritische Größe des knöchernen Defekts ist man sich aber nicht einig. De Palma empfahl, Defekte mit einer Größe von mehr als 25% der Glenoidfläche mit einem Knochenblock zu korrigieren. Bigliani analysierte retrospektiv 25 Schultern mit knöchernen Bankart Läsionen und unterteilte diese in drei Typen [1]. Die Typ I Läsionen mit einem abgebrochenen und dislozierten Knochenfragment wurden durch eine offene Reposition und Refixation des Fragments behandelt. Bei den Typ II Läsionen wurde das nach medial verschobene und am Skapulahals angewachsene Fragment belassen und nur die Kapsel an den Glenoidrand fixiert. Die Typ III Läsionen entsprachen einer Erosion des inferioren Pfannenrandes und wurden entsprechend der Defektgrösse zusätzlich in die Typen III A (< 25% in anteroposteriorer Richtung) und III B (> 25% in anteroposteriorer Richtung) unterteilt. Bei den Typ III A Läsionen wurde nur die Kapsel repariert, währenddem bei der einzigen Typ III B Läsion ein Coracoid Transfer nach Latarjet durchgeführt wurde. Die Unterteilung in Typ III A und III B bietet einige Schwierigkeiten, indem nicht klar definiert ist, auf welcher Höhe des Glenoids die Größe des Defekts bestimmt werden soll und wie die Größe eines erodierten, d.h. nicht mehr vorhandenen Knochenfragments abgeschätzt werden kann. Burkhart und De Beer [3] empfahlen eine knöcherne

Rekonstruktion des Pfannenrandes bei "inverted-pear" Glenoiden. Itoi [4] bestimmte die Stabilität des Schultergelenks in einem Kadaverexperiment und folgerte, dass eine knöcherne Bankart Läsion mit einer Breite von 21% des kraniokaudalen Durchmessers des Glenoids mit einem Knochenblockverfahren behandelt werden sollte.

Eigene Untersuchungen an 10 Schulterpräparaten lassen vermuten, dass die Stabilität des Schultergelenks bei knöchernen Bankart Läsion bisher deutlich überschätzt wurde und dass eine knöcherne Augmentation des Pfannenrandes, z.B. eine Glenoidrekonstruktion mit einem Allograft, ein Coracoidtransfer nach Latarjet oder eine J-Span Plastik, schon bei kleineren Defekten notwendig sein könnte. Unsere Experimente zeigten eine 18%-ige Abnahme der Luxationskraft nach Entfernung des Labrums und eine weitere, nicht lineare Abnahme der Luxationskraft bei zusätzlichem Knochendefekt. Ein Defekt mit einer Länge von 50% des maximalen anteroposterioren Durchmessers reduzierte die Luxationskraft um 25-30%, ein Defekt mit einer Länge von 75% des anteroposterioren Durchmessers um 50% (Abb. 1, 2). Wenn man den von Itoi angegebenen kritischen Defekt mit einer Breite von 21% des kraniokaudalen Durchmessers mit unseren Resultaten vergleicht, stellt man fest, dass bei einem derartigen Defekt das verbleibende Glenoid praktisch keine Stabilität mehr gewährt und dass der Humeruskopf nur noch durch die Weichteile zurückgehalten wird. Dasselbe trifft zu für einen Defekt, der 25% der gesamten Gelenkfläche ausmacht.

Die biomechanischen Untersuchungen geben keine eindeutige Antwort auf die Frage, ab welcher Größe ein Knochendefekt mit einer Knochenblock Operation versorgt werden soll. Dies liegt daran, dass die Stabilität des Glenohumeralgelenks mit zunehmender Defektgröße nicht stufenweise sondern kontinuierlich abnimmt, ähnlich einer Cosinusfunktion. Entsprechend braucht es klinische Studien, in denen die Defektgröße mit adäquaten Mitteln quantitativ bestimmt und nicht nur qualitativ abgeschätzt wird. Leconiat 5analysierte retrospektiv die Arthro-CT Bilder von 46 arthroskopischen Schulterstabilisationen und korrelierte die Rezidivrate mit der Größe der knöchernen Bankart Läsion. Er fand eine Rezidivrate von 2.2% bei denjenigen Patienten, bei denen die Länge der Pfannenrandläsion kleiner war als 50% des anteroposterioren Durchmessers des Glenoids und eine Rezidivrate von 38% bei größeren Defekten.

Um Schultern unterschiedlicher Größe miteinander vergleichen zu können, stellten wir die Länge der knöchernen Bankart Läsion in Relation zum anteroposterioren Durchmesser des Glenoids. Sugaya 6 schlug eine andere Methode zur Quantifizierung des Knochendefekts vor. Dabei wird die Fläche des Pfannendefekts auf parasagittalen 3-D Rekonstruktion der Skapula bestimmt und durch die Fläche eines Kreises dividiert, der an den unteren Glenoidrand gelegt wird. Wenn die entsprechende Software zur Verfügung steht, ist dies sicher eine zuverlässige Messmethode.

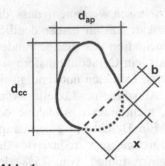

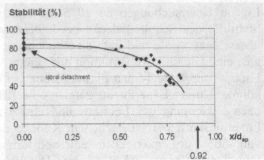

Abb. 1
Schematische Darstellung eines Glenoids mit anteroinferiorer Bankart Läsion. Die Grösse des Defekts kann mit der Länge der Bruchlinie x oder der Breite b des fehlenden Fragments angegeben und zum anteroposterioren Durchmesser dap oder zum kraniokaudalen Durchmesser dcc in Relation gestellt werden. Die dargestellte Läsion entspricht der von Itoi et al. beschriebenen Läsion mit einer Breite von 21% des kraniokaudalen Durchmessers.

Abb. 2
Graphische Darstellung der experimentellen Stabilität des Glenohumeralgelenks in Abhängigkeit der Defektgrösse. Die Ergebnisse basieren auf Stabilitätstests mit Kadaver Präparaten, bei denen die Gelenkkapsel reseziert und der Humeruskopf mit 300N aufs Glenoid gepresst und dann in anteroinferiorer Richtung disloziert wurde. Zu Vergleichszwecken zwischen unterschiedlich grossen Gelenken sind Relativwerte angegeben (x-Achse: Defektlänge dividiert durch den anteroposterioren Durchmesser, y-Achse: Dislokationskraft bei defektem Glenoid dividiert durch Dislokationskraft bei intaktem Glenoid). Die in Abbildung 1 dargestellte Läsion weist ein Verhältnis von Defektlänge zu anteroposteriorem Durchmesser von etwa 0.92 auf und ist mit einem Pfeil markiert. Bei einem derartigen Defekt ist die durch die Gelenkflächen bedingte Stabilität nahezu auf null reduziert und der Humeruskopf wird nur noch durch die Weichteile zurückgehalten.

Akute Glenoidrand Frakturen können nicht mit den knöchernen Bankart Läsionen bei chronischer Instabilität gleichgesetzt werden. Akute Glenoidrand Frakturen mit grossen Fragmenten können gemäss Gerber 7 erfolgreich konservativ behandelt werden, falls der Humeruskopf nach der Reposition auf dem Glenoid zentriert bleibt (Abb. 3). Fünfzehn konservativ behandelte Patienten waren 4.9 Jahre nach dem Trauma Rezidiv frei und hatten radiologisch keine Zeichen einer Arthrose. Falls der Humeruskopf nach der Reposition jedoch wieder auf das abgebrochene Fragment subluxiert, muss die Fraktur reponiert und operativ stabilisiert werden.

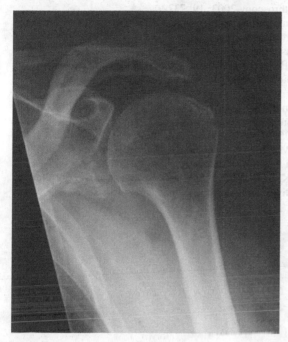

Abb. 3
Röntgenbild einer akuten knöchernen Bankart Läsion mit grossem Pfannenrandfragment. Da der Humeruskopf auf dem Glenoid zentriert ist, kann diese Fraktur konservativ behandelt werden.

Literatur

1.   Bigliani LU, Newton PM, Steinmann SP, Connor PM, McIlveen SJ. Glenoid rim
      lesions associated with recurrent anterior dislocation of the shoulder. Am J Sports
      Med 1998; 26: 41-5
2.   Edwards TB, Boulahia A, Walch G. Radiographic analysis of bone defects in chronic
      anterior shoulder instability. Arthroscopy 2003; 19: 732-9
3.   Burkhart SS, De Beer JF. Traumatic glenohumeral bone defects and their relationship
      to failure of arthrocopic Bankart repairs: Significance of the inverted-pear glenoid and
      the humeral engaging Hill-Sachs lesion. Arthroscopy 2000; 16: 677-94
4.   Itoi E, Lee SB, Berglund LJ, Berge LL, An KN. The effect of a glenoid defect on
      anteroinferior stability of the shoulder after Bankart repair: a cadaveric study. J Bone
      Joint Surg Am 2000; 82: 35-46
5.   Leconiat Y, Clavert P, Moulinoux P, Dagher E, Kempf JF. Influence des lésions
      osseuses de la glène sur les résultats à moyen terme de la stabilisation arthroscopique
      de l'épaule. Rev chir orthop 2005; 91: 4S78
6.   Sugaya H, Moriishi J, Dohi M, Kon Y, Tsuchiya A. Glenoid rim morphology in
      recurrent anterior glenohumeral instability. J Bone Joint Surg Am 2003; 85: 878-84
7.   Maquieira G, Espinosa N, Eid K, Gerber C. Conservative treatment of anterior glenoid
      rim fractures after traumatic anterior shoulder dislocation. submitted; 2006

12.6 Shoulder Instability and Rotator Cuff Tears

Randelli P, Randelli F

Introduction

Instability of the shoulder can be either cause or effect of rotator cuff tears. Perhaps we can recognize three possible scenarios:

1. *An acute shoulder dislocation that cause labrum/capsular damages and a rotator cuff tear*

2. *A fatigue mechanism involving shoulder instability/capsule contracture with SLAP lesion and cuff tear*

3. *A massive cuff tear creating an instability without any relevant labrum/ligament damages*

These three conditions are completely different and should lead the surgeon to develop a treatment algorithm to avoid under or overtreatment. It's essential to understand the pathomechanics of each condition, described above, to choose the appropriate treatment.

Pathomechanics

1) An acute shoulder dislocation rarely involves the rotator cuff in patients under 40 years old [2]. Over 40 years old the collagen suffer from changes in its structure and it is unable to resist the trauma, resulting in a tear of one or more cuff tendons [10]. Usually, the most involved tendon detached in instability patients is the supraspinatus (32% of the cases) [12], and the direction of instability is anterior, with a Bankart lesion.

2) In the athletic population it is frequently reported that the onset of stability is a derangement of the gleno-humeral joint affecting the cuff and/or the biceps' anchor. In the past 14 years few theories have been described. The first theory is known with the name of "Internal Impingement" and has been described by Walch [16]. The impingement is created by an excess of external rotation with the arm abducted 90°, with the results of abrasion of the supraspinatus against the postero-superior labrum. More recently Burkhart [2,3] criticized this theory, asserting that Internal Impingement is a "natural" stop to hyper external rotation. In his theory Burkhart suggest that

in throwing athletes the greater tuberosity contacts the postero-inferior quadrant of the glenoid rather than the postero-superior quadrant. This hyperextension phenomenon allows an hyper twist of the rotator cuff fibers that conduces to a tear of the tendons.

3) In older patients a massive tear of the cuff leads to instability. The reason of instability is due to the loss of the active stabilization provided by the cuff [5], when properly functioning. The most dramatic condition of instability and cuff tear is the one happening when the subscapularis and the infraspinatus are completely torn, allowing anterior and posterior translation.

Clinical Evaluation

The history of patients should lead the surgeon to group properly the shoulder to the related pathomechanics subgroup. Care must be taken to investigate the mechanism of instability (post-traumatic rather than acquired, like in massive tears) and the presence and amount of pain at rest (rarely present in the group of overhead athletes). A number of dislocations episodes >7 is strongly related to a cuff tear of the supraspinatus and infraspinatus in the population between 40 and 60 years old [12]. The evaluation of the shoulder should start with the instability signs, just after a precise evaluation of the passive range of motion. For instance an excessive external rotation could be symptomatic for a subscapularis tendon tear with/out an anterior capsulolabral tear. The apprehension test [7] is the milestone around which a diagnosis of instability could be done. The correct position to execute the test is with the arm at 90° of abduction, internally and externally rotating. Another important test in these cases of instability is the Load and Shift, described by Hawkins [13]. Pushing anteriorly or posteriorly the head of the humerus the examiner can understand the direction of the instability and its amount. In the athlete population the O'Brien test [11] is always reliable to detect a SLAP lesion. In the physical examination for the rotator cuff, tests like the one described by Jobe for the superior cuff, are quite frequently present [6]. The palpation of the great tuberosity could detect a loss of the supraspinatus tendon substance as described by Wolf [17]. Another tendon to test is the subscapularis, frequently torn and associated with anterior instability. The Napoleon's test is reliable to detect this lesion [4]. The External Rotation Lag Sign (ERLS) is helpful in cases with a massive tear of the cuff.

Radiological Investigation

Plain X-Ray can be helpful showing a superior migration of the humeral head indicating a massive tear but the MRI arthrogram should be the gold standard in these patients. This exam is able to show both a capsulo/labral injury with a rotator cuff tear (even partial). The surgeon should analyze very carefully the exams avoiding overestimation of the pathology. For instance if the patient is 75 years old with a massive cuff tear with instability the surgeon has to omit the capsulo/labral pathology, that is not to be treated. Another important evaluation to be done is about the presence of a bony Bankart that can be revealed by CT-Scan. If the amount of bone loss is > 25% the arthroscopic technique should be avoided. Recently Baudi and Righi [1] introduced a simple method to evaluate the correct amount of bone loss comparing the affected shoulder to the unaffected by a CT-Scan Protocol (Fig. 1).

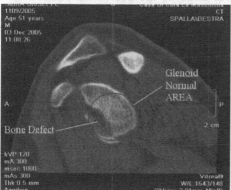
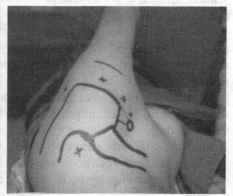

Fig. 1
CT- Scan Protoool to evaluate the glenoid bone defect [1].

Fig. 2
Standard Arthroscopic portals for Instability and cuff repair.

Surgical Technique

The author's preferred technique includes lateral decubitus with a posterior tilt of 30° of the body, allowing the glenoid to be horizontal. A one point traction of maximum 10 lbs is applied with the arm at 30° of abduction and 15° of anterior flexion. Standard arthroscopic portals (Fig. 2) are established in a routine way, with the posterior portal 1.5 cm medial and 1.5 cm distal to the posterior corner of the acromion. Anteriorly the midglenoideal portal is located lateral to the coracoid process with an out-in technique driven by a spinal needle. The antero-superior portal is obtained lateral 0.5 cm and distal 0.5 cm from the anterior corner of the acromion, always by the use of a spinal needle. In the case of Slap Lesion a Wilmington [9] portal is established, 1 cm anterior and 1 cm lateral to the posterolateral corner of the acromion. In the case of a Slap lesion and instability and cuff tear is mandatory to start reparing the Slap lesion. This is done placing 2 anchors (Bio-FasTack, Arthrex Inc, Naples, Fl. USA), one immediately posterior and one immediately anterior to the biceps anchor. Is important to use the Wilmington portal for the posterior anchor placement. The suture is tied through the anterior portal. After the Slap repair we proceed repairing the anterior structures. To gain enough access to the anterior part of the shoulder it is sufficient that the assistant cooperates with a manual traction in a "drive through" position. In most cases we face with a Bankart (or ALPSA) tear that is fixed by three anchors, whenever possible bioabsorbable (Bio-FasTack, Arthrex Inc, Naples, Fl. USA), at 2,4 and 6 o'clock position. In other capsular lesion a PDS stitches are employed (like in HAGL lesion). In case with concomitant cuff tear the operation continues in the subacromial space, creating a lateral portal, 2 cm lateral to the lateral edge of the acromion. After a care bursectomy the cuff is repaired to bone by the use of 1 to 4 metallic anchor (Cork Screw, 5 mm diameter, Arthrex Inc, Naples, Fl. USA). In the older patients where the cause of instability is a massive cuff tear, the only intra articular procedure is usually biceps tendon tenotomy. In most cases the surgeon should try to fix the tendons to the bone, rather than doing a side-to-side technique. The most advanced technique utilized for massive cuff tear repair is the Interval Slide Technique described by Tauro [14]. In some particular cases, where is difficult to close the whole cuff, a functional repair is performed [8], closing the cuff only anteriorly (subscapularis) and posteriorly (Infraspinatus). The suggested salvage procedure of a shoulder with an irreparable massive cuff tear with instability, even if very rarely, is the Latarjet-Bristow bone block transfer [12].

Conclusions

Instability and rotator cuff tear are often associated creating a challenge for shoulder surgeons. The advances in shoulder arthroscopic techniques allow the single stage procedure in most of these conditions. Is mandatory to have a complete understand of the pathomecanics and to perfectly include the patients in the correct treatment group. Treating these cases the surgeon should be able to perform both arthroscopic and open techniques. Limitations of arthroscopy are glenoid bone deficiency or massive irreparable cuff tear, in which a Latarjet-Bristow procedure is a valid option.

References

1. Baudi P, Righi P. How to identify and calculate glenoid bone deficit. Chir Org Mov 2005; XC: 145-152
2. Burkhart SS. Internal impingement of the shoulder. AOSSM 2005 Annual Meeting, Instr Course Lect 2005; 341-349
3. Burkhart SS, Morgan CD, Kibler WB. Current concepts. The disabled throwing shoulder: spectrum of pathology. Part I: pathoanatomy and biomechanics. Arthroscopy 2003; 19: 404-420
4. Hertel R, Ballmer FT, Lambert SM. Napoleon's sign: a new test to asses subscapularis function. Book of Abstracts of the SECEC/ESSSE meeting, Nottingham (UK) 1996: 242
5. Hsu HC, Boardman ND III, Luo ZP, An KN. Tendon defect and muscle-loaded models for relating rotator cuff tear to gleno-humeral stability. J Orthop Res 2000; 18: 952-958
6. Jobe FW, Moynes DR. Delineation of diagnostic criteria and a rehabilitation programm for rotator cuff injuries. Am J Sports Med 1982; 10: 336-339
7. Jobe FW, Bradley JP. The diagnosis and nonoperative treatment of shoulder injuries in athletes. Clin Sports Med 1989; 8: 419-424
8. Lo IKY, Burkhart SS. Arthroscopic Revision of Failed Rotator Cuff Repairs: Technique and Results. Arthroscopy 2004; 20: 250-267
9. Morgan CD, Burkhart SS, Palmeri M, et al. Type II Slap Lesions: three subtypes and their relationship to superior instability and rotator cuff tears. Arthroscopy 1998; 14: 553-565
10. Neviaser RJ, Neviaser TJ, Neviaser JS. Anterior dislocation of the shoulder and rotator cuff rupture. Clin Orthop 1993; 291: 103-106
11. O'Brien S, Pagnani MJ, Fealy S, McGlynn SR, Wilson JB. The active compression test: a new and effective test for diagnosing labral tears and acromioclavicular joint abnormality. Am J Sports Med 1998; 26: 610-613
12. Porcellini G, Paladini P, Campi F, Paganelli M. Shoulder instability and related rotator cuff tears: Arthroscopic findings and treatment in patients aged 40 to 60 years. Arthroscopy 2006; 22: 270-276
13. Silliman JF, Hawkins RJ. Classification and physical diagnosis of instability of the shoulder. Clin Orthop 1993; 291: 7-19
14. Taylor D, Arciero RA. Pathologic changes associated with shoulder dislocations. Arthroscopic and physical examination findings in first time, traumatic anterior dislocations. Am J Sports Med 1997; 25: 306-311
15. Tauro JC. Arthroscopic repair of large rotator cuff tears using the interval slide technique. Arthroscopy 2004; 20: 13-21
16. Walch G, Boileau J, Noel E, et al. Impingment of the deep face of the supraspinatus tendon on the posterior superior glenoid rim: an arthroscopic study. J Shoulder Elbow Surg 1992; 1: 238-243
17. Wolf EM, Agrawal V. Transdeltoid palpation (the rent test) in the diagnosis of rotator cuff tears. J Shoulder Elbow Surg 2002; 10: 470-473

12.7 Ist die arthroskopische Stabilisierung nach traumatischer Schultererstluxation beim unter 30-jährigen Patienten gerechtfertigt?

Odenwald S, Gäbelein T, Mauch F, Brunner UH, Bauer GJ

Für die traumatische Schulterluxation ist ein adäquates Trauma mit Abduktion über die Horizontale und extremer Außenrotation notwendig um die stabilisierenden anatomischen Strukturen (Labrum und Lig. glenohumerale inferius) zu überwinden und zu verletzen. Bis heute ist die primäre konservative Therapie mit Ruhigstellung der betroffenen Schulter für bis zu 6 Wochen und anschließender, oft mehrmonatiger Rehabilitation, weit verbreitet. Dies, obwohl eine Reluxationsrate nach traumatischer Schultererstluxation bei Patienten unter 30 Jahren zwischen 17 und 95 Prozent angegeben wird [1,2]. Die hohe Reluxationsrate nach konservativer Therapie erklärt sich vor allem durch die Heilung des ventralen Kapsellabrumkomplexes als anterioren Hauptstabilisator der Schulter in einer nicht anatomiegerechten Position [5,10].

Mit einer arthroskopischen Operation können die am Kapsellabrumkomplex entstandenen Verletzungen direkt und anatomiegerecht behoben werden. In mehreren Vergleichsstudien wurde bereits über eine deutliche Senkung der Reluxationsrate nach sofortiger arthroskopischer Stabilisierung berichtet [1,2,5,10]. In der vorliegenden Studie sollte überprüft werden ob eine Operation durch eine niedrige Reluxationsrate gerechtfertigt ist, ob OP-Zeitpunkt (Sofort-OP innerhalb von 2 Wochen oder frühsekundär in der 7. bis 14. Woche) in Bezug auf das Ergebnis eine Rolle spielt und ob die Gefahr einer Arthrofibrose besteht.

Patienten und Methode

Bei der im Folgenden dargestellten Studie handelt es sich um eine prospektive Therapiestudie. Die Studie wurde an 2 Kliniken durchgeführt. Die Ein- und Ausschlusskriterien wurden vor Beginn der Patientenerfassung festgelegt. Zwischen September 2002 und Oktober 2005 wurden 60 Patienten (56 Männer und 4 Frauen) im Alter zwischen 16 und 30 Jahren mit einer Schultererstluxation, die durch ein adäquates Unfalltrauma (nachgewiesen an einer Hill-Sachs-Deformität im Röntgen oder bei der Arthroskopie) entstand, erfasst. Die Reposition der Schulter musste durch einen Arzt oder Helfer durchgeführt werden. Es handelte sich bei allen Patienten um eine unidirektionale Schulterinstabilität ohne Hyperlaxität. Ausschlusskriterien waren eine ohne Operation nicht reponierbare Luxation bzw. verhakte Instabilität, ein begleitender Gefäß- und/oder Nervenschaden, ein primär oder sekundär disloziertes Tuberculum majus, eine Ruptur der Subscapularissehne, eine multidirektionale Instabilität oder eine Ruptur der Rotatorenmanschette. Die endgültige Aufnahme in die Studie erfolgte erst unmittelbar nach der operativen Versorgung, da intraoperativ durch die Arthroskopie noch Ausschlusskriterien wie eine Rotatorenmanschettenruptur und / oder eine Ruptur der Subscapularissehne am humeralen Ansatz ermittelt werden konnten. Die operative Versorgung der Patienten erfolgte primär innerhalb von 14 Tagen (Gruppe 1) oder frühsekundär in der 7. – 14. Woche (Gruppe 2) nach der Unfallverletzung. Die Operationstechnik, Nachbehandlung und Datenerhebung erfolgte nach einem zuvor festgelegten Schema.

Ergebnisse

Anamnese: Bisher konnten 38 Patienten 2 Jahre postoperativ nachuntersucht werden. Das Alter der Patienten betrug 23,0 ± 4,7 Jahre. Hiervon waren 90 Prozent (n=34) männlich und 10 Prozent (n=4) weiblich. 84 Prozent (n=32) der Schulterluxationen ereigneten sich beim Sport, die restlichen 14 Prozent (n=6) durch Unfälle in Beruf und Freizeit. Von den Sportunfällen entstanden 6 beim Kampfsport, 6 beim Handball, 5 beim Fußball, 4 beim Skifahren, 4 beim Snowboardfahren und die restlichen 7 bei verschiedenen anderen Sportarten. 87 Prozent (n=28) der Schulterluxationen sind Risikosportarten zuzurechnen.

Operatives Vorgehen und Ergebnisse: Bei 40 Prozent (n=15) der Patienten wurde eine primäre Versorgung in den ersten 14 Tagen nach dem Trauma durchgeführt. Bei 60 Prozent (n=23) erfolgte eine frühsekundäre Versorgung in der 7.-14. Woche post Trauma. Während der Arthroskopie zeigte sich bei 61 Prozent (n=23) als Bankart-Läsion eine einfache Labrumablösung. Bei 34 Prozent (n=4) eine Double-Labrumlesion. Jeweils 2,5 Prozent (n=1) erlitten einen Kapselsubstanzdefekt und einen schalenförmigen, knöchernen Bankartdefekt. Bei 79 Prozent (n=23) war das Labrum erhalten und bei 21 Prozent (n=17) zeigte es eine Rissbildung bzw. komplette Zerstörung. Bei 68 Prozent (n=26) der Patienten war das Labrum am gesamten vorderen Pfannenrand abgelöst. Hiervon hatten 26 Prozent (n=10) eine SLAP-Beteiligung. Bei 10 Prozent (n=5) war das Labrum an der vorderen unteren Hälfte und bei 18 Prozent (n=7) am unteren Drittel des Pfannenrands abgerissen.

Nachuntersuchung: Bei der Nachuntersuchung frühestens 24 Monate postoperativ (26,1 ± 1,9 Monate) waren 88 Prozent (n=45) der Patienten subjektiv mit dem Ergebnis zufrieden. Bei einer Patientin entwickelte sich nach frühsekundärer Versorgung in der 10. Woche post Trauma eine Frozen

Shoulder. Bei drei Patienten bestanden zum Untersuchungszeitpunkt noch Schmerzen in der Nacht, das Apprehensionzeichen war positiv und sie konnten ihre früher ausgeübte Sportart noch nicht ausüben. Sie berichteten jedoch nicht über Subluxations- oder Rezidivluxationsereignisse. Bei 3 Patienten kam es nach Wiederaufnahme des Sports (Handball) zur Rezidivluxation. Von diesen berichteten zwei Patienten über ein adäquates Trauma, beim anderen kam es nach Elevation des Arm bei der Abwehr zur Rezidivluxation. Dieser Patient wies intraoperativ einen Kapselsubstanzdefekt auf. 79 Prozent (n=30) übten ihren Sport wieder aus. Alle 38 Patienten kehrten wieder in Ihren alten Beruf zurück. Der zur Validierung erhobene Constant Score und Rowe Score betrug 91,4 ± 15,9Punkte respektive 92,2 ± 14,1 Punkte. Zwischen dem Operationszeitpunkt primär in den ersten 14 Tagen oder frühsekundär in der 7. – 12. Woche nach dem Trauma gibt es bei Bewertung des Constant und Rowe Score keinen Unterschied (p > 0,05).

Diskussion

Nach einer traumatischen Schultererstluxation bei Patienten unter 30 Jahren wird das Risiko der Reluxation zwischen 64 und 95 Prozent angegeben [4,6,11]. Allgemein gilt das Alter als wichtigster Faktor zur Einschätzung des Reluxationsrisikos [4,8,11,12]. Ein weiterer wichtiger prognostischer Faktor für eine Reluxation ist die sportliche Aktivität des Patienten. Das höchste Risiko mit über 90 Prozent besteht beim jungen Athleten unter 20 Jahren [3]. Über den Erfolg und die Dauer der Ruhigstellung bei einer konservativen Behandlung gibt es in der Literatur widersprüchliche Angaben. Es werden Rezidivraten nach einer dreiwöchigen Ruhigstellung von 22 bis 90 Prozent beschrieben [10]. Itoi et al. beschrieben 2003 eine neue Art der Immobilisation. Durch eine Immobilisationsposition in Außenrotation konnte er die Reluxationsrate signifikant senken [7]. In einer zuvor durchgeführten MRT-Studie wurde nachgewiesen, dass sich das vom Glenoid abgelöste Weichgewebe (Bankart-Läsion) in Außenrotationsstellung des Arms besser an die knöchernen Strukturen adaptiert als in Innenrotationsstellung [6].

Zu bedenken ist, dass bei der Studie von Itoi et al. ein sehr inhomogenes Patientenkollektiv bezüglich des Alters und der sportlichen Aktivität untersucht wurde. Es ist davon auszugehen, dass die Leistungsanforderung in seinem Patientengut geringer war als in unserem. Wie auch in anderen Studien bereits beschrieben, konnten auch wir durch eine zügige minimal invasive arthroskopische Operation das Reluxationsrisiko deutlich senken. Die Rezidivrate in unserem Kollektiv junger Patienten lag unter 8 Prozent. Diese Ergebnisse sind ähnlich oder besser als in der Literatur beschrieben [9,13]. Vergleichsstudien mit einem ähnlichen Kollektiv ohne operative Versorgung berichten über Reluxationsraten von über 90 Prozent [9]. Mit einem Rowe Score von 92,2 ± 14,1 Punkten und einem Constant Score von 91,4 ± 15,9 Punkten konnten ausgezeichnete Ergebnisse erreicht werden. 76 Prozent (n=29) unserer Patienten übten bereits 6 Monate postoperativ ihre alte Sportart wieder aus. Bei 3 Handballspielern kam es nach Aufnahme des Trainings in der 13. Woche zur erneuten Luxation. Möglicherweise sollte ein sportartspezifischer Trainingsbeginn bei der Kombination aus Überkopf- und Kontaktsport erst nach 6 Monaten erlaubt werden. Nur bei einer Patientin kam es postoperativ zu einer Arthrofibrose - sie wurde frühsekundär in der 10. Woche nach dem Primärtrauma versorgt - so dass wir das Risiko einer Arthrofibrose bei einer Frühoperation als gering betrachten und nicht als Kontraindikation sehen.

Aufgrund der hohen Reluxationsrate einerseits und der niedrigen Komplikationsrate bei der arthroskopischen Stabilisierung andererseits halten wir die zügige operative Versorgung für gerechtfertigt. Ist eine zeitnahe Versorgung nicht möglich oder erwünscht, sollte diese jedoch spätestens beim Auftreten eines Instabilitätsgefühls durchgeführt werden. Das Warten auf eine Reluxation oder rezidivierende Instabilität halten wir für nicht mehr zeitgemäß, da die Reluxationsrate auch bei optimaler operativer Versorgung in diesen Fällen deutlich höher liegt [3].

Literatur

1. Arciero RA, Wheeler JH, Ryan JB, McBride JT. Arthroscopic Bankart repair versus nonoperative treatment for acute, initial anterior shoulder dislocation. Am J Sports Med 1994; 26: 764-772
2. Bottoni CR, Wilckens JH, De Beradino TM, D´Alleyrand JC, Rooney RC, Harpstrite JK, Arciero RA. A prospective, randomised evaluation of arthroscopic stabilization versus nonoperative treatment in patients with acute, traumatic, first-time shoulder dislocations. Am J Sports Med 2002; 30: 576-580
3. Cole BJ, Romeo AA. Arthroscopic versus open Bankart repair for traumatic anterior shoulder instability. Clin Sports Med 2000; 19: 19-48
4. Hart WJ, Kelly CP. Arthroscopic observation of capsulolabral reduction after shoulder dislocation. J Shoulder Elbow Surg 2005;14: 134-137
5. Hovelius L, Augustini BG, Fredin H, Johansson O, Norlin R, Thorling J. Primary anterior dislocation of the shoulder in young patients. A ten year prospective study. J Bone Joint Surg 1996; 78-A: 1677-1684
6. Itoi E, Sashi R, Minagawa H. Position of immobilization after reduction of the glenohumeral joint: a study with the use of magnetic resonance imaging. J Bone Joint Surg 2001; 83-A: 661-667
7. Itoi E, Hatakeyama Y, Kido T, Sato T, Minagawa H, Wakabayashi h, Kobayashi M. A new method of immobilization after traumatic anterior dislocation of the shoulder: A preliminary study. J Shoulder Elbow Surg 2003; 12: 413-415
8. Kirkley A, Werstine R, Ratjek A,Griffin S. Prospective Randomized Clinical Trial Comparing the Effectiveness of Immediate Arthroscopic Stabilization Versus

Immobilisation and Rehabilitation in First Traumatic Anterior Dislocations of the Shoulder: Long-term Evaluation. Arthroscopy 2005; 21: 55-63

9.   Larrain MV, Botto GJ, Montenegro HJ, Mauas DM. Arthroscopic repair of acute traumatic anterior dislocation in young athletes. Arthroscopy 2001; 17: 373-377

10. Magosch P, Habermeyer P, Lichtenberg S. Konservative Therapie der Schulterinstabilität. Arthroskopie 2004; 17: 146-154

11. Mazzocca AD, Brown FM, Carreira DS, Hayden J, Romeo AA. Arthroscopic Anterior Shoulder Stabilization of Collision and Contact Arthletes. Am J Sports Med 2005; 33: 52-60

12. Rowe CR, Patel D, Southmayd WW. The Bankart procedure: a long-term end-result study. J Bone Joint Surg Am 1978; 60: 1-16

13. Te Slaa RL, Wijffels MP, Brand R, Marti RK. The prognosis following acute primary glenohumeral dislocation. J Bone Joint Surg 2004; 86-B: 58-64

12.8 Die Ruhigstellung der traumatischen anterioren Schulterluxation in Außenrotation: Erste Einjahresergebnisse einer prospektiven MRT kontrollierten Studie-

Seybold D, Gekle C, Muhr G, Kälicke T

Einleitung

Das Schultergelenk ist das Gelenk des menschlichen Bewegungsorganes mit dem größten Bewegungsumfang. Hierdurch bedingt sich die hohe Luxationsrate der Schulter; weitere Einflußfaktoren sind Alter, Konstitution und sportliches Niveau. Die anterior inferiore Luxation ist mit 85-95 % die häufigste Luxationsrichtung. Bei der traumatischen vorderen Schulterluxation ohne Hyperlaxizität kommt es immer zu einer kombinierten Läsion des anterior inferioren Labrum und der anterioren Kapselligamentanteile (Labrum-Ligament-Komplex = LLK). In der Literatur wird die Reluxationsrate nach erstmaliger traumatischer Schulterluxation in Abhängigkeit vom Alter und der sportlichen Betätigung der Patienten zwischen 20% und 96% angegeben [1, 3, 6, 7, 9]. Die konservative Therapie der traumatischen Schulterluxation rückte in den letzten Jahren, zugunsten der favorisierten und technisch interessanteren operativen Verfahren, immer mehr in den Hintergrund. Eine Erstluxation bei einem sportlich aktiven Patienten unter 30 Jahren stellt für viele Schulterchirurgen die Indikation zur operativen Stabilisierung dar. Die konservative Therapie der Schulterluxation hat seit Hippokrates hingegen keine wesentliche Veränderung erfahren. Als Standard gilt die Ruhigstellung der Schulter in Innenrotation mit am Oberkörper angelegtem Arm (Gilchrist Verband). Die Dauer der Ruhigstellung hat keinen Einfluss auf die Reluxationsrate gezeigt und wird von vielen Autoren sehr uneinheitlich empfohlen [2,3].

Die klassische Ruhigstellung in Innenrotation wurde erstmals durch Itoi 1999 hinterfragt [5]. Itoi konnte in einer Kadaver Studie zeigen, dass es durch Außenrotation der Schulter und somit Anspannung des M. subscapularis und der ventralen Kapselanteile zu einer Reposition des LLK an den Glenoidrand kommt [5]. Die Anspannung der Muskelsehneneinheit des M. subscapularis und der vorderen Kapselanteile bewirken einerseits eine Lateralisation des LLK. Andererseits entsteht durch die Umlenkung der Subscapularissehne am Humeruskopf ein Anpressdruck auf den LLK [8]. In einer ersten prospektiven Vergleichsstudie von Itoi et al. 2003 [4] mit Ruhigstellung in Innen- und Außenrotation nach Schulterluxation konnte eine Reduktion der Reluxationsrate bei Ruhigstellung in Außenrotation gezeigt werden. Inwieweit es zu einem Einheilen des LLK am Glenoidrand in dieser verbesserten Stellung kommt, ist nicht bekannt. Seit Mai 2004 werden in unserer Klinik alle Patienten mit einer traumatischen Erstluxation ohne Hyperlaxizität der Gegenseite und anterior inferiorer LLK Läsion konservativ in Außenrotation ruhig gestellt. Ziel ist es die Reluxationsrate dieser neuen Ruhigstellung zu erfassen. Durch MRT-Darstellungen in Außen- und Innenrotation der Schulter soll ferner die Position des LLK im Heilungsverlauf beurteilt werden.

Methode

20 Patienten mit traumatischer, anteriorer Erstluxation der Schulter ohne Hyperlaxizität der Gegenseite wurden im Zeitraum von Mai 2004 bis Dez. 2005 in der Schultersprechstunde der chirurgischen Klinik Bergmannsheil vorstellig (18 männlich, 2 weiblich, Durchschnittsalter 31 Jahre, min. 15, max. 45). Alle Patienten wurden nach einem standardisiertem Untersuchungsprotokoll erfasst. Innerhalb von 14 Tagen nach Trauma erhielten alle Patienten eine MRT Untersuchung der Schulter in Innenrotation (Gilchristposition) und zusätzlich bei nachgewiesener LLK Läsion eine Aquisition von axialen Schichten in maximal tolerierter Außenrotation. Eine Ruhigstellung der Schulter in Außenrotation erfolgte für 3 Wochen mit einer aus Thermoplast hergestellten Orthese (Abb. 1).

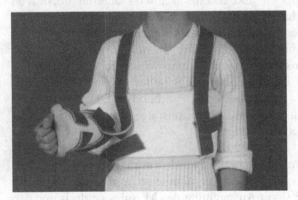

Abb. 1
Ruhigstellung der Schulter in Außenrotation mit
einer aus Thermoplast hergestellten Orthese

Die Außenrotation der Schulter wurde gut tolerabel zwischen 10 und 20 Grad eingestellt. Nach dreiwöchiger Ruhigstellung wurden die Patienten angewiesen selbständig eine dosierte Krankengymnastik mit Vermeidung der forcierten Innenrotation durch zu führen. Für insgesamt drei Monate galt die Empfehlung keine schulterbelastende Sportarten durchzuführen. Sechs Wochen nach Trauma wurde eine erneute MRT Diagnostik der Schulter in Innen- und Außenrotation veranlasst.

Die Stellung des LLK wurde anhand der axialen Schichten der MRT-Sequenzen durch Abstandsmessung zum Glenoidrand auf Höhe der 4-5 Uhr (bzw. 7-8 Uhr) Position bestimmt (Abb. 2). Eine klinische Nachuntersuchung der Patienten erfolgte nach sechs Wochen, sechs Monaten und zwölf Monaten. Bei der Einjahresuntersuchung wurden zusätzlich der Constant Score und der Rowe Score erfasst.

Ergebnisse

Durch eine Außenrotationsstellung der Schulter zeigte sich bei allen Patienten eine signifikant bessere Stellung des LLK zum Glenoidrand als bei Innenrotation (Abb. 2). Die Dislokation und Separation war in Außenrotation signifikant geringer als in Innenrotation. Der in Innenrotation ventral gelegene Gelenkerguss verlagerte sich in Außenrotation durch die Anspannung der ventralen Kapsel und des M. subscapularis nach dorsal. In der 6 Wochen- MRT-Kontrolle nach Trauma und Ruhigstellung für 3 Wochen in Außenrotation fand sich bei allen Patienten der LLK auch in der Innenrotationsstellung fixiert (Abb. 2).

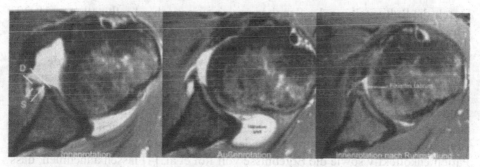

Abb. 2
Axiale MRT-Sequenzen zur Abstandsmessung des Labrum-Ligament-Komplexes zum Glenoidrand

Tabelle 1 stellt die min. und max. Abstände der Dislokation und Separation sowie die Mittelwerte und die Standardabweichung in Innen- und Außenrotation dar. 6 Wochen und 6 Monaten nach Trauma erfolgte eine klinische Kontrolle der Patienten. Nach Ruhigstellung zeigte sich bei allen Patienten eine Muskelatrophie im Bereich der Fossa supra- und infraspinata, sowie eine erhebliche glenohumerale Bewegungseinschränkung. Auch die Außenrotation über die Ruhigstellungsposition hinaus war eingeschränkt. Nach weiteren 3 Wochen war diese vollständig rückläufig, und alle Patienten hatten eine freie Schultergelenkbeweglichkeit. Die Einjahresnachuntersuchung von 11 Patienten zeigte eine Reluxation 8 Monate nach Erstluxation durch ein Außenrotationstrauma beim Kick-Boxen. Das sportliche Ausgangsniveau hatten alle Patienten wieder erreicht. Der Rowe Score betrug im Durchschnitt 92,3 Punkte (min. 25 max. 100), der Constant Score 96,5 Punkte (min. 63 max. 100).

Tab. 1
Mittelwerte der Dislokation und Separation in
Außen- und Innenrationsstellung.

n = 20	Mittelwert	min.	max.	SD
IRO S	4,7	1,6	10,8	2,2
IRO D	4,4	0,2	10,1	3,6
ARO S	2,3	-3,3	1,2	1,5
ARO D	-0,8	-4,9	4,2	2,4
IRO6 S	-0,8	-1,6	1,3	1,0
IRO6 D	-2,1	-3,5	2,4	2,0

IRO=Innenroatation, ARO=Außenrotation, S=Separation
in mm, D=Dislokation in mm, IRO6=Innenrotation 6 Wo.
nach Trauma, SD=Standardabweichung

Schlussfolgerung

Durch die Ruhigstellung der Schulter nach traumatischer Erstluxation in 10-20° Außenrotation kann die Position des LLK gegenüber dem Glenoidrand im Sinne der anatomischen Reposition verbessert werden. Die initial erzielte Reposition des LLK durch Außenrotation der frisch verletzten Schulter wurde nach Resorption des Hämatoms und Reduktion des intraartikulären Volumens bei einigen Patienten noch verbessert. In der 6 Wochen-Kontroll-MRT nach Trauma zeigte sich der LLK in seiner reponierten Stellung unverändert, so dass von einer stabilen Fixation auf dem Glenoidrand auszugehen ist. Erste Einjahresergebnisse unserer laufenden Studie mit einem einheitlichen Patientenkollektiv sowie die Ergebnisse von Itoi et al. [4] lassen annehmen, dass es durch die Außenrotationsruhigstellung zu einer Reduktion der Reluxationsrate nach traumatischer anteriorer Erstluxation kommt.

Literatur

1. Arciero RA, Wheeler JH, Ryan JB,McBride JT. Arthroscopic Bankart repair versus nonoperative treatment for acute, initial anterior shoulder dislocations. Am J Sports Med 1994; 22: 589-594

2. Hovelius L Incidence of shoulder dislocation in Sweden. Clin Orthop 1982; 127-131

3. Hovelius L, Augustini BG, Fredin H, Johansson O, Norlin R,Thorling J. Primary anterior dislocation of the shoulder in young patients. A ten-year prospective study. J Bone Joint Surg Am 1996; 78: 1677-1684

4. Itoi E, Hatakeyama Y, Kido T, Sato T, Minagawa H, Wakabayashi I, Kobayashi M. A new method of immobilization after traumatic anterior dislocation of the shoulder: a preliminary study. J Shoulder Elbow Surg 2003; 12: 413-415

5. Itoi E, Hatakeyama Y, Urayama M, Pradhan RL, Kido T, Sato K. Position of immobilization after dislocation of the shoulder. A cadaveric study. J Bone Joint Surg Am 1999; 81: 385-390

6. Lill H, Verheyden P, Korner J, Hepp P,Josten C. Conservative treatment after first traumatic shoulder dislocation. Chirurg 1998, 69: 1230-1237

7. McLaughlin HL,MacLellan DI. Recurrent anterior dislocation of the shoulder. II. A comparative study. J Trauma 1967; 7: 191-201

8. Miller BS, Sonnabend DH, Hatrick C, O'Leary S, Goldberg J, Harper W,Walsh WR. Should acute anterior dislocations of the shoulder be immobilized in external rotation? A cadaveric study. J Shoulder Elbow Surg 2004; 13: 589-592

9. Wheeler JH, Ryan JB, Arciero RA,Molinari RN. Arthroscopic versus nonoperative treatment of acute shoulder dislocations in young athletes. Arthroscopy 1989; 5: 213-217

12.9 Die operative Behandlung der vorderen Schultergelenk-instabilität mittels der Kapsel-Labrum-Plastik nach Warren. Eine prospektive Studie bis zu einer Nachuntersuchungszeit von 4 Jahren

Ziegert A, Ziegert I, Irlenbusch U

Grundlage

Die offene Kapsel-Labrum-Plastik nach Bankart, insbesondere die Modifikation nach Warren, galt im Nachuntersuchungszeitraum als Standardverfahren zur Stabilisierung von Schulterinstabilitäten. In den bisher veröffentlichen Studien handelte es sich meistens um einmalige postoperative Kontrollen, prospektive Studien über den postoperativen Verlauf wurden dagegen nur wenige publiziert. Studiendesign: Prospektive Studie

Fragestellung

„Macht die offene Schulterstabilisierung nach Warren postoperativ eine Bewegungseinschränkung?" Die Entwicklung der Beweglichkeit, der Verlauf der Scores nach Rowe, Kohn und Constant und die Komplikationen nach offener Kapsel-Labrum-Plastik nach Warren (modifizierte Bankart-Operation mit Nahtankern und ventralem Kapselshift) sollen dargestellt und für die Gruppen der posttraumatisch rezidivierenden und habituell rezidivierenden Luxationen differenziert werden.

Material und Methodik

Im Zeitraum vom 1.1.2000 bis zum 31.12.2000 wurden in der Orthopädischen Klinik des Marienstiftes Arnstadt 34 Patienten wegen ventraler Instabilität des Schultergelenkes nach o.g. Methode operiert. Die Untersuchung erfolgte vor sowie 3, 6, 12 und 48 Monate nach der Operation. Wir erfassten allgemeine Patientendaten, aktive und passive Beweglichkeiten, die Scores nach Rowe, Kohn und Constant, Rezidive, Komplikationen, Nachbehandlung und Regenerationszeiten für Arbeit und Sport.

Ergebnisse

Von den 34 operierten Patienten litten 25 Patienten an einer posttraumatisch rezidivierenden, 8 Patienten an einer habituell rezidivierenden und 1 Patient an einer willkürlichen Instabilität. 97% dieser Patienten konnten in der Nachuntersuchung erfasst werden. Der Rowe-Score stieg im Verlauf von präoperativ bis 4 Jahre nach Operation für alle Patienten von 33 auf 87 Punkte an. Von unseren 34 Patienten erreichten im Rowe-Score 82% sehr gute und gute Ergebnisse, bei 4 befriedigenden und 1 schlechten Ergebnis. Der Kohn-Score stieg im Durchschnitt bei allen Patienten von 77 auf 94 Punkte und im Constant-Score von 85 auf 96 Punkte an. Im Einzelnen wurden im Kohn-Score 85% sehr gute und gute Ergebnisse und im Constant-Score 92% gute und sehr gute Ergebnisse erreicht. Bei der präoperativen Untersuchung stellten wir in allen passiven Bewegungsebenen ein Defizit zur Gegenseite fest. Die Außenrotation bei angelegtem Arm und die Innenrotation bei abgespreiztem Arm zeigten mit jeweils 20% die größte Einschränkung. Postoperativ stieg zwischen 4 Wochen und 3 Monaten und zwischen 3 Monaten und 6 Monaten nach Operation die passive Beweglichkeit in allen Bewegungsebenen um ca. 20-30 % an. Danach sahen wir nur noch eine leichte Verbesserung von jeweils ca. 5%, ausgenommen der Außenrotation bei angelegtem Arm und der Innenrotation bei abgespreiztem Arm. Bei diesen Bewegungsebenen sahen wir zwischen 6 und 12 Monaten postoperativ noch einen Anstieg von 20%. Nach 4 Jahren verblieb im Vergleich zur Gegenseite bei der Adduktion, der Anteflexion, der Retroflexion und der Innenrotation bei angelegtem Arm fast kein Bewegungsdefizit. Die Abduktion zeigte eine verminderte Bewegung von 6°, die Außenrotation bei angelegtem Arm von 9° und bei abduziertem Arm von 5° und die Innenrotation bei abduziertem Arm von 11°. Bei der Differenzierung der Diagnosegruppen verblieben größere Rotationseinschränkungen in der Gruppe der posttraumatisch rezidivierenden Instabilitäten. Im Untersuchungszeitraum zwischen 1 und 4 Jahren verbesserten sich die Beweglichkeiten in der Gruppe der posttraumatisch rezidivierenden Luxationen weiter, in der Gruppe der habituell rezidivierenden Luxationen verschlechterten sie sich. Die aktive Beweglichkeit war bereits 6 Monate nach Operation fast vollständig möglich.

Im Nachuntersuchungszeitraum traten bei 34 Patienten 4 Rezidive auf, 2 nach erneutem Trauma und 2 nach Bagatelltraumata. 3 von diesen 4 Patienten waren bereits mindestens einmal voroperiert. Damit ergibt sich eine effektive Rezidivrate nach Primärstabilisation von 4%. Weiterhin war zusätzlich bei 4 Patienten ein positiver Apprehensiontest zu diagnostizieren, von denen 2 Patienten Instabilitätsgefühle angaben. 2 weitere Patienten klagten ebenfalls über ein Instabilitätsgefühl. Als Komplikationen traten eine temporäre periphere Hypästhesie und eine proximale Bizepssehnenruptur auf.

Schlussfolgerung

Die offene Kapsel-Labrum-Plastik nach Warren ist eine sichere Methode zur Stabilisierung ventraler Schulterinstabilitäten. Die Shiftung erfolgt in Richtung des inferioren und medialen glenohumeralen Bandes und verläuft dadurch im Gegensatz zu vielen anderen Methoden auf eine sehr physiologische Weise. Zum Vergleich der Ergebnisse ist eine genaue Analyse der Patientengruppe nach Diagnosen, Voroperationen, Anzahl der Luxationen, der Begleitverletzungen und dem jeweiligen Operationsverfahren notwendig. Die postoperative Beweglichkeit und Scores nach Rowe, Kohn und Constant steigen zwischen 3 und 6 Monaten am stärksten, die Rotationsbewegungen erst zwischen ½ und 1 Jahr. In allen Bewegungsebenen fanden wir bereits präoperativ im Vergleich zur Gegenseite signifikante Einschränkungen. 4 Jahre postoperativ verbleiben gegenüber den Ausgangswerten keine Defizite, lediglich gegenüber der Gegenseite ermittelten wir bei Abduktion und Rotation eine signifikante Einschränkung. Die Rotationseinschränkungen betrugen präoperativ und 4 Jahre postoperativ jeweils 20%. Bei der Differenzierung der Diagnosegruppen erreichten die Patienten mit habituell rezidivierenden Luxationen nach 1 Jahr bessere Ergebnisse als Patienten mit posttraumatisch rezidivierenden Schulterluxationen. Bis zur Nachuntersuchung 4 Jahre postoperativ verschlechtern sich die Ergebnisse der Patienten mit habituell rezidivierenden Luxationen, demgegenüber verbessern sich die Ergebnisse bei posttraumatisch rezidivierenden Luxationen weiter. Bei unserer risikoreichen Patientengruppe (junges Patientenalter, Voroperationen, Begleitverletzungen, hohe präoperative Luxationsrate) besteht eine Rezidivquote von ca. 11%. Echte Rezidive, d.h. spontane Luxationen oder Luxationen infolge eines Bagatelltraumas nach Primärstabilisation traten lediglich bei 4% auf. Zusätzlich weisen weitere 17% Instabilitätsphänomene auf.

Literatur

1. Altchek DW, Warren RF, Skyhar MJ, Ortiz G. T-Plasty Modification of the Bankart Procedure for Multidirectional Instability of the Anterior and Inferior Types. J Bone Joint Surg 1991; 73-A: 105-112
2. Bankart ASB. Recurrent or Habitual Dislocation of the Shoulder-Joint. British Med J 1923; 2: 1132-1133
3. Bankart ASB. The Pathology and treatment of recurrent dislocation of the shoulder-joint. Br J Surg 1938; 26: 23-29
4. Bauer T, Wehrle J-P,Schuler P. Die offene Bankart-Operation mit Mitek-Ankern zur Behandlung der vorderen Schulterinstabilität. Orthopädische Praxis 1999; 35: 79-84
5. Chapnikoff D, Besson A, Chantelot C, Fontaine C, Migaud H, Duquennoy A. Bankart procedure: clinical and radiological long-term outcome. Revue de chirurgie orthopedique 2000; 86: 558-565
6. Gill TJ, Zarins B. Open Repairs for the Treatment of Anterior Shoulder Instability. Am J Sports Med 2003; 31: 142-153
7. Glombik TM. Instabile Schulter - Klassifikation und Therapie - unter besonderer Berücksichtigung der traumatischen vorderen Schultererstluxation. Trauma und Berufskrankheiten 2004; 6: 126-133
8. Gohlke F, Essigkrug B, Schmitz F. The pattern of the collagen fiber bundels of the capsule of the glenohumeral joint. J Shoulder Elbow Surg 1994; 3: 111-128
9. Habermeyer P, Ebert T, Kessler M. Traumatische Erstluxation der Schulter, Stufenkonzept der Erstversorgung. Deutsches Ärzteblatt 2000; 97: 539-543
10. Jerosch J, Drescher H, Steinbeck J, Lewejohann B. Aktuelle Konzepte bei der Behandlung der instabilen Schulter: Ergebnisse einer bundesweiten Umfrage. Unfallchirurg 1994; 97 :64-68
11. Steinbeck J, Jerosch J. Die offene Bankart-Operation mit Naht-Ankern als Therapie der posttraumatischen vorderen Schulterinstabilität: 2- bis 5-Jahres-Ergebnisse. Unfallchirurg 1997; 100: 938-942
12. Tingart M, Bäthis H, Bouillon B, Neugebauer E, Tiling T. Die operative Therapie der traumatischen Schulterluxation: Gibt es evidenzbasierte Indikationen für die arthroskopische Bankart-Operation. Unfallchirurg 2001; 104: 894-901

12.10   Prognosefraktoren für das Rezidiv ?
Offen oder arthroskopisch

Jäger A, Linke RD

Im Verlauf des vergangenen Jahrhunderts wurden im Verständnis von Anatomie und Pathophysiologie der Schulterinstabilität große Veränderungen vollzogen. Im Jahre 1906 beschrieb Perthes erstmalig die anatomische Pathologie der anterioren Schulterinstabilität und erarbeitete Methoden zur Therapie [13]. Bankart identifizierte die Ablösung des glenoidalen Ligamentkomplexes von der vorderen Glenoidkante als essentielles pathologisches Korrelat für die rezidivierende Schulterluxation nach antero-inferior [1]. In der jüngeren Vergangenheit wurde durch klinische Untersuchungen, biomechanische Kadaverstudien und arthroskopische Studien die Wichtigkeit des antero-inferioren Kapsel-Labrum Komplexes als primärer Stabilisator bestätigt [5,15]. Itoi und Burkhart wiesen auf ossäre Faktoren zur Entstehung der glenohumeralen Instabilität und das Risiko einer Rezidivluxation hin [4,6].

Über eine lange Zeit galt die offene Schulterstabilisierung mit Rekonstruktion des Labrum glenoidale und Durchführung eines Kapselshift als der Goldstandard in der operativen Therapie der instabilen Schulter. Mehrere Autoren berichten übereinstimmend über überwiegend gute bis sehr gute klinische Ergebnisse mit niedrigen Reluxationsraten [11], allerdings oft unter Inkaufnahme einer deutlich reduzierten Außenrotationsfähigkeit [8]. Mit der voranschreitenden Weiterentwicklung von arthroskopischem Equipement und operativer Technik ist die arthroskopische Schulterstabilisierung zunehmend ins Zentrum des Interesses gerückt. In den Händen erfahrener Arthroskopeure wird sie für viele Indikationen als das Vorgehen der Wahl angesehen. Sowohl primäre Stabilisierungen als auch Rezidiveingriffe lassen sich mit guten Ergebnissen und vergleichbar niedrigen Reluxationsraten durchführen [7,9,10] Trotz allem dauert die Diskussion über offenes oder arthroskopisches Vorgehen zur Schulterstabilisierung, insbesondere beim Rezidiv an.

Unabdingbar sind das Erkennen und das Verständnis der vorliegenden Pathologie für die Risikoeinschätzung der Reluxation und der adäquaten, der Pathoanatomie angepassten operativen Versorgung. Neben der klinischen und bildgebenden Diagnostik ist die arthroskopische Beurteilung der vorliegenden Pathologie am Kapsel-Labrum-Komplex, der Gelenkkapsel oder der ossären Strukturen entscheidend für das weitere operative Vorgehen. Zur Darstellung systematischen aller genannten Strukturen ist es notwendig, das Arthroskop sowohl über den Standardzugang von dorsal, als auch über den Arbeitszugang antero-superior und ventral in die Schulter einzubringen. Zudem muss eine entsprechende dynamische Untersuchung in Abduktion und Rotation unter arthroskopischer Sicht erfolgen, um vor allem humeralseitige Läsionen der glenohumeralen Ligamente nicht zu übersehen.

Die Ursachen für Rezidivinstabilitäten nach operativer Versorgung können unterschiedlich sein. In der Literatur werden erneute adäquate Traumata, ungenügende oder nicht-anatomische Refixation des Labrums am Glenoidhals, nicht ausreichender Kapselshift, Fehlplatzierung von Nahtankern oder übersehene knöcherne Defekte genannt.

Adäquates Trauma

Die Häufigkeit einer traumatischen Reluxation mit adäquatem Trauma wird in der Literatur sehr unterschiedlich angegeben. Je nach Literaturstelle schwanken die Raten zwischen 10 und 39% [10,11].

Insuffiziente kapsulo-ligamentäre Korrektur

Ziel der Rekonstruktion des Kapsel-Labrum Komplexes ist die Wieder-herstellung der glenoidalen Konkavität ohne die die Zentrierung des Humeruskopfes durch die Rotatorenmanschette nicht möglich ist ("concavity compression mechanism") [12]. Bei der Verwendung von Nahtankern ist eine unzureichende Refixation des Labrums zu befürchten, wenn der Anker zu weit medial am Scapulahals eingebracht wird. Eine anatomische Rekonstruktion oberhalb der Glenoidebene ist so nicht möglich, die Konkavität wird nicht wiederhergestellt, es droht die Rezidivinstabilität. Die Nahtanker sind daher in einem Winkel von 45° zur Pfannenebene am Glenoidrand, oder noch besser, wenige Millimeter zentral einzubringen.

Eine ungenügende Anspannung des inferioren gleno-humeralen Bandes durch ungenügenden Kapselshift ist ein weiterer disponierender Faktor zur Reluxation. Dem IGHL kommt die entscheidende biomechanische Bedeutung der ventralen glenohumeralen Stabilisierung in der hohen Abduktions-Aussenrotations-position zu [15]. Wichtig ist die ausreichende Mobilisation des Kapsel-Labrum-Komlexes von der vorderen und vorderen-unteren Glenoidkante bis die Fasern des M.subscapularis sichtbar werden. Durch Positionierung des Arthroskops im antero-superioren Zugang ist dies bis in die 6 Uhr Position problemlos möglich. Auf diese Weise kann eine suffiziente Reposition des Labrums mit Verringerung des Kapselvolumens und Refixation über der Pfannenebene erreicht werden. Die Reduktion des Kapselvolumens ist ebenso über Einbringen von

Kapselplikaturen möglich. Dies empfiehlt sich vor allem bei Patienten im Wachstum.

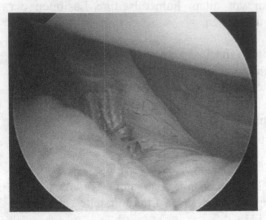

Abb. 1
Antero-inferiore Kapselplikatur, Blick von
antero-superior, linke Schulter

Schließlich ist auf eine ausreichende Anzahl an eingebrachten Ankern zu achten. Abhängig vom verwendeten Implantat und der Ausdehnung der Läsion sollten mindestens 2-3 Nahranker verwendet werden.

Die nicht versorgte Insuffizienz des Rotatorenintervalls ist ein weiterer Instabilitätsgrund. Zur Erhöhung der Weichteilspannung hat sich ein extrakapsulärer Intervallverschluss über 2-3 Nahte bewährt.

Eine weitere, und leicht zu übersehende, Ursache rezidivierender Instabilitäten ist die humerale Kapselablösung (HAGL – humeral avulsion of glenohumeral ligaments). Typisch sind hier rezidivierende Luxationen nach einem adäquaten Ereignis. Die Inzidenz von 7-9% bei Patienten mit vorderer Instabilität ist relativ niedrig [3]. Ist der ventrale Kapsel-Labrum Komplex intakt trotz klinischer Instabilität, muss verstärkt nach einer HAGL Läsion gefahndet werden. Dies geschieht von dorsal über Darstellung der inferioren Kapselinsertion durch Einstellung des inferioren Recessus und gleichzeitiger Innenrotation des Humeruskopfes, sowie Inspektion des humeralen Kapselansatzes unter dem M. subscapularis in Innenrotation des Armes über das antero-superiore und ventrale Portal. Bei Vorliegen einer humeralen Avulsionsverletzung ist eine offene Rekonstruktion zu empfehlen. Es liegen bisher nur vereinzelte Berichte über sinnvolle arthroskopische Versorgungen vor.

Knöcherne Veränderungen

Eine knöcherne Verletzung des antero-inferioren Glenoidrandes reicht von der osteochondralen Abscherung des Labrum mit dem Lig. glenohumerale inferius bis hin zur vorderen unteren Pfannenrandfraktur die bis zu ¼ der glenoidalen Fläche betragen kann. Die Inzidenz knöcherner Verletzungen nach vorderer Schulterluxation wird mit bis zu 10% angegeben [2]. Bei Vorliegen einer knöchernen Bankartverletzung muss anhand der Größe des Defektes entschieden werden, ob eine Refixation des Fragmentes oder die Entfernung mit kapsulärer Rekonstruktion durchgeführt werden soll. Bei kleineren, frischen Fragmenten kann eine arthroskopische Fadenankerfixierung kranial und kaudal erfolgen. Grosse Fragmente können mittels kanülierter Schrauben in offener oder arthroskopischer Technik versorgt werden.

Das Glenoid gleicht physiologischerweise der Form einer Birne. Nach Resorption von ossären Bankartfragmenten können erhebliche Defektsituationen entstehen. Burkhart und DeBeer identifizierten dies als möglichen Grund für fehlgeschlagene operative Stabilisierungen und prägten den Begriff des „inverted pear glenoid", der einer umgedrehten Birne vergleichbaren Glenoidform. In einer Studie an Spitzensportlern wurde in der Gruppe mit Vorliegen einer „inverted pear Läsion" eine Rezidivluxationsrate von 61% ermittelt [4].

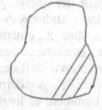

Abb. 2
Links „normale", birnenförmige Glenoidform. Schraffiert gezeichnet ist ein Defekt bei ossärer Bankartläsion. Rechts umgekehrte Birnenform („inverted pear") als Folge eines ossären antero-inferioren Glenoiddefektes [14].

Auch Itoi et al untersuchten in Kadaverstudien den Einfluss des knöchernen Defektes auf die zu erwartende Stabilität. Es wurde gefolgert, dass ab einer Defektlänge von über 25% der gesamten kranio-kaudalen Glenoidlänge eine ossäre Rekonstruktion erfolgen sollte [6]. Bei Vorliegen einer knöchernen Defektsituation am Glenoid ist ein offenes Vorgehen anzuraten. Der

Korakoidtransfer nach Latarjet, oder die ventrale Anlagerung eines freien Knochenspans können erwogen werden.

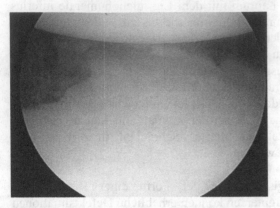

Abb. 3
„Inverted pear" Läsion nach antero-inferiorer
Glenoidfraktur. Blick von antero-superior,
linke Schulter

Der Hill-Sachs-Defekt ist eine typische knöcherne Begleitläsion nach Schulterluxation. Burkhart et al. unterschieden anhand der Verlaufsrichtung des Defektes am Humeruskopf in Bezug auf den vorderen Glenoidrand in „engaging" und „non-engaging" Hill-Sachs-Läsionen [4]. Im Falle der engaging Läsion verläuft die Längsachse des Defektes in der Abduktions- Außenrotationsposition parallel zur vorderen Glenoidkante, es kann zu einem Einhaken kommen. Diese Schultern weisen also ein Defizit der gelenktragenden Flächen auf (articular arc deficit). Bei der „non-engaging" Variante verläuft der Defekt in der Abduktions- Außenrotationsposition nicht parallel, sondern diagonal zum Pfannenrand, es kann nicht zu einem einhaken kommen, es liegt kein Defizit der artikulierenden Flächen vor. Daraus wurde gefolgert, dass die engaging Hill-Sachs-Läsion durch einen offenen Kapselshift zur Reduktion der Außenrotationsfähigkeit, durch Auffüllen des Defektes mit einem Knochenspan oder durch eine Rotationsosteotomie des Humerusschaftes behandelt werden sollte. Die non-engaging Läsion kann arthroskopisch stabilisiert werden.

Bestimmende Faktoren hinsichtlich des Rezidivluxationsrisikos können patientenabhängig und / oder in der weichteiligen oder knöchernen Situation des Schultergelenks begründet sein.

Tab. 1
Risikofraktoren für die Schultereluxation

Patient	Operateur	Kapsulo-Ligamentär	Ossär
Mangelnde Complience nach operativer Strabilisierung	insuffiziente OP-Technik (zu wenige Anker, nicht-anatomische Rekonstruktion, zu geringer Kapselshift)	schlechte Gewebequalität	„engaging" Hill-Sachs-Läsion
Kontakt-Kollisionssportarten (adäquates Retrauma)	mangelndes Verständnis der vorliegenden Läsion	Generalisierte Hyperlaxität (Typ B5 nach Gerber)	Ossäre Bankartläsion mit „Inverted-Pear-Glenoid"
junges Alter			anlagebedingte glenoidale Hypoplasie

Tab. 2
Empfohlene operative Versorgungsstrategie in Abhängigkeit von der vorliegenden Läsion

Läsion	ASK	Offenes Vorgehen
primäre traumatische Schulterluxation ohne/mit kleinem osteochondralem Bankartfragment	Fadenankerstabilisierung	
Rezidivluxation ohne Begleitverletzungen nach offfener/arthroskopischer Stabilisierung	Fadenankerstabilisierung	
chronische Instabilität mit / ohne Hyperlaxität mit guter Kompetenz des MGHL, IGHL	Fadenankerstabilisierung, Kapselplikatur	
symptomatische Subluxation	Fadenankerstabilisierung, Kapselplikatur	
ossäre Bankartläsion	kleine Fragmente: Fadenankerstabilisierung, Fragmententfernung grosse Fragmente: Osteosynthese mit kanülierten Schrauben	grosse Fragmente: Osteosynthese mit kanülierten Schrauben
schlechte Gewebequalität		Fadenankerrekonstruktion
HAGL-Läsion		Fadenankerrekonstruktion
Engaging Hill-Sachs-Läsion		Offener Kapselshift, knöcherne Defektauffüllung, Rotationsosteotomie proximaler Humerus
Non engaging Hill-Sachs-Läsion	Fadenankerstabilisierung	

Mit Fortschreiten der arthroskopischen Technik werden die Indikationen zur arthroskopishen Versorgung von Primär- und Revisionsstabilisierungen zunehmend weiter gestellt. Unabdingbar für den langfristigen Erfolg des Eingriffs ist eine genaue, an die vorliegende Pathologie angepasste Indikationsstellung. Dazu gehören eine kritische Risikoeinschätzung mit entsprechender Patientenselektion und exakter Identifikation der vorliegenden Pathologie. Nur so kann die Kernpathologie suffizient adressiert und behandelt werden. Artrhroskopische Revisionseingriffe sollten trotz allem versierten Arthroskopeuren in spezialisierten Zentren vorbehalten bleiben.

Literatur

1.   Bankart ASB. Recurrent or habitual dislocation of the shoulder joint. Br Med J 1923; 2: 1132-1133
2.   Bigliani LU, et al. Glenoid rim lesions associated with recurrent anterior dislocation of the shoulder. Am J Sports Med 1998; 26: 41-45
3.   Bui-Mansfield LT, et al. Humeral avulsions of the gleno-humeral ligament: imaging features and a review of the literature. Am J Roentgenol 2002; 179: 649-655
4.   Burkhart S, et al. Traumatic glenohumeral defects and their relationship to failure of arthroscopic bankart repairs: significance of the inverted-pear glenoid and the humeral engaging Hill-Sachs-Lesion. Arthroscopy 2000; 16: 677-694
5.   Hurley JA, et al. Shoulder arthroscopy: Its role in evaluating shoulder disorders in the athlete. Am J Sports Med 1990; 18: 480-483
6.   Itoi E, et al. The effect of a glenoid defect on anteroinferior stability of the shoulder after Bankart repair: a cadaveric study. J Bone Joint Surg Am 2000; 82: 35-46
7.   Jäger A, et al. Arthroscopic labral reconstruction for anterior shoulder instability. Failure analysis in 187 patients. Z Orthop Grenzgeb 1999; 137: 17-24
8.   Jäger A, et al. Postoperative functional outcome and stability in recurrent traumatic aneroinferior glenohumeral instability: comparison of two different surgical capsular reconstruction techniques. Arch Orthop Trauma Surg 2004; 124: 226-31
9.   Kandziora F, et al. Artrhoscopic labrum refixation for post traumatic anterior shoulder instability: suture anchor versus transglenoid fixation technique. Arthroscopy 2000; 16: 359-366
10.   Kessler, et al. Die postoperative Rezidivinstabilität des Schultergelenks – Eine Ursachenanalyse in 46 Fällen. Z Orthop Grenzgeb 2003; 141: 637-642
11.   Kim SH, et al. Arthroscopic revision bankart repair: a prospective outcome study. Arthroscopy 2002; 18: 469-482
12.   Lippitt SB, et al. Glenohumeral stability from concavity-compression: a quantitative analysis. J Shoulder Elbow Surg 1993; 2: 27-35
13.   Perthes F. Über Operationen bei habitueller Schulterluxation. Deutsch Z Chir 1906; 85: 199-227
14.   Richtwein F, et al. Grenzen der arthroskopischen Schulterstabilisierung. Arthroskopie 2004; 17: 179-185
15.   Turkel SJ; et al. Stabilizing mechanisms preventing anterior dislocation of the glenohumeral joint. J Bone Joint Surg 1981; 63A: 1208-1217

12.11 Quantitative Evaluierung des Schubladentests mit Hilfe einer Real-time MRT-Bildgebung bei Probanden und Patienten mit vorderer Schulterinstabilität

Thomas M, Busse H, von Salis-Soglio G, Busse M

Einleitung

Die klinische Diagnostik einer Schulterinstabilität schließt die Beurteilung der Laxität des Glenohumeralgelenkes ein. Instabilität und Laxität sind keinesfalls gleichbedeutend, sondern stellen zwei unterschiedliche Entitäten dar. Eine Instabilität ist eine symptomatische Verschiebung des Humeruskopfes gegenüber der Gelenkpfanne bei Bewegung [2]. Unter Laxität ist hingegen die passive Verschiebbarkeit des Humeruskopfes gegenüber der Gelenkpfanne zu verstehen. In der Klassifikation der Schulterinstabilität nach Gerber [4] erfolgt eine Differenzierung in die Typen II und III sowie IV und V in Abhängigkeit vom Vorliegen einer Hyperlaxität (Tab. 1). Die Beurteilung der Laxität ist somit ein wesentliches Kriterium der Differenzierung und hat Einfluss auf die Auswahl des Therapieverfahrens.

Tab. 1
Einteilung der Schulterinstabilität nach Gerber [4]

Typ	Beschreibung
I	chronische Luxation
II	unidirektionale Instabilität ohne Hyperlaxität
III	unidirektionale Instabilität mit multidirektionaler Hyperlaxität
IV	multidirektionale Instabilität ohne Hyperlaxität
V	multidirektionale Instabilität mit multidirektionaler Hyperlaxität
VI	willkürliche Luxation

Das Ausmaß dieser passiven und symptomlosen Verschiebbarkeit des Humeruskopfes ist individuell sehr unterschiedlich. Eine Hyperlaxität ist nicht auf das instabile Schultergelenk beschränkt. Die Patienten weisen eine vergrößerte glenohumerale Translation auch an der Gegenschulter sowie eine Überstreckbarkeit der Ellenbogengelenke, der Finger- und Handgelenke auf

(Abb. 1). Zudem kann häufig eine Rekurvationsfähigkeit der Kniegelenke und eine vergrößerte Dorsalextension der Sprunggelenke beobachtet werden.
Eine Hyperlaxität führt nicht zwangsläufig zu einer Schulterinstabilität. Nach Gerber [4] handelt es sich aber um einen Risikofaktor für das Auftreten von Schulterproblemen. Zudem stellt das Vorhandensein einer Hyperlaxität keinen Schutz vor einem Trauma dar.

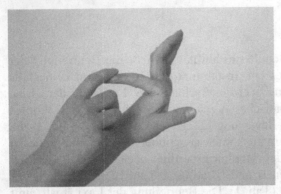

Abb. 1
Erheblichem Bewegungsumfang des MCP-
Gelenkes bei einer Patientin mit allgemeiner
Hyperlaxität

Im Rahmen der klinischen Diagnostik kommen neben den Instabilitätstests zudem verschiedene Laxitätstests zur Anwendung. Der vordere und hintere Schubladentest, der Sulcustest, der Load-and-Shift-Test und der Hyper-abduktionstest nach Gagey sollen hier genannt werden. Laxitätstests werden bei möglichst entspannter Muskulatur durchgeführt und der Untersucher kann die Translation des Humeruskopfes in den verschiedenen Richtungen qualitativ bewerten. Für den Load-and-Shift-Test gaben Hawkins und Bokor [6] eine semiquantitative Bewertung der glenohumeralen Translation in vier Grade an. Der Schubladentest ist ein klinischer Routinetest zur Beurteilung der vorderen und hinteren Verschiebbarkeit des Humeruskopfes gegenüber der Gelenkpfanne. Eine genaue Angabe des Ausmaßes der Translation ist mit dem Test allein nicht möglich. Die semiquantitative Beurteilung nach Hawkins ist in hohem Maße vom subjektiven Empfinden des Untersuchers abhängig. Eine exakte Beurteilung des Ausmaßes der provozierten glenohumeralen Translation bei Durchführung des Schubladentests erfordert daher ein externes Messverfahren bzw. eine Bildgebung während des Tests.

Mit der Einführung offener MRT-Systeme und der Entwicklung schneller Bildgebungsverfahren, die eine nahezu Real-time-Bildgebung zulassen, wurde die Durchführung kinematischer In-vivo-Untersuchungen am Schultergelenk möglich. Das Ziel der vorliegenden Untersuchung war die Visualisierung und quantitative Bestimmung der anteroposterioren glenohumeralen Translation beim Schubladentest mit Hilfe einer Real-time MRT-Bildgebung im offenen MRT. Zudem sollte untersucht werden, ob ein Unterschied zwischen schultergesunden Probanden ohne Hyperlaxität und Patienten mit vorderer Schulterinstabilität besteht.

Material und Methode

Es wurden 30 schultergesunde Probanden (15 männlich, 15 weiblich, mittleres Alter 25,4±3,7 Jahre), bei denen klinisch eine Hyperlaxität ausgeschlossen war, im offenen MRT untersucht. Weiterhin wurde bei 20 Patienten (mittleres Alter 25,2±8,0 Jahre, durchschnittlich 6 Rezidivluxationen) mit einer vorderen Schulterinstabilität Typ II nach Gerber der Schubladentest bei gleichzeitiger Real-time MRT-Bildgebung durchgeführt. Die Probanden und Patienten wurden in sitzender Position im vertikal offenen Kernspintomographen („Signa Advantage SP/i, 0,5 T" General Electric Medical Systems, Milwaukee, WI, USA) gelagert, wobei die Schulter möglichst nahe dem Isozentrum des Magneten positioniert wurde (Abb. 2). Der Untersucher stand hinter dem Probanden bzw. Patienten. Entsprechend dem klinischen Schubladentest fixierte der Untersucher mit einer Hand die Skapula und Klavikula der Untersuchungsperson. Mit den Fingern der anderen Hand wurde der Humeruskopf zunächst durch axialen Druck in der Pfanne zentriert und anschließend ohne Schmerzprovokation so weit wie möglich nach anterior, d. h. bis zum klinischen Endpunkt der Translationsbewegung, verschoben. Die aufgewandte Druckkraft entsprach der üblichen Kraft bei der Durchführung des klinischen Schubladentests. Nach Weglassen des Druckes kam es zu einer spontanen Reposition des Humeruskopfes. Danach erfolgte die posteriore Verschiebung des Humeruskopfes in der Gelenkpfanne durch manuellen Druck des Untersuchers auf den vorderen Anteil des Humeruskopfes. Das Nachlassen des Druckes bewirkte die spontane Reposition des Humeruskopfes in die Ausgangsstellung.

Die anteriore und posteriore Verschiebung des Humeruskopfes wurde in beide Richtungen dreifach wiederholt, wobei jeweils der Versuch mit der größten Translation gewertet wurde. Die Untersuchungen erfolgten im Seitenvergleich. Alle Probanden und Probanden tolerierten die Untersuchung entspannt und ohne Schwierigkeiten, insbesondere schmerzfrei.

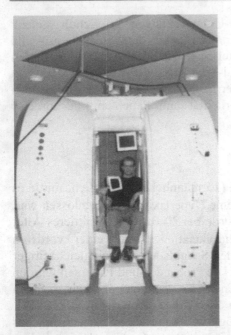
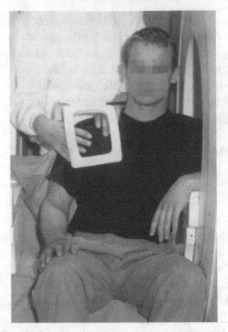

Abb. 2
Links: Sitzende Lagerung im vertikal offenen MRT („Signa Advantage SP/i, 0,5 T"
General Electric Medical Systems, Milwaukee, WI, USA); Rechts: Durchführung des
vorderen und hinteren Schubladentests mit Real-time MRT-Bildgebung

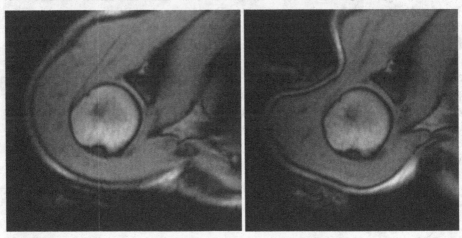

Abb. 3
Real-time MRT-Bildgebung bei Ausführung des Schubladentests. Rechts: Axiales
Schnittbild in der Ausgangsposition, Links: Verschiebung des Humeruskopfes nach
ventral

Während der Durchführung des Schubladentests erfolgte eine MRT-Bildgebung unter nahezu Real-time-Bedingungen (1 Bild/4 Sekunden) (Abbildung 3). Die Bildgebung erfolgte mit einer flexiblen Oberflächenspule und folgender Sequenz: 2D-FSPGR, TR 30 ms, TE 8 ms, FA 45°, Schichtdicke 10 mm, 1 NEX, Matrix 256 x 256. Diese Sequenz wurde in einem kontinuierlichen Modus in axialer Schnittführung eingesetzt.

Anschließend erfolgte eine morphometrische Bilddatenanalyse zur quantitativen Bestimmung der anteroposterioren Translation des Humeruskopfes gegenüber der Gelenkpfanne. Auf den MRT-Bildern der Ausgangsposition wurde die vordere und hintere Glenoidbegrenzung mit einer Linie verbunden und deren Distanz (D 3) gemessen. Dies entsprach dem anteroposterioren Glenoiddurchmesser. An den artikulären Anteil des Humeruskopfes wurde ein virtueller Kreis angepasst. Der Kreismittelpunkt diente als Referenzpunkt, von dem ein Lot auf die Verbindungslinie von vorderer und hinterer Glenoidbegrenzung gefällt wurde. Das Lot unterteilte die Distanz D3 in eine vordere Distanz (D1) und eine hintere Distanz (D2). Die Änderungen dieser Distanzen bei vorderer und hinterer Verschiebung des Humeruskopfes wurden in Millimeter gemessen. Zudem erfolgte die Berechnung der prozentualen Translation in Abhängigkeit vom anteroposterioren Glenoiddurchmesser. Zur Beurteilung der Position des Humeruskopfes im Verhältnis zur Gelenkpfanne wurde der Quotient aus Distanz 1 und 2 gebildet. Bei einem Quotient D1/D2 = 1 war der Humeruskopf exakt in der Mitte der Gelenkpfanne positioniert. Ein Quotient D1/D2 kleiner 1 entsprach einer anterioren und ein Quotient D1/D2 größer 1 einer posterioren Position des Humeruskopfes.

Ergebnisse

Die Probanden wiesen eine anteroposteriore Translation von 3,8±1,6 mm auf. Dies entsprach 14,4 Prozent des anteroposterioren Glenoiddurchmessers. Der Unterschied zwischen rechter und linker Schulter war nicht signifikant. Weiterhin fand sich kein geschlechtsspezifischer Unterschied. Der mittlere Quotient aus Distanz 1 und 2 betrug für die anteriore Translation 0,7±0,1 und für die posteriore Translation 1,3±0,2. Bei den Patienten mit vorderer Schulterinstabilität fand sich eine anteroposteriore Gesamt-Translation von 11,3±5,0 mm auf der erkrankten Seite. Dies entsprach 40,3 Prozent des anteroposterioren Glenoiddurchmessers. Auf der gesunden Seite bestand eine Translation von 8,8±5,7 mm (32,5 Prozent von D3). Zwischen erkrankter und gesunder Seite bestand kein signifikanter Unterschied. Der mittlere Quotient aus den Distanzen D1 und D2 betrug auf der erkrankte Seite für die anteriore Translation 0,4±0,2 und für die posteriore Translation 2,8±3,7. Auf der gesunden Seite war der Wert für die anteriore Translation 0,4±0,3 und für die posteriore Translation 2,0±1,2. Der Vergleich der anteroposterioren Gesamttranslation von Probanden und Patienten ergab für die erkrankte und die gesunde Schulter einen signifikanten Unterschied.

Diskussion

Im Rahmen der klinischen Diagnostik einer Schulterinstabilität kommen spezielle Instabilitäts- und Laxitätstests zur Anwendung. Eine quantitative Beurteilung des Ausmaßes der Instabilität und der Laxität ist mit den klinischen Testmethoden allein nicht möglich. Mit der Einführung offener MRT-Systeme und der Entwicklung schneller Bildgebungssequenzen sind die technischen Voraussetzungen für funktionelle Untersuchungen der Schulter bei gleichzeitiger MRT-Bildgebung gegeben. Die Kombination eines häufig angewandten Laxitätstests, wie der Schubladentest, mit einer Real-time MRT-Bildgebung stellt eine neue Anwendungsmöglichkeit der MRT dar.

Ein Vorzug der neuen Methode ist die sichere Real-time-Visualisierung und die reproduzierbare Quantifizierung der glenohumeralen Translation. Im Vergleich zum Stress-Röntgen und zur CT können die kinematischen Untersuchungen im MRT wegen der Abwesenheit einer ionisierenden Strahlung beliebig oft wiederholt werden. Die Einführung relativer Translationswerte erlaubt den Vergleich der Translationswerte unterschiedlich großer Personen. Zudem ist mit der Einführung relativer Translationswerte ein Vergleich der Ergebnisse verschiedener Arbeitsgruppen möglich geworden. Aufgrund der In-vivo-Messungen sind die ermittelten Translationswerte den Ergebnissen aus In-vitro-Messungen an Schulterpräparaten überlegen. Bei der neuen Methode muss jedoch einschränkend darauf hingewiesen werden, dass die Untersuchung in sitzender Position ein vertikal offenes MRT-System erfordert. Aufgrund der bisher geringen Verbreitung dieser Systeme wird die neue Methode zunächst speziellen Zentren mit entsprechender technischer Ausstattung vorbehalten bleiben.

Die ermittelten Translationswerte der schultergesunden Probanden ohne Hyperlaxität entsprachen den Ergebnissen von Krarup et al. [9] bei sonographischer Messung und denen von Ellenbecker et al. [3] beim Stress-Röntgen. Größere Translationswerte bei Probanden fanden Jerosch et al. [8] mit der Sonographie, Lippitt et al. [10] mit einem elektromagnetischen Sensor und Beaulieu et al. [1] mit einer dynamischen MRT-Untersuchung. Die sehr großen Translationswerte von Lippitt et al. [10] können darauf zurückgeführt werden, dass bei 3 von 8 Probanden eine erhebliche Translation vorlag. Ebenso wies bei Beaulieu et al. [1] einer von fünf Probanden sehr große Translationswerte auf.

Aufgrund der kleinen Untersuchungsgruppen bei Lippitt et al. und Beaulieu et al. führten einzelne Probanden mit sehr hohen Translationswerten zu einer nicht repräsentativen Vergrößerung des Mittelwertes für die gesamte Untersuchungsgruppe. Bei der Festlegung von Referenzwerten für schultergesunder Personen sollte deshalb eine Differenzierung zwischen Personen mit und ohne Hyperlaxität vorgenommen werden.

Bei den Patienten mit vorderer Schulterinstabilität fanden sich signifikant größere Translationswerte als bei den Probanden. Auf der erkrankten Seite bestanden tendenziell größere Translationswerte. Der Unterschied zwischen der erkrankten und gesunden Seite war jedoch nicht signifikant. Demzufolge sollte bei Patienten mit Schulterinstabilität durch eine Kapselplastik das Kapselvolumen der gesunden Schulter angestrebt werden. Eine Reduzierung auf die Werte der Probanden würde eine zu starke Verkleinerung des Kapselvolumens bedeuten. Insbesondere eine einseitig verkürzte Kapsel kann zu einer vermehrten Translation des Humeruskopfes in die Gegenrichtung führen in deren Folge dann eine Pfannenrandarthrose entsteht [5]. Ein Vergleich der eigenen Messwerte mit denen anderer Untersucher ist nur sehr eingeschränkt möglich, da verschiedene Untersucher die Messungen in Narkose durchführten und häufig verschiedene Instabilitätsformen zusammengefasst wurden. Ein Vergleich ist auch dadurch erschwert, dass meist keine relativen Translationswerte angegeben wurden. Die eigenen absoluten Translationswerte entsprachen am ehesten denen von Hodge et al. [7]. Hingegen fanden Lippitt et al. [10] bei insgesamt 8 Patienten deutlich größere Translationswerte.

Die Entwicklung offener MR-Scanner und schneller MR-Sequenzen hat die Durchführung spezieller klinischer Schultertests mit einer gleichzeitigen MRT-Bildgebung möglich gemacht. Bewegungsuntersuchungen der Schulter im MRT und eine MRT-Bildgebung während der Manipulation am Schultergelenk durch einen Untersucher eröffnen neue Möglichkeiten in der Diagnostik der Schulterinstabilität. Die Schulterlaxität kann mit klinischen Tests ausschließlich qualitativ beurteilt werden. Das Ausmaß der Gelenklaxität ist aber wesentlich für die Klassifikation der Schulterinstabilität nach Gerber. Durch Kenntnis der exakten glenohumeralen Translationswerte ist eine Verbesserung der Diagnostik und Therapie der verschiedenen Typen einer Schulterinstabilität zu erwarten.

Fazit

Eine neue, nicht invasive, In-vivo-Methode zur Messung der anteroposterioren glenohumeralen Translation während des klinischen Schubladentests wird vorgestellt. Mit einer Real-time MRT-Bildgebung konnte die anteroposteriore Translation des Humeruskopfes visualisiert und reproduzierbar quantitativ bestimmt werden. Die Quantifizierung der Gelenklaxität trägt zur weiteren Verbesserung der Instabilitätsdiagnostik bei.

Literatur

1. Beaulieu CF, Hodge DK, Bergman AG, Butts K, Daniel BL, Napper CL, Darrow RD, Dumoulin CL, Herfkens RJ. Glenohumeral relationships during physiologic shoulder motion and stress testing: initial experience with open MR imaging and active imaging-plane registration. Radiology 1999; 212: 699-705
2. Brunner UH. Klinische Untersuchung der Schulter, in Schulterchirurgie, P. Habermeyer, Editor. Urban & Fischer: München-Jena, 2002: 45-69
3. Ellenbecker TS, Mattalino AJ, Elam E, Caplinger R. Quantification of anterior translation of the humeral head in the throwing shoulder. Manual assessment versus stress radiography. Am J Sports Med 2000; 28: 161-167
4. Gerber C. Observations on the classification of instability. In: Complex and revision problems in shoulder surgery, J.J.P. Warner, Ianotti, J.P.,Gerber, C., Editors. Lippincott-Raven: Philadelphia, 1997: 9-18
5. Harryman DT, 2nd, Sidles JA, Clark JM, McQuade KJ, Gibb TD, Matsen FA. Translation of the humeral head on the glenoid with passive glenohumeral motion. J Bone Joint Surg Am 1990; 72: 1334-1343
6. Hawkins R, Bokor DJ. Clinical evaluation of shoulder problems. In: The shoulder. C.A. Rockwood,Matsen, F.A., Editors., Saunders: Philadelphia, 1990: 149-177
7. Hodge DK, Beaulieu CF, Thabit GH, 3rd, Gold GE, Bergman AG, Butts RK, Dillingham MF, Herfkens RJ. Dynamic MR imaging and stress testing in glenohumeral instability: comparison with normal shoulders and clinical/surgical findings. J Magn Reson Imaging 2001; 13: 748-756
8. Jerosch J, Marquardt M. Sonographische Untersuchung zur AP-Translation des Humeruskopfes bei der aktiven Bewegung bei traumatischer anteriorer Schulterinstabilität. Z Orthop Ihre Grenzgeb 1990; 128: 637-641
9. Krarup AL, Court-Payen M, Skjoldbye B, Lausten GS. Ultrasonic measurement of the anterior translation in the shoulder joint. J Shoulder Elbow Surg 1999; 8: 136-141
10. Lippitt SB, Harris SL, Harryman DT, Sidles J, Matsen FA. In vivo quantification of the laxity of normal and unstable glenohumeral joints. J Shoulder Elbow Surg 1994; 3: 215-223

13 Bedeutung des M. Subscapularis

13.1 Iatrogenic lesions of the subscapularis musculotendinous unit after open shoulder stabilization and mobilization procedures

Scheibel M

Postoperative subscapularis (SSC) dysfunction or insufficiency due to iatrogenic damage to the SSC musculotendinous unit is more and more recognized as a potential clinical problem not only after total shoulder replacement but also after open instability repair. Although open shoulder stabilization procedures have been considered the gold standard for recurrent anterior shoulder instability different studies indicate that surgical approaches using SSC takedown or incision techniques (with or without SSC mobilization) may impair SSC recovery resulting in postoperative SSC insufficiency.

The SSC muscle represents an integral part for optimal shoulder function. It acts as an important internal rotator, shoulder abductor, humeral head depressor and active anterior stabilizer of the glenohumeral joint [5,6,15,16]. Clinical, cadaveric and electromyographic studies showing the SSC muscle to have different innervations and functions [3,7,9,13]. Liu et al. suggested that the superior portions may play an important role in generating abduction torque and the inferior portions may enhance stability [7].

Postoperative insufficiency of the SSC musculotendinous unit may occur due to different reasons including failure of the tendon repair or muscular changes (atrophy and fatty infiltration) resulting in permanent partial or complete loss of SSC function (Figs. 1,2). Greis et al. reported on four patients with acute postoperative SSC tendon disruption after open Bankart repair [4]. All patients had a traumatic event during the postoperative rehabilitation period and presented with recurrent instability, weakness in internal rotation, increased external rotation and abnormal lift-off tests. The authors recommended prompt reexploration and repair of the SSC tendon to achieve adequate stability and SSC function.

In contrast to acute postoperative tendon failure chronic SSC dysfuntion appears to be a different problem. In a retrospective study Picard et al. evaluated the effects of subtotal verticalsection of the SSC tendon in fourty patients who underwent open shoulder stabilization using the Latarjet procedure [11]. The

SSC muscle was assessed by measuring strength for internal rotation and the distance hand to back during the lift-off test. The structure of the SSC muscle was assessed by CT scan. Four years after the surgical procedure the authors found a 50% loss of the SSC muscle strength and significant fatty degeneration of the muscle in 41% of patients.

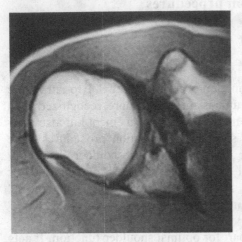 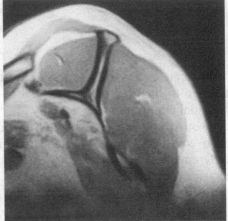

Fig. 1
Axial T1-weighted image showing postoperative SSC tendon disruption after primary open instability repair using an L-shaped inverted tenotomy approach

Fig. 2
Parasagittal T1-weighted image showing the SSC muscle after revision open shoulder stabilization after a failed primary instability repair using an L-shaped inverted tenotomy approach. The upper muscle

Maynou et al. examined the clinical function and structure of the SSC muscle after Latarjet-Patte procedure with an inverted L-shaped tenotomy approach vs. a lengthwise incision [8]. The SSC function was evaluated measuring distance and strength by the lift-off test. Fatty degeneration and atrophy were also analysed by CT scan. The authors found that distance and strength were significantly reduced and fatty degeneration was significantly increased in the inverted L-shaped tenotomy group. According to the Duplay score patients in this group had less satisfying overall clinical results. The authors concluded that the inverted L-shaped tenotomy results in loss of strength, fatty degeneration and atrophy of the muscle belly and recommended the SSC split approach for the Latarjet-Patte procedure.

Sachs et al. recently looked at thirty patients after primary open Bankart-repair [12]. The authors divided their patients into two groups. Twenty-three patients (77%) were thought to have a competent SSC (negative lift-off test) and seven patients (23%) were thought to have an incompetent SSC demonstrated by a positive lift-off test. The authors found no difference in the Constant-Scores and the American Shoulder and Elbow Surgeons scoring system (ASES) between both groups. However patients with a competent SSC had higher subjective satisfaction rates and higher values in the Western Ontario Shoulder Instability Index (WOSI).

In our own study we were able to demonstrate that an inverted L-shaped SSC tenotomy approach for primary open instability repair may impair SSC recovery resulting in postoperative SSC insufficiency including atrophy and fatty infiltration in particular of the upper part of the SSC muscle. Revision procedures using the same approach may further compromise clinical SSC function and structure. Although we did not find any statistically significant differences in the Constant-Scores and Rowe-Scores between both groups the modified belly-press test/Napoleon sign and the belly-off sign appeared to be the most reliable signs to detect upper SSC dysfunction [13,14]. The lower portion of the SSC seems to have a compensating effect which may, in addition to a meticulous capsulolabral reconstruction, account for the uncompromised overall clinical outcome.

The reason for the degeneration of the SSC muscle remains unclear. Picard et al. assumed that a secondary partial or total rupture of the SSC tendon after refixation can be a possible explanation [11]. However our study did not reveal any significant tears of the SSC tendon on axial MRI. However failures in continuity suggesting an intact tendon or missed partial tears that could not be detected by MRI cannot be ruled out. In addition Gerber et al. found increased fatty degeneration of the SSC muscle in fourty percent of patients after lesser tuberosity osteotomy for TSR despite radiological healing of the bone in all cases and absence of musculotendinous tears [2]. Miller et al. suggested the possibility of denervation during release and mobilization of the musculotendinous unit [10]. Mobilization including the release of adhesions at the upper border, at the anterior surface between the conjoined tendons and the muscle and along the scapular neck at the posterior surface of the SSC musculotendinous unit places the integrity and innervation of the muscle at risk. The SSC receives its innervating fibres from SSC nerves (superior, middle and inferior branches) that arise in the majority from the posterior cord of the brachial plexus or in rare cases directly from the axillary nerve penetrating the muscle belly at its anterior aspect. Different cadaveric studies have attempted to provide surgical guidelines for save surgery about the SSC muscle [1,3,17]. Greiner and Gerber Popp have shown that all superior SSC nerve branches were located within a range 2.5cm vertical distance below the base of the coracoid process [3]. Within this vertical distance there was a 95% probability to find upper SSC nerves beyond a 2cm distance medially from the lateral border of the base of the coracoid with the arm in neutral rotation. After circumferential release and with lateral traction on the tendon there was a 95% chance to find nerve branches 0.5cm medially from the lateral border of the base of the coracoid. The authors concluded that there is an increased risk for denervation in particular of the upper part of the SSC muscle when the release is peformed anterior to the muscle beyond the base of the coracoid in particular with a lateral pull on the tendon. Further studies are needed that clarify the risk of damage to SSC muscle along its posterior aspect.

The results of the above mentioned studies suggest that with regards to the deterioration of the clinical function and structure of the SSC muscle a SSC split or even an arthroscopic approach may potentially less violate the musculotendinous unit therefore preserving its structural integrity and clinical function leading to superior clinical results. This is currently subject for further investigations.

In summary open shoulder stabilization procedures bear the risk of iatrogenic damage to the SSC musculotendinous unit. Failure of the tendon repair or irreversible changes of the muscle in particular fatty infiltration result in partial or complete loss of SSC function. A careful mobilization of the SSC musculotendinous unit is recommended if releases are indicated and the repaired tendon should be protected postoperatively since postoperative SSC dysfunction can affect the final clinical outcome.

References

1. Checchia SL, Doneaux P, Martins MG, Meireles FS. Subscapularis muscle innervation: the effect of arm position. J Shoulder Elbow Surg 1996; 5: 214-218
2. Gerber C, Yian EH, Pfirrmann CA, Zumstein MA, Werner CM. Subscapularis muscle function and structure after total shoulder replacement with lesser tuberosity osteotomy and repair. J Bone Joint Surg Am 2005; 87: 1739-1745
3. Greiner S, Gerber C, Popp A. The subscapularis nerves are anatomical constraints to circumferential release of the subscapularis muscle. Paper presented at the 18th Congress of the European Society for Surgery of the Shoulder and Elbow 2005, Rome, Italy.
4. Greis PE, Dean M, Hawkins RJ. Subscapularis tendon disruption after Bankart reconstruction for anterior instability. J Shoulder Elbow Surg 1996; 5: 219-222
5. Kuechle DK, Newman SR, Itoi E, Niebur GL, Morrey BF, An KN. The relevance of the moment arm of shoulder muscles with respect to axial rotation of the glenohumeral joint in four positions. Clin Biomech 1997; 12: 32-38
6. Lee S-B, Kim K-J, O'Driscoll SW, Morrey BF, An K-N. Dynamic glenohumeral stability provided by the rotator cuff muscles in the mid-range and end-range of motion. J Bone Joint Surg 2000; 82: 849-857

7. Liu J, Hughes RE, Smutz WP, Niebur G, Nan-An K. Roles of deltoid and rotator cuff muscles in shoulder elevation. Clin Biomech 1997; 12: 32-38

8. Maynou C, Cassagnaud X, Mestdagh H. Function of subscapularis after surgical treatment for recurrent instability of the shoulder using a bone-block procedure. J Bone Joint Surg Br 2005; 87: 1096-1101

9. McCann PD, Cordasco FA, Ticker JB, Kadaba MP, Wootten ME, April EW, Bigliani LU An anatomic study of the subscapular nerves: a guide for electromyographic analysis of the subscapularis muscle. J Shoulder Elbow Surg 1994; 3: 94-99

10. Miller SL, Hazrati Y, Klepps S, Chiang A, Flatow EL. Loss of subscapularis function after total shoulder replacement: A seldom recognized problem. J Shoulder Elbow Surg 2003; 13: 29-34

11. Picard F, Saragaglia D, Montbarbon E, Tourne Y, Thony F, Charbel A. Anatomo-clinical effect of subscapular muscle vertical section in Latarjet procedure. Revue de chirurgie orthopédique 1998; 84: 217-223

12. Sachs RA, Williams B, Stone ML, Paxton L, Kuney M. Open Bankart repair. Correlation of results with postoperative subscapularis function. Am J Sports Med 2005; 33: 1458-1462

13. Scheibel M, Magosch P, Pritsch M, Lichtenberg S, Habermeyer P. The belly-off sign - a new clinical diagnostic sign for subscapularis lesions. Arthroscopy 2005; 21: 1229-1235

14. Scheibel M, Tsynman A, Magosch P, Schröder RJ, Habermeyer P. Postoperative subscapularis insufficiency after primary and revison open shoulder stabilization. Am J Sports Med 2006 (in press)

15. Symeonides PP. The significance of the subscapularis muscle in the pathogenesis of recurrent anterior dislocation of the glenohumeral joint. J Bone Joint Surg 1972; 54: 476-483

16. Turkel SJ, Panio MW, Marshall JL, Girgis FJ. Stabilizing mechanisms preventing anterior dislocation of the glenohumeral joint. J Bone Joint Surg 1981; 63: 1208-1217

17. Yung SW, Lazarus MD, Harryman DT. 2nd Practical guidelines to safe surgery about the subscapularis. J Shoulder Elbow Surg 1996; 5: 467-470

13.2 Arthroskopisches Subscapularis- und Kapselrelease zur Therapie der Frozen shoulder: Wird die Innenrotationskraft beeinträchtigt?

Pötzl W, Wiechers S, Meier F, Liem D, Witt KA, Thorwesten L, Marquardt B

Einleitung

Das arthroskopische Kapselrelease unter Einbeziehung des intrartikulären Anteiles der Subscapularissehne ist eine Therapieoption zur Behandlung der Frozen shoulder [4]. Ziel der Untersuchung war, neben der Darstellung der klinischen Ergebnisse, die Beantwortung der Frage ob durch dieses Vorgehen die Innenrotationskraft relevant beeinträchtigt wird.

Methodik

22 Patienten wurden im Durchschnitt 53 Monate (12-106 M) nach arthroskopischem Kapselrelease klinisch nachuntersucht. Präoperativ hatten alle Patienten für mindestens 6 Monate konservative Therapie erhalten. Im Rahmen der Nachuntersuchung wurden zur Evaluation der klinischen Ergebnisse der Constant und der ASES-Score erhoben. Zur Quantifizierung der Innenrotationskraft wurde die isometrische und isokinetische Kraftentwicklung im Seitenvergleich an einem Cybex-Dynamometer bestimmt. Zur Anwendung kam dabei die Cybex-Standardposition, bei der in Rückenlage und 90° Abduktion, die Kraft für ARO und IRO gemessen wird sowie eine modifizierte, an die klinische Untersuchungssituation angelehnte, Position mit stehendem Patienten und 0° Abduktion. Bestimmt wurde die isokinetische Kraft bei 60°/s und 90°/s Winkelgeschwindigkeit sowie die isometrische Kraft in 5 Wiederholungen.

Ergebnisse

Es kam zu einem signifikanten Anstieg des Constant-Scores in allen Unterkategorien und des ASES Scores (Abb. 1). Die durchschnittliche postop. ARO betrug 59°, Abd. 142° und Flex. 156°. Die isometrische Kraftentwicklung zeigte weder in der Standardposition, noch in der modifizierten Position signifikante Seitendifferenzen (Abb. 2). Die isokinetische Kraftentwicklung war in der Standardposition ebenfalls seitengleich, in der modifizierten Position war bei 60° Winkelgeschwindigkeit die Innenrotationskraft und bei 90°

Winkelgeschwindigkeit die Innenrotationskraft und die Außenrotationskraft reduziert (Abb. 3).

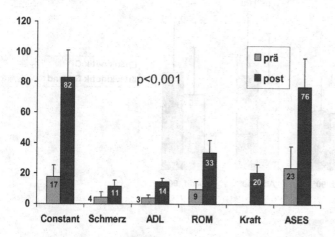

Abb. 1
Klinische Ergebnisse im Constant- und ASES-Score

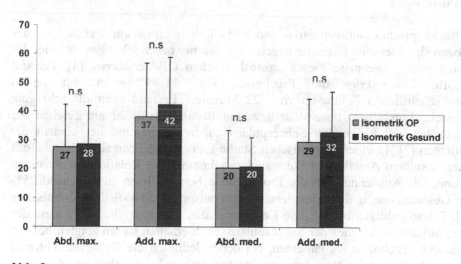

Abb. 2
Isometrische Kraftentwicklung in Nm; angegeben ist der Maximal- und der Mittelwert aus 5 Wiederholunge

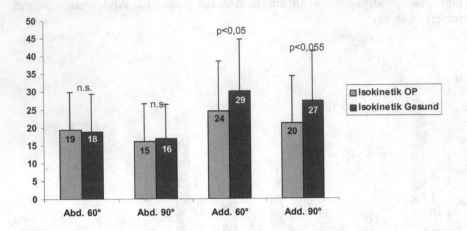

Abb. 3
Isokinetische Kraftentwicklung in Nm, jeweils bei 60°/s und 90°/s
Winkelgeschwindigkeit

Diskussion

Arthroskopisches Subscapularis- und Kapselrelease zeigt zur Behandlung der
Frozen shoulder gute klinische Ergebnisse. Warner beschrieb 1996 als einer der
ersten seine Ergebnisse dieses arthroskopischen OP-Verfahrens [4]. Pearsall
veröffentlichte 1999 die Ergebnisse von 42 Patienten mit einem
durchschnittlichen Follow-up von 22 Monaten. Er fand ebenfalls sehr gute
klinische Ergebnisse. Instabilität bzw. ein Instabilitätsgefühl als Zeichen der
relevanten und bleibenden Subscapularisschädigung bestand bei keinem der
Patienten [2]. In einer anatomischen Studie untersuchte Pearsall die Größe des
intraratikulären Anteiles der Subscapularissehne und die Relation zur gesamten
Sehne. Die Ausdehnung in der Frontalebene betrug 11mm entsprechend 25%
der Gesamtsehne, in der Sagittalebene 5mm entsprechend 83% der Gesamtsehne
[3]. Diwan publizierte 2005 eine Kohortenstudie. Patienten, die ein Release des
intraratikulären Anteiles der Subscapularissehne erhalten hatten zeigten bessere
klinische Ergebnisse als Patienten, bei denen lediglich die Kapsel durchtrennt
wurde. Instabilitätszeichen bzw. ein postoperativer Kraftverlust wurden nicht
beobachtet [1].

Die Quantifizierung der Kraftentwicklung an einem Cybex-Dynamometer in der
vorliegenden Studie zeigt, dass die isometrische und isokinetische
Kraftentwicklung in der Standard-Abduktionsposition durch das Release des

intrartikulären Anteiles der Subscapularissehne nicht beeinträchtigt wird. Lediglich in der modifizierten Adduktionsposition bestand bei der isokinetischen Kraftentwicklung eine reduzierte IRO-, aber auch ARO-Kraft. Da dieses Phänomen nur in der modifizierten Armposition auftrat und auch die ARO-Kraft betraf, bleibt der Zusammenhang mit dem Release des intrartikulären Anteiles der Subscapularissehne unklar. Die Daten der Literatur und die eigene Studie dokumentieren die gute klinische Effektivität des arthroskopischen Subscapularis- und Kapselrelease in der Therapie der Frozen shoulder. Eine klinisch relevante Beeinträchtigung der IRO-Kraft wird durch Einbeziehung des intrartikulären Anteiles der Subscapularissehne in das Kapsel-Release nicht hervorgerufen.

Literatur

1. Warner JJP, et al. Arthroscopic Release for Chronic, Refractory Adhesive Capsulitis of the Shoulder. J Bone Joint Surg 1996; 78-A: 1808-16
2. Pearsall AW, et al. An Arthroscopic Technique for Treating Patients With Frozen Shoulder. Arthroscopy 1999; 15: 2-11
3. Pearsall AW, et al. The intra-articular component of the subscapularis tendon: Anatomic and histological correlation in reference to surgical release in patients with frozen-shoulder syndrome. Arthroscopy 2000; 16: 236-42
4. Diwan DB, et al. An evaluation of the effects of the extent of capsular release and of postoperative therapy on the temporal outcomes of adhesive capsulitis. Arthroscopy 2005; 21: 1105 1113

Printed in the United States
by Baker & Taylor Publisher Services

Printed in the United States
by Baker & Taylor Publisher Services